设出完美　讲出质量

——湖南中医药大学本科教学“上好课”

主　编　何清湖　陈楚淘

全国百佳图书出版单位
中国中医药出版社
·北　京·

图书在版编目（CIP）数据

设出完美　讲出质量：湖南中医药大学本科教学“上好课”/ 何清湖，陈楚淘主编 .—北京：中国中医药出版社，2021.9

ISBN 978-7-5132-6000-8

Ⅰ.①设…　Ⅱ.①何…　②陈…　Ⅲ.①中医学院—本科—教学研究—长沙—文集　Ⅳ.① R2-4

中国版本图书馆 CIP 数据核字（2019）第 289961 号

中国中医药出版社出版

北京经济技术开发区科创十三街 31 号院二区 8 号楼

邮政编码　100176

传真　010-64405721

河北品睿印刷有限公司印刷

各地新华书店经销

开本 710×1000　1/16　印张 25　字数 431 千字

2021 年 9 月第 1 版　2021 年 9 月第 1 次印刷

书号　ISBN 978－7－5132－6000－8

定价　80.00 元

网址　www.cptcm.com

服务热线　010-64405720

购书热线　010-89535836

维权打假　010-64405753

微信服务号　zgzyycbs

微商城网址　https://kdt.im/LIdUGr

官方微博　http://e.weibo.com/cptcm

天猫旗舰店网址　https://zgzyycbs.tmall.com

如有印装质量问题请与本社出版部联系（010-64405510）

设出完美　讲出质量

——湖南中医药大学本科教学“上好课”

编　委　会

主　编　何清湖　陈楚淘

副主编　李铁浪　黄　林

编　委（以姓氏笔画为序）

王明月　王婷婷　朱海利　朱娟娟　刘　剑　刘艳丽
米　雷　许　文　严巧锋　李　媛　杨　晶　肖卜文
吴　宽　余亚敏　张　洁　张　霞　卓海燕　易　纯
罗闳丹　周　婷　周予婧　胡　梅　胡　琦　胡以仁
柏　莹　殷宏亮　黄巧玲　梁　媛　彭　佳　彭　亮
曾祥晶　魏一苇

教师的回归——教书育人

2017 年我校开展了两次教学竞赛，第一次是“课程负责人说课程”竞赛，这在湖南中医药大学是第一次，从某种程度上讲，在全省高校、全国中医药院校也是第一次。此次竞赛得到湖南省教育厅的高度认可，并将“说课程”竞赛列入 2018 年湖南省教育厅高等学校重点工作。第二次是“临床教师本科教学查房”竞赛，这在中医药院校也是第一次。此次竞赛进一步强化了临床教师的教学意识、临床教学能力以及对学生中医临床思维的培养，促进了临床实践教学质量的提高。此次青年教师教学基本功竞赛是一个特别有意义的经典竞赛。竞赛分为两个组，大学本部组和附属医院组。我们希望通过竞赛加强我校青年教师队伍建设，不断提高青年教师教学技能和水平，促进教师发展，为优秀青年教师成长搭建平台。

我们是医学院校，是中医药院校，我们有中医为主的专业，有临床医学专业，有中西医临床医学专业，学校兼具培养中医、西医、中西结合人才的重任，要保证专业人才培养质量，关键环节就是保证临床课程教学质量。如何把基础理论、基本知识、基本技能转化为学生临床分析问题、解决问题的能力是人才培养的关键，因此，抓课堂教学质量尤为重要。此次青年教师教学基本功竞赛以教务处为主，联合校工会、组织人事部、教师教学发展中心共同举办，目的主要有以下几个方面。

第一，通过竞赛让每一位老师、每一个职能部门，包括我们的附属医院热爱人才培养，热爱我们的学生，热爱教育事业。

第二，竞赛能更好地践行教育理念，在教学中思考和落实怎样以学生为中心，一切为了学生，为了一切学生，为了学生的一切，怎样化学生的被动学习为主动学习，让学生积极学习与创造性学习。

第三，通过竞赛引导学校的校风、教风和学风，优化附属医院的教学风气，重视教学。可以说，看一个医院有没有吸引力，更多的不是看医院做的广告有多少，往往是看医院的教学水平、人才培养和学术水平，这与医院的发展水平呈正比。

第四，竞赛能够促进教学相长、教医相长。就教学医学而言，一名好医生不一定是一名好教师，但是一名好教师能成为一名好医生。一般来讲，医疗水平不错的教师，如果教学水平一般则医疗水平的高度会受到一定限制。但是医疗水平和教学水平都很高，这样的临床教师绝对可以成为优秀的好医生。特别在中医医院，我们要通过竞赛营造医院的学习氛围，通过竞赛促进对教学的重视，提高我们的教学水平，提高我们的人才培养质量。

竞赛到底竞什么？

我们的竞赛有四个维度，即教学态度、教学内容、教学方法、教学效果。也就是你怎么看待教学，每堂课怎么准备、怎么重视。俗话说，台上一分钟，台下十年功。我们对教学内容把握得怎样，对课本的熟悉程度怎样，在这个学科、这门课程中我们的临床知识和经验如何在教学过程中得到充分体现；在当今时代，我们怎样研究教育心理，怎样把握教学方法，怎样用很好的教学方法使其转化为教学效果，要达到教学效果就必须加强基本功训练。竞赛的终极目标是为了“以赛促教”，提高教师的教学水平。大学本部组和附属医院组对于基础教学和后期的临床教学更要强调“三基”，无论如何创新，无论什么教育理念，也不管哪个时代的人才培养都必须强调“三基”，这是任何医学教育过程和医学专业人才培养的根本。

第一，无论中医、西医还是中西医结合，都要强调基础与临床的紧密结合。基础是为临床打基础，而临床是在牢固的基础上构建临床的知识体系、临床的思维能力、临床的诊疗能力，临床教学班放在医院就是强调临床教学要“鲜活”起来。

第二，重视学生临床思维能力的培养要善于举一反三，善于触类旁通，善于在教学过程中传道授业解惑，善于因材施教，既要授鱼更要授渔。所以，我们的老师要在教育中培养学生的临床思维能力。中医专业要特别强调中医临床思维能力的培养；临床医学专业要强调如何对疾病进行鉴别诊断，具备正确的临床治疗思维方法；中西医结合临床要突出中西医结合的思维方法，要教会学生建立中西医结合临床思维，病证结合，优势互补，求同存异。中医专业的学生要掌握中医学的望闻问切，懂得怎样辨证，怎样论治，培养专业思维能力。

怎样做一名合格的中医药院校教师呢？在教学中，不管是基础还是临床，不管是学校还是医院，大学老师都应该具备以下四个要素。

第一，拥有爱的意识和爱的能力。教育是充满爱的职业，爱是一切教育的源泉。我们要对我们的学生充满爱，对我们的课程、专业充满爱，对我们从事的教育职业充满爱，因为这是一切教育的源泉。

第二，要懂得一桶水与一碗水的关系，具有渊博的知识。为什么很多老师的教学能做到信手拈来？例如，我们的熊继柏老师讲课，任何稿子都不用，到任何地方讲课都是信手拈来，那是因为他有渊博的知识、扎实的理论功底和丰富的临床经验。如何把经验转化为教学资源，尤其是临床教师，怎样才能具备丰富的临床经验，怎么才能拥有扎实的临床知识，具备给学生一碗水的能力。

代前言

高校教师教学素养的回归与超越

——以湖南中医药大学“青年教师教学基本功竞赛实践”为例

高等教育是促进国家发展的人才储备库，其办学质量是衡量一个国家教育发展水平的重要标志。教师是高校办学的核心资源，青年教师更是代表着学校的未来，其教学素养直接影响学校当下和未来的育人水平，关系到学校的长远发展和兴衰成败。教学竞赛让青年教师在共同学习的氛围中实现了教学的自我反思与超越，教学素养得到整体提升，对医学院校前期本科生培养质量和后期临床教学水平的提高起到了不可估量的作用。根据《湖南中医药大学青年教师课堂教学竞赛实施办法》，在积极推进教育教学改革过程中，学校每年开展青年教师教学基本功竞赛，督促和鼓励青年教师潜心教书育人，全面提高教学质量。

一、开展青年教师教学基本功竞赛的必要性

（一）各项教育政策对医学院校教学的助推力

为确保高校教师特别是高校青年教师教学实力和教学质量的稳步提升，2001 年和 2005 年教育部印发了《关于进一步加强高等学校本科教学工作》和《关于进一步加强高等学校本科教学工作的若干意见》两个文件，提出实施高等学校教学质量和教学改革工程，大力加强教学工作，切实提高教学质量。教育部自 2003 年开始分步实施“高等学校教学质量和教学改革工程”。教学竞赛作为质量工程项目的重要组成部分，逐渐得到高等院校的重视。原教育部党组书记、部长陈宝生在“新时代全国高等学校本科教育工作会议”上的讲话中提出“坚持以本为本，推进四个回归”。教育是民生，教育是国计，但首先教育必须按教育规律和人才成长规律办事。“高教大计，本科为本；本科不牢，地动山摇”。

近年来，医学教育质量成为高等学校改革话题的焦点。教育部和原卫生部联合出台的《关于加强医学教育工作提高医学教育质量的若干意见》（教高〔2009〕4 号）、《关于实施临床医学教育综合改革的若干意见》（教高〔2012〕6 号）和《关于医教协同深化临床医学人才培养改革的意见》（教研〔2014〕2 号）更是对医学院校的人才培养提出了更

高、更新的要求。

随着教育改革的深入推进，教师队伍建设及教师教学能力逐渐成为医学院校教育改革的重中之重。在《国家中长期教育改革和发展纲要（2010—2020）》明确提出“全面提高教育质量”“深化教学改革”的思想指引下，2018 年 1 月发布的《中共中央 国务院关于全面深化新时代教师队伍建设改革的意见》明确提出“坚持兴国必先强师，深刻认识教师队伍建设的重要意义和总体要求”，并进一步强调“大力振兴教师教育，不断提升教师专业素质能力，全面提高高等学校教师质量，建设一支高素质创新型的教师队伍。着力提高教师专业能力，推进高等教育内涵式发展。搭建校级教师发展平台，组织研修活动，开展教学研究与指导，推进教学改革与创新”。全面开展高等学校教师教学能力提升培训，重点面向新入职教师和青年教师，为高等学校培养人才培育生力军。由此来看，高等医学院校重视青年教师教育教学水平和临床教师带教能力是各项教育政策所要求的。此次湖南中医药大学以教学质量为抓手，开展青年教师教学基本功竞赛，真正做到了“以赛促学、以赛促教、以赛促训”，试图通过教学竞赛践行先进的教育理念，深化教育教学改革，提高教学质量，促进本科教学工作。

（二）提升青年教师教学素质自我超越的现实需要

韩愈在《师说》中开宗明义，“师者，传道授业解惑也”，点明教师的“传授”作用和“解惑”责任。“教师承担着传播知识、传播思想、传播真理的历史使命，肩负着塑造灵魂、塑造生命、塑造人的时代重任，是教育发展的第一资源”。黄宗羲接受韩愈的观点并提出：“师者，所以传道、授业、解惑也。道之未闻，世之未精，有惑而不能解，则非师矣。”（《南雷文案・卷四・续师说》）道出“得经师易，得人师难”的道理。什么样素质的教师能做到“闻道”“精世”“能解惑”，成为“人师”呢？习近平总书记提出的“四有”好教师则能解答这个问题。一名教师“要有理想信念”，既要有“传道”能力更要有“弘道”精神，心系国家和民族，身担国家使命和社会责任；“要有道德情操”，教师必须率先垂范，以身作则，为学生的人生方向把舵，引导和帮助青少年学生扣好人生的第一颗扣子；“要有扎实学识”，教师的知识功底要深厚，教学能力要过硬，教学态度要勤勉，教学方法要具有科学性；“要有仁爱之心”，教师要平等对待学生、尊重学生、理解学生、包容学生，善于发现学生的长处和闪光点，让所有的学生都成长为有用之才。具备这些素质的教师，才能成为一名“学生成绩好、课堂艺术好、教育科研好、社会声誉好”的“爱教”“善教”“能教”“能研”的“四好”教师。湖南中医药大学开展青年教师教学基本功竞赛正符合“强校必先强师”的理念，旨在通过竞赛训练，提升教师的教学功底，增强教师的教学艺术，促进教学反思，是在坚守教师教学职业责任的前提下，实现教学质量和教学水平的超越，培养一支具有“传道”能力和“弘道”精神的青年教师队伍。

（三）符合“三课”融合的内在规律

我校教师教学发展中心在教师竞赛和师资培训中一直坚持“三课”融合理念，即将课堂、课程、课本融为一体。

1. 课堂 将课堂教学以竞赛的形式呈现，通过竞赛，丰富、创新、反思、交流、提升，最终将优秀的课堂教学回归、潜入到日常课堂教学之中。

2. 课程 通过教学竞赛呈现各专业的课程内容，结合学校办学特色和医学背景，多途径传播医学知识，丰富教学内涵。

3. 课本 课本即教材。教学竞赛将课本中的“平面”知识进行“立体”呈现，丰富了课本的内涵。同时将教学竞赛的成果和经验凝练、反思、总结，汇编成书，作为教师们学习和参考的课本，如《说出精彩　教出水平—湖南中医药大学本科教学“说课程”》一书就是对每场竞赛的锤炼总结和升华，使教学竞赛的成果成为改进教学内容和教学方法的新课本，让教学竞赛的意义更具有延展性和借鉴参考意义。

（四）体现中医药院校办学特色的重要抓手

我校始终秉承“文明、求实、继承、创新”的校训精神，坚持“质量办学、特色办学、开放办学”理念，努力培养医学人才，充分发挥中医药特色优势，深化综合改革，强化内涵建设，努力建设成为同类一流、国际知名、中医药特色鲜明的高水平教学研究型大学。怎样成为一所中医药特色鲜明的高水平研究大学呢？《中医药法》明确规定，中医药教育的基本原则是“遵循中医药人才成长规律和中医药临床实践，现代教育方式和传统教育方式相结合”。这就需要教师们不断探索，并运用临床思维方法和思维习惯开展教学，帮助学生将前期的基础医学知识与后期的临床技能教育结合起来，进入角色。一方面学校对教师有着很高的期待和要求，另一方面目前的师资队伍正处于新老交接的特殊时期。鉴于青年教师队伍总体存在教育理论学习和教学实践训练断裂的现象，需要加强其“站讲台”的系统锻炼，需要搭建平台让青年教师静下心来思考，加强与学生和高龄教师交流、沟通，为他们提供反馈整改的机会。而青年教师教学基本功竞赛的目的是搭建育人平台，以各教研室为抓手，发扬中医“师徒式”的“传、帮、带”精神，专家重点指导，团体共同学习，促进青年教师学习、思考、提炼、超越，最终学以致用，回归潜心教书育人的本职工作，实现老教师优秀经验的积极传授和青年教师教学经验的迅速累积，学校师资队伍成长的良性循环。

二、青年教师教学基本功竞赛的具体实施

（一）设计思路

青年教师教学基本功竞赛的宗旨是为优秀青年教师成长搭建平台，进一步加强我校青年教师队伍建设，不断提高青年教师教学技能和教学水平，促进教师专业发展；为学校本部和各附属医院搭建沟通交流平台，提高临床带教教师的临床教学水平、临床教学意识，促成学校前期人才培养与后期人才实践的良性衔接，提高学校的人才培养质量，促进学校医学人才培养专业发展。竞赛主要从“四结合”入手，即内容传授的特色性与专业性相结合、考核的点面结合、基础教学与临床教学相结合、实效性与竞争性相结合。竞赛分为教学设计文案、教学设计阐述、现场教学演示（含教学反思）三个环节。教学设计文案由评审专家根据《湖南中医药大学青年教师教学竞赛教学文案评分标准》提前进行综合评审；教学阐述侧重考察教师对课程目标、设计理念与思路、教学环节与特色三个方面的认识和掌握情况；现场教学演示主要从教学内容、教学组织、语言教态、教学特色四个维度进行考核；教学反思主要考核教师对教学理念、教学方法、教学过程的深入剖析，做到联系实际，观点明确，有感而发。

（二）实施办法

为发挥竞赛对青年教师教学能力和业务水平的促进作用，推动青年教师队伍建设，提高学校教学水平，竞赛坚持“五原则”。

1. 教师参与的全面性原则 竞赛分教研室预赛、学部复赛和学校决赛三个阶段，做到各教研室和科室齐动员、学校和医院共参与、新老教师同交流、学校领导和各学院教学副院长带队现场齐观摩、各职能部门共组织的全面参与，实现教师群体共同参与、共同发展。

2. 竞赛流程的制度化原则 竞赛以“三、二、二”制的形式开展。“三”即“三个阶段”，预选赛、初赛、决赛，学校、附属医院年龄在45岁以下教师均可报名参加学部预赛、初赛，各学部按学校分配的名额评选出进入决赛的教师名单。第一个“二”是“两类参与者”。决赛要求各单位高级职称、初中级职称均要报名参加，既培养“中流砥柱”，也发掘“后起之秀”。第二个“二”是“两种分组”。决赛分为大学本部组和附属医院组，实行分组竞赛，分组设奖，加强基础与临床的结合，构建教师和学生的临床知识体系、临床思维能力、临床诊断能力，使得临床教学“鲜活”起来。

3. 竞赛互动的多方位原则 竞赛强调的互动主要表现在“新老教师的互动”，即从预

赛开始，各学院、教学部门为每位参赛教师配备教学名师、教学督导专家、教学经验丰富的老教授、教研室主任，对其进行指导、帮助、点评、改进；“青年教师之间的互动”，通过预选赛和各学部初赛过程中青年教师相互之间火花的碰撞和交流，将教研室乃至学院最优秀的教师推选参赛；现场教学竞赛中“教师和学生的互动”情况是考察教师教学水平的标准之一，教师要做到让课堂“生动”起来；竞赛点评环节中“评审专家与选手的互动”以及“选手之间的互动”讨论交流、沟通互动；赛后，教学基本功竞赛一等奖获得者系列分享会以及文案展更是一种“竞赛效果延伸的互动”。

4. 评审制度的规范性原则 竞赛评审采用“三、三、四”形式展开。评审内容围绕“三个环节”开展，即教学设计文案、教学设计阐述、现场教学演示（含教学反思），现场教学设计阐述和演示部分实行实时打分并公布结果，成绩评定采用百分制，三者权重分别为 15%、5%、80%。评审成员由“三组评委”构建，现场教学演示竞赛评委由校教学督导专家、校教学指导专家、学生代表三部分人员组成；使用“两套评分标准”，即专家评分标准表和学生代表评分标准表；现场教学评审指标从“四维度”考核，即从教学内容、教学组织、语言教态、教学特色进行考核；最终将“进一步反思”作为竞赛的落脚点，选手对自己的教学理念、教学方法、教学策略、教学过程和效果进行自我评价和反思。

5. 教学成果的推广性原则 为扩大竞赛效果的延展性，实现全覆盖，努力提升竞赛的影响力和后期教学基本功的提炼与分享，学校对决赛实况进行全程录像，刻成光盘，一等奖获得者的竞赛录像作为青年教师教学培训示范讨论的案例。同时开展优秀青年教师教学方法经验交流分享会、省级竞赛获奖者经验提炼分享会、优秀设计文案展、督导专家教学提升大课堂等，以竞赛为契机，避免“走秀式”教学，选拔一批优秀的青年教师，传授优秀基础教学经验和临床教学经验，增强竞赛成果的覆盖面，通过竞赛的点，实现“星星之火，可以燎原”的教师整体教学水平提高的愿景。

三、青年教师教学基本功竞赛成效的实践价值和意义

青年教师教学基本功竞赛活动的开展，从预选赛到决赛共有 230 多名青年教师参与，实现了青年教师全员参与、全员练兵，产生了良好的示范效应，对加强学校的教风和学风建设，增强教师对教学和人才培养的热爱，增强教师爱教、乐教、能教、善教的能力，提高学校专业人才培养质量都有重要价值。

（一）践行了医学专业的教学理念

青年教师教学基本功竞赛调动了教师的教学热情。竞赛中教师们运用先进的教育理

念进行教学，有的教师在竞赛中提出了与自己学科相符合的“四个板块”“四个贴切”理念，丰富了教学内容。各职能部门在精心组织筹备中了解了学校青年教师队伍的现状，更深刻地认识到了教学质量提升的重要性以及人才培养的急迫性；能够引导教师热爱教学、热爱人才培养，引导学校的校风、教风、学风，加强附属医院对临床教学的重视。临床医学院通过承办和参加竞赛让临床教学“活”了起来，通过人才培养、学术会议、教学竞赛提升了医院的育人水平和知名度。

（二）组建教学理论与临床实践的学习共同体

教学基本功竞赛拓展了“教学相长、教医相长”的经验交流平台，通过展示青年教师的教风教态、学科水平、教学组织和实施能力，以及竞赛选手之间的切磋交流，实现了教学水平和知识水平的共同提高。附属医院组的竞赛由附属医院承办，12 家附属医院均参与其中。这既是附属医院的一次教技比拼，更是一次交流大会，是对附属医院临床教学的大检查，将“教学”与“教医”融为一体，对培养具有中医思维和临床思维能力的人才具有极大的促进作用。青年教师教学水平提高的最终受益者不仅是教师本人更是学生。通过竞赛，学生增进了知识，提高了能力，并检验了教师的教学能力，真正实现了“教学相长、教医相长”。

（三）促进青年教师教学实践技能与反思

青年教师教学基本功竞赛既是一场竞赛，更是一次教学“武功”检验。通过竞赛，青年教师练就了本领，提升了教学水平。竞赛中对各教学环节的精细打磨，弥补了育人经验的不足，反思了教学艺术与教学技巧等方面的问题。竞赛将教师的师德表现作为门槛，既重视教师的教学能力，更重视教师的为师品德。

竞赛考核了教师对先进教育理念的掌握和运用情况，现场教学中 3 个 PPT 的随机抽取讲解，更是考察教师的现场表现力和知识的综合掌握、运用能力。可以说，每个环节的设置都是对教师的考验。通过竞赛，教师的乐教精神增强了，能教水平和善教能力得到提高。著名教育心理学家波斯纳指出，“没有反思的经验是狭隘的经验，至多只能成为肤浅的知识”。因此，竞赛后的反思能让参赛者回顾其经历的教学事件，从中发现不足。讲座分享是将竞赛中教师所学到的知识和历练的经验进行概括和总结，以使其最大化，传授给更多的青年教师。评委们在竞赛中发现青年教师的不足，从而有针对性地开展培训，如赛后开展的高校教师教学技能技巧之语言教态、教师教学技巧、如何上好一门课等专题培训，为更多的青年教师提供了学习和提升的平台，为打造一支“德高”“学高”“艺高”的教学名师队伍奠定了基础。

四、结语

新时期的青年教师教学竞赛是培养青年教师教学能力的一条重要途径，在“双一流”建设背景下，高水平的教学竞赛被赋予了更多使命。作为中医药院校的教师，尤其是临床教师，既是“白衣天使”又是“人类灵魂的工程师”，具有双重形象，肩负着医治身体疾病和塑造灵魂的重任。因此，教学基本功竞赛不是走马观花，更不是一时作秀，其根本意义是培养一批教学能力和教学水平一流的青年教师，培养学校教学的中流砥柱，最终提高整体教学水平和人才培养质量。

90 岁特级教师于漪对话“90 后”青年教师时说：“我上了一辈子的课，没有一节是十全十美的，我的课都是省略号，没有句号。”我们的每一次教学竞赛更是一个个省略号，督促青年教师在未来的教学路上不断反思，创新课堂教学形式，提高教学质量。

本次青年教师教学基本功竞赛得到了学校党委和各行政部门的大力支持，得到了兄弟院校、专家、老师和学生的积极参与，竞赛已落下帷幕，希望竞赛沉淀的东西和带来的思考，经转化为专著对后期教学和竞赛有所启发。如何将竞赛做出特色和品牌，如何构建长效机制，巩固竞赛成果，如何将竞赛与学校实际相结合，使其具有推广价值，是我们需要继续思考和探索的。

湖南中医药大学教师教学发展中心

湖南中医药大学教务处

2018 年 10 月

目录

第 1 讲　中医基础理论

一、教学设计阐述

（一）课程基本情况

中医基础理论属中医学的专业基础课，是研究和学习中医学其他各门课程的基础，也是中医学专业的必修课程和主干课程。本课程的主要内容包括中医学的哲学基础（精气、阴阳、五行学说、思维方式）、中医学对人体生理的认识（藏象、精气血津液神、经络、体质）、中医学对疾病及其防治的认识（病因、发病、病机、防治原则），为继续学习中医诊断学、中药学、方剂学、中医经典著作和临床各科打好基础。接下来，以本节段“风邪”的教学内容为例，进行教学设计阐述。

（二）教学目标

1. 知识目标

（1）掌握风邪的概念、性质和致病特点。

（2）了解风邪致病的主要病理表现。

2. 能力目标

（1）通过案例教学法，引导学生运用中医病因学知识分析人体疾病状态下出现的病理表现（症状和体征），以探求疾病发生原因，培养其辨证求因的思维及能力。

（2）通过对风邪的性质与致病特点之间的关系分析，培养学生的取象比类思维能力。

（3）通过本节的学习，培养学生诊断“风邪”致病的能力。

3. 情感态度目标

（1）通过逻辑分析和辨证求因、取象比类思维的培养，加深学生对中医理论的理解和认同感，树立学习的自信心。

（2）通过实际病案举例，使学生看到中医药治疗疾病的临床疗效和优势，激发学生对中医药事业的热爱和学习中医的兴趣。

（三）教学起点

1. 知识基础　授课对象是从高中阶段刚刚步入中医药殿堂的大一新生，通过学习阴阳五行及藏象、经络等知识后，学生对中医理论及中医思维方法有了初步了解。

2. 认知特点　学生思维活跃，正处于人生记忆力强、创造力旺盛的黄金时期，对中医理论这门新知识充满好奇，有一定的学习兴趣，但中医思维能力有待提高。

3. 学习风格　学生乐于在生动活泼、平等开放、充满时代气息的课堂环境中学习，但中医基础理论相对枯燥，课堂上学生注意力难以贯穿教学全过程。所以，课堂上可通过案例分析、问题导入及讨论等方式吸引学生注意力，激发自主学习兴趣。

（四）教学内容

1. 案例导入，提出问题　以案例及提问互动开始，以常见的“面瘫”案例，导入本单元教学内容，提问导致面瘫的病因和诊断依据，以问题为线索贯穿整个教学过程。

2. 引导思维，推导知识　通过大量生活中的现象和事例的图片和视频，引导学生运用中医取象比类的思维推导风邪的性质、概念和致病特点，以及常见的临床表现。

3. 回顾案例，学以致用　回顾最初的导入案例，引导学生运用本单元学到的知识点解答导入案例中所提出的问题，培养学生的临床思辨能力和学以致用的能力。

4. 课堂小结，布置作业　以歌诀的形式对本单元的知识点进行总结，并布置相应的复习思考题，给出课后学习资源，帮助学生更好地理解和记忆知识点。

（五）教学时间

教学时间见表 1–1。

表 1–1　教学时间

教学内容安排（风邪）	教学时间分配（20 分钟）
案例导入，提出问题	2
引导思维，推导知识	14
回顾案例，学以致用	2
课堂小结，布置作业	2

（六）教学方法

1. 综合运用提问互动式、案例式、启发式、引导式等多种教学方法组织教学。注重知识的推导，突出学生的主体地位。以提问互动及案例分析开始，导入本单元教学内容，以问题为线索贯穿整个教学过程，以学生为主体，以教师为引导，形成师生间的良好互动。

2. 本单元设计以课堂讲授为主，采用板书与多媒体相结合的形式组织教学。

PPT：列举重要概念和知识，展示图表与动画，有机串联各部分内容。

板书：教学重点内容的提炼，带领学生进行归纳总结，便于形成知识网络。

图片及动画：直观地展示风邪的性质、致病特点和临床表现，培养学生取象比类的中医思维，便于学生理解和记忆。

提问及案例分析：通过提问和案例分析，激发学生的学习热情，启发学生自主思考，培养学生的中医辨证求因思维、临床诊断能力和学以致用的能力。

课后复习思考题和学习资源的提供：帮助学生更好地在课后消化课堂所讲授的重点难点，引导学生更高效地开展课后自主学习，培养学生的自主学习能力。

（七）教学评价

中医基础理论课程分为过程性评价和终结性评价，其中过程性评价占 30%，终结性评价占 70%。

1. 过程性评价（30%） 根据中医基础理论课程特色及教学计划，设置以下 3 项。

（1）课堂提问：占过程性评价的 10%。

（2）讨论、作业、小论文或小测验：占过程性评价的 15%。以上方法由各授课老师根据专业情况自行决定，小论文（学习心得）仅限于选修课（字数 2000~3000 字）；小测验（11 周左右小考 1 次）由授课老师出 4 道论述题，分 A、B 卷各两道；讨论的内容为教学大纲规定需掌握的内容，如藏象、病因任选几个重点内容作为讨论部分。

（3）考勤占 5%：由学生班委会进行课堂考勤，任课教师抽查，班委会期中、期末提交考核数据。

2. 终结性评价（70%） 课程的期末考试是终结性评价的实施主体。终结性评价以教考分离为核心，试题除了考查学生对该门课程基本概念、基础知识和基本理论的掌握情况以外，更要侧重考查学生运用中医基础理论知识分析问题、解决问题和创新的能力，并通过对考试结果的分析与反馈，实现考试科学化与规范化。

二、教学基本情况

教学基本情况见表 1–2。

表 1–2　教学基本情况

<table>
<tr><td>课程名称</td><td colspan="2">中医基础理论</td><td>课程类型</td><td colspan="2">必修课</td></tr>
<tr><td>使用教材</td><td colspan="5">郑洪新 . 全国中医药行业高等教育“十三五”规划教材——中医基础理论 . 北京：中国中医药出版社，2016.</td></tr>
<tr><td>授课题目</td><td>风邪</td><td>章节</td><td>第六章　第一节</td><td>授课时间</td><td>20 分钟</td></tr>
<tr><td>教学对象</td><td colspan="2">中医学专业本科生</td><td>授课形式</td><td colspan="2">课堂讲授</td></tr>
</table>

三、教学目标与大纲要求

（一）知识目标

1. 掌握风邪的概念、性质和致病特点。
2. 了解风邪致病的主要病理表现。

（二）技能目标

1. 通过案例教学法，引导学生运用中医病因学知识分析人体疾病状态下出现的病理表现（症状和体征），以探求疾病发生原因，培养其辨证求因的思维及能力。

2. 通过教师引导学生感受自然界风气导致的各种现象，推导风气和风邪的性质，并通过对风邪的性质和致病特点之间的关系分析，培养学生的取象比类思维能力。

3. 通过本节课的学习，培养学生根据临床表现诊断风邪致病的临床诊断能力。

（三）情感态度与价值观目标

1. 通过逻辑分析和辨证求因、取象比类思维的培养，加深学生对中医理论的理解和认同感，树立学习的自信心。

2. 通过实际病案举例，使学生看到中医药治疗疾病的临床疗效和优势，看到中医的临床生命力，激发学生对中医药事业的热爱和学习中医的兴趣。

四、教学背景与学情分析

（一）知识基础

授课对象是从高中阶段刚刚步入中医药殿堂的大一新生，通过前面章节中医哲学基础（精气、阴阳、五行学说）、藏象、精气血津液及经络等知识的学习，学生对中医理论及中医思维方法有了初步了解。

（二）认知特点

学生对病因的认识偏向于西医的细菌、病毒，缺乏对中医病因的认识。学生思维活跃，正处于人生记忆力强、创造力旺盛的黄金时期，对中医理论这门新知识充满好奇，有一定的学习兴趣，但中医思维能力有待提高。

（三）学习风格

学生乐于在生动活泼、平等开放、充满时代气息的课堂环境中学习，但中医基础理论相对枯燥，课堂上学生注意力难以贯穿教学全过程。所以，课堂上可通过案例分析、问题导入、讨论等方式吸引学生注意力，激发自主学习兴趣。

（四）可能出现的问题及解决预案

在学习六淫这一章节的内容时，因为学生对病因的认识偏向于西医的细菌、病毒，缺乏对中医病因的认识，所以，学习六淫的性质和致病特点时，应避免教师按照书本照本宣科、学生就知识点死记硬背的情况，注意培养学生的中医象思维，结合自然界六气的性质和特点，引导学生主动思考，推导六淫的性质和致病特点，并结合临床病案分析，提高学生的临床思辨能力。

五、教学重点、难点与解决方法

（一）教学重点

风邪的性质和致病特点。

（二）教学难点

风为百病之长。

（三）解决方法与措施

1. 课前布置预习内容，要求学生查阅参考书。

2. 课堂上教师运用启发引导式教学方法，注重知识的推导，结合案例分析，使学生深入理解教学内容，掌握重点和难点。

3. 课后布置思考题，指导学生阅读相关参考书和文献，以达到理解提升的目的。

六、教学策略与方法选择

（一）教学策略

案例导入课程内容→取象比类思维推导知识点→回顾案例，学以致用→课堂小结，布置作业。

1. 案例导入，提出问题　以案例及提问互动开始，以常见的面瘫案例导入本单元教学内容，提问导致面瘫的病因和诊断依据，以问题为线索贯穿整个教学过程。

2. 引导思维，推导知识　通过大量生活中的现象和事例的图片和视频，引导学生运用中医取象比类的思维推导风邪的性质、概念和致病特点，以及常见的临床表现。

3. 回顾案例，学以致用　回顾最初的导入案例，引导学生运用本单元学到的知识点去解答导入案例中所提出的问题，培养学生的临床思辨能力和学以致用的能力。

4. 课堂小结，布置作业　以歌诀的形式对本单元的知识点进行总结，并布置相应的复习思考题，给出课后学习资源，帮助学生更好地理解和记忆知识点。

（二）教学方法与手段

1. 综合运用提问互动式、案例式、启发式、引导式等多种教学方法组织教学，注重知识的推导，突出学生的主体地位。

2. 本单元设计以课堂讲授为主，采用板书与多媒体相结合的形式组织教学。

3. PPT：列举重要概念和知识，展示图表与动画，有机串联各部分内容。

4. 板书：教学重点内容的提炼，带领学生进行归纳总结，便于形成知识网络。

5. 图片及动画：直观地展示风邪的性质、致病特点和临床表现，培养学生取象比类的中医思维，便于学生理解和记忆。

6. 提问及案例分析：通过提问和案例分析，激发学生的学习热情，启发学生自主思考，培养学生的中医辨证求因思维、临床诊断能力和学以致用的能力。

7. 课后复习思考题和学习资源的提供：帮助学生更好地在课后消化课堂所讲授的重点难点，引导学生高效地进行课后自主学习，培养学生的自主学习能力。

七、教学过程

（一）案例导入，提出问题

教学目标：课程导入。

教学内容：以夏季同学们贪凉对着风扇和空调直吹后出现的面瘫真实案例导入——炎热的夏天，小明同学对着空调连续吹了几天后，一早起来，出现口眼㖞斜、头痛头晕、恶风等症状。提出问题：导致小明同学出现这些症状的原因是什么？你的诊断依据是什么？

教学设计：PPT 展示案例中面瘫的图片和症状，并提出问题（图 1–1）。

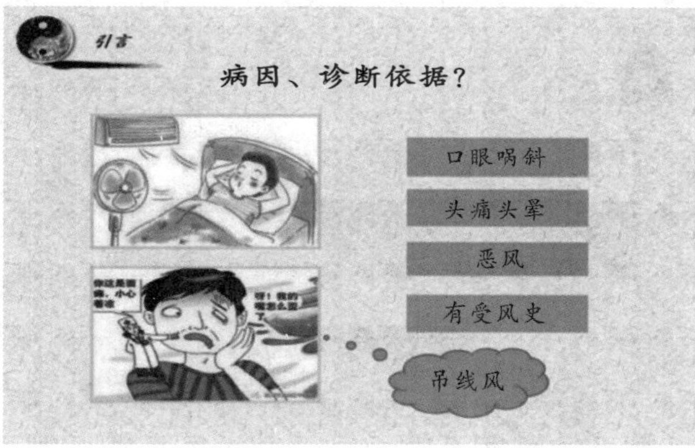

图 1–1　课程导入

激发兴趣，启发思考：通过展示面瘫的图片，引出医案，引导学生进入医案情境，进一步引导学生思考面瘫的中医病因以及如何诊断病因，设置悬念，唤起学生的主动学习意识，导入本节内容风邪的学习。引导学生主动思考，进入学习状态。

教学时间：两分钟。

（二）引导思维，推导知识

1. 风邪概念

教学目标：理解概念。

教学内容：概念——风邪是指致病具有轻扬开泄、善动不居等特性的外邪。

教学设计：PPT 展示各种风的图片，以形象直观的方式让学生感受自然界风的特点，然后进行总结，引导学生用取象比类思维，类比推出风邪的性质和特点，最后推导出风邪的概念（图 1–2、图 1–3）。

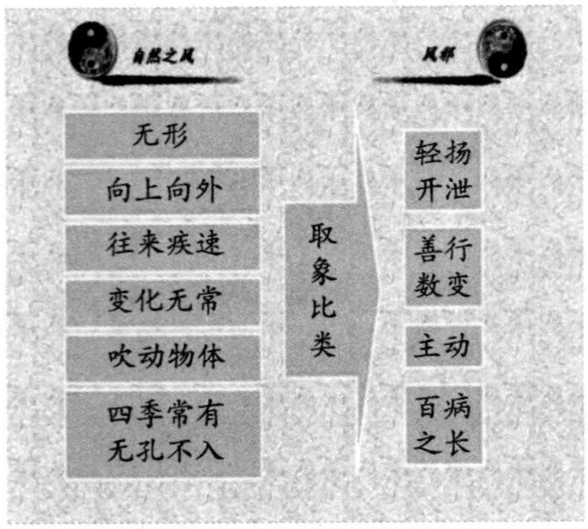

图 1-2　取象比类推导风邪性质

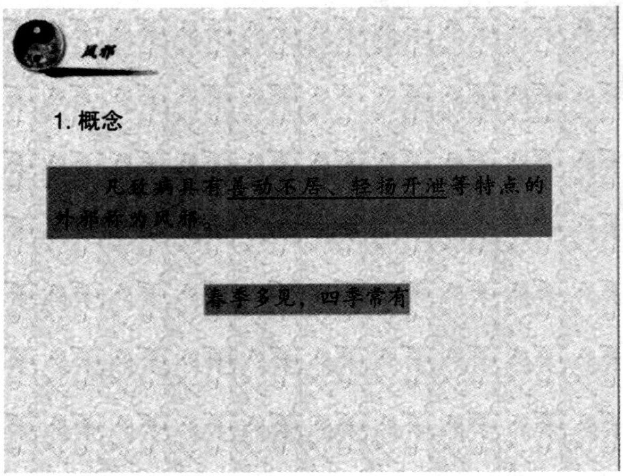

图 1-3　归纳风邪概念

教学时间：两分钟。

2. 风邪的性质和致病特点

教学目标：理解并掌握风邪的性质和致病特点，可推导出风邪致病常见的临床表现。

教学内容：①风性轻扬开泄，易袭阳位。②风性善行而数变。③风性主动。④风为百病之长。

教学设计：依次讲授以上内容，启发学生从“风邪轻扬开泄、善行、主动”等自然性质，逐步推导到风邪袭人出现“易袭阳位、腠理开泄、病位游移、发病急、传变快、肢体动摇、多兼邪”等致病特点，以及出现头痛、汗出、恶风、游走性关节疼痛、抽搐等临床表现。在推导的过程中体现知识本身的内在逻辑，使学生易于理解和记忆，增加学生对中医理论的认同感并培养其中医思维。用图片展示常见临床表现，使学生记忆深刻（图 1–4~ 图 1–7）。

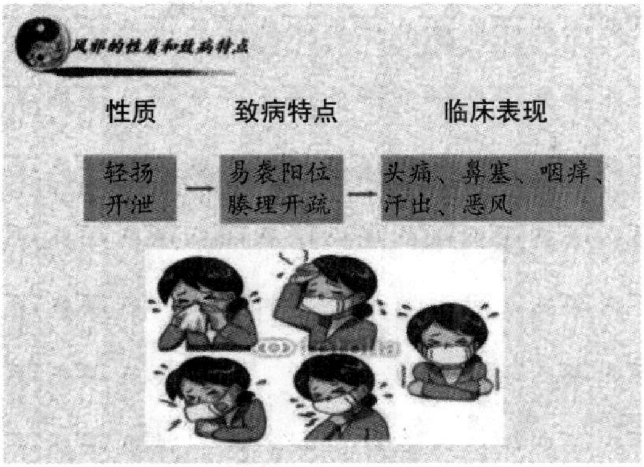

图 1–4　风邪的性质和致病特点（1）

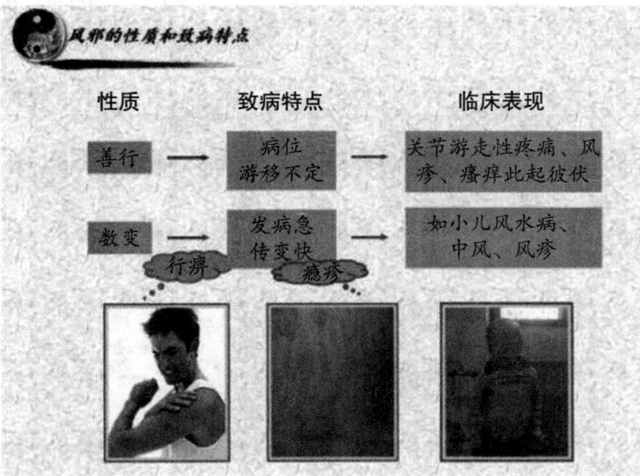

图 1–5　风邪的性质和致病特点（2）

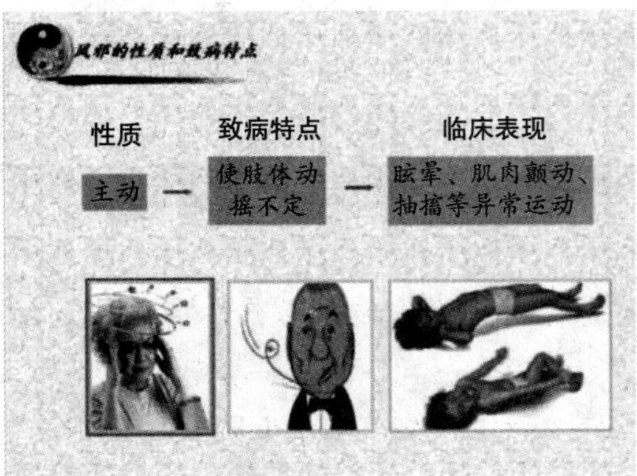

图 1–6　风邪的性质和致病特点（3）

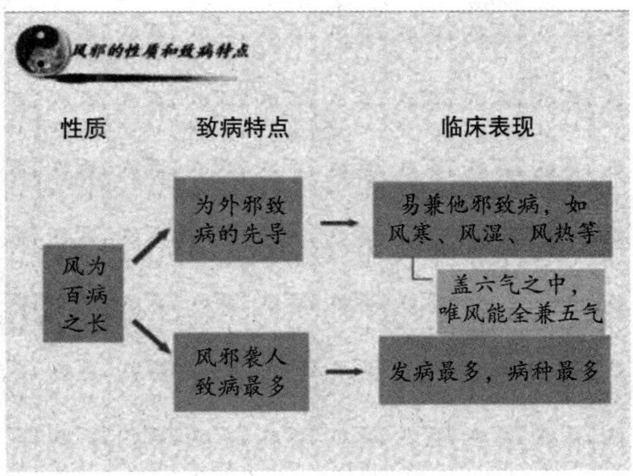

图 1–7　风邪的性质和致病特点（4）

教学时间：12 分钟。

（三）回顾案例，学以致用

教学目标：通过案例教学提高学生的学习兴趣，培养学生的临床思辨能力和学以致用能力。

教学内容：回顾最初的导入案例和提出的问题，用辨证求因的方法引导学生运用本单元学到的知识点去解答导入案例中所提出的问题（图 1–8）。

教学设计：再次展示最初导入的案例和提出的问题，引导学生分析出前面案例中面瘫的中医病因，教师给出处方名称，布置学生课后查阅此方剂的具体药物组成及功效。通过案例教学，提高学生的学习兴趣，培养学生辨证求因的思维和能力，以及临床思辨能力和学以致用能力。

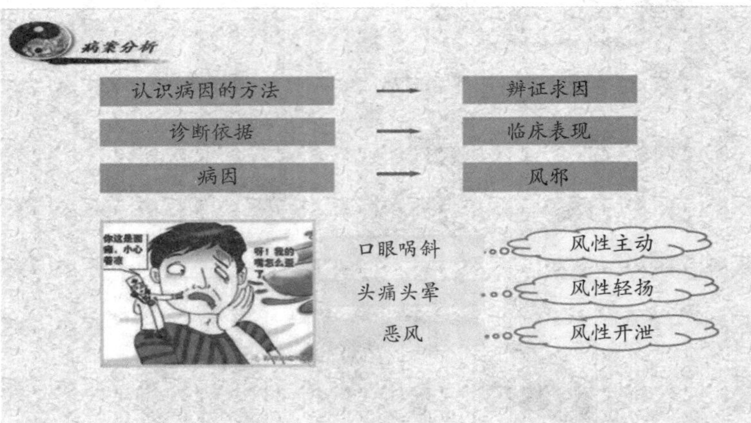

图 1–8　回顾案例，学以致用

教学时间：两分钟。

（四）课堂小结，布置作业

教学目标：帮助学生更好地在课后消化课堂所讲授的重点难点，引导学生更高效地开展课后自主学习。

教学内容：以歌诀的形式总结本单元的教学内容，明确重点掌握内容。布置本单元的复习思考题，介绍课后自主学习资源（图 1–9、图 1–10）。

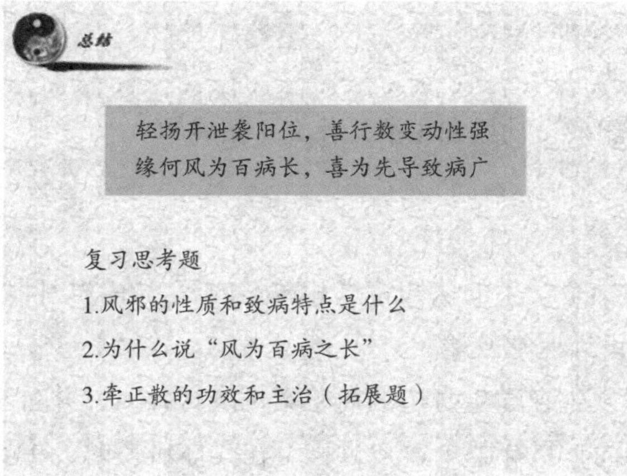

图 1-9　内容小结，布置作业

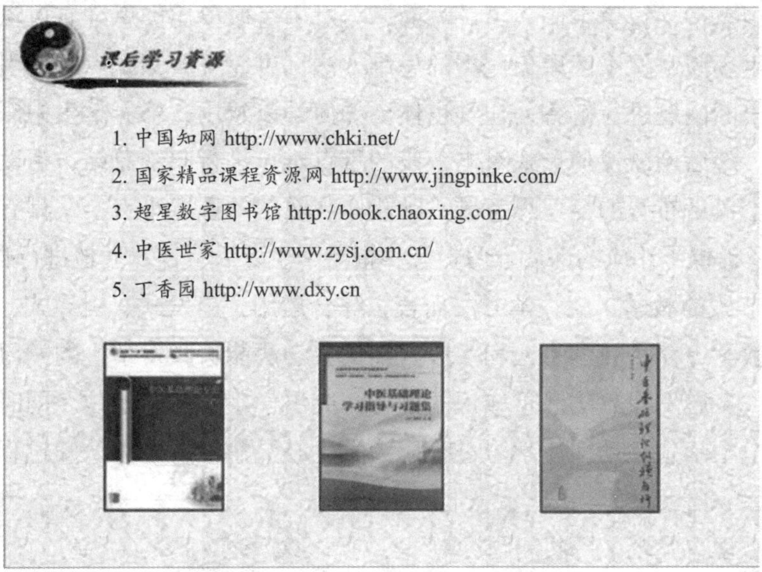
课后学习资源
1. 中国知网 http://www.chki.net/
2. 国家精品课程资源网 http://www.jingpinke.com/
3. 超星数字图书馆 http://book.chaoxing.com/
4. 中医世家 http://www.zysj.com.cn/
5. 丁香园 http://www.dxy.cn
中医基础理论
学习指导与习题集

图 1-10　课后学习资源

教学设计：教师与学生互动，总结本单元学习内容。教师观察学生参与情况，反馈教学效果，做出即时性评价。布置课后作业，培养学生的科学探索精神，熟悉文献检索方法，提高学生的自主学习能力。

教学时间：两分钟。

八、课后作业

复习思考题

1. 风邪的性质和致病特点是什么?

2. 为什么说“风为百病之长”？

3. 牵正散的药物组成、功效和主治是什么（拓展题）？

九、教学反思

本节段的教学，结合学生的认知特点和教学内容，在“以问题为导向，以学生为中心”的教学理念下设计课堂教学。

在导入阶段，以发生在学生身边的简单案例进行导入，并且基于该案例提出基本问题，以此问题为导向，贯穿整个教学过程。在具体讲授时，主要运用启发式和引导式教学方法，通过 PPT 展示各种风的图片，以形象直观的方式让学生感受自然界风的特点，引导学生用取象比类的思维类比推导出风邪的性质和致病特点。这样一方面可使学生对知识点记忆得更牢固，另一方面，会对中医取象比类思维有更深刻和直观的认识，使学生逐渐掌握中医取象比类的思维方法。讲完主要知识点后，引导学生对导入案例中提出的问题进行解答，让学生体会如何学以致用，培养学生中医辨证求因的思维及能力。随后用歌诀的形式对本节段的重点难点进行归纳总结，帮助学生理解和记忆知识点。最后布置的复习思考题，既能体现教学的重点难点，又具有创新性和拓展性，同时还提供了相应的课后学习资源，指导学生课后有针对性地进行自主学习。

回顾本节段的教学，就教学方法而言，综合运用了启发式、引导式、提问式、案例式和互动教学等多种教学方法和手段。案例教学法能够激发学生的学习热情和探索精神，引导式、启发式方法注重知识的推导，突出学生的主体地位。同时，在开放平等的课堂环境中师生互动，使学习过程成为学生心灵愉悦的主动认知过程，从而提高了教学效果。

本节段教学也发现了一些问题。

1. 部分同学对前期知识掌握不牢，例如不能运用辨证求因的方法分析病因。

解决方法：教师授课中多举例说明，结合医案加以引导和特别强调。

2. 绝大部分学生能积极参与教学互动，但有个别学生积极性不高。

解决方法：教师课后找学生谈话，了解其想法，特别是了解其学习中是否遇到困难，针对性地加以指导和帮助，在课堂提问等环节予以特别关注，使其逐步融入课堂。

（中医学院　梁媛）

第 2 讲　中医外科学

一、教学设计阐述

中医外科学是临床课程中专科性很强的一门课程，涉及 6 个亚临床专科，如疮疡、皮肤与性传播疾病、乳甲外科、肛肠科、男科及其他外科杂病。根据教学大纲的要求并结合学生的实际情况，本课程实授 44 个课时。其中理论课 32 课时，实践课 12 课时。中医外科学较其他临床课程更侧重临床实际操作，故实践课课时比重较大。

本课程的理论课程，教学内容以各亚专科的常见病、多发病为主。

课堂上通过实例、启发性设问、图片对比等方式导入新课学习。如皮肤病中白驳风一课，首先，我通过导入临床案例并提出启发性设问，诱导学生，引发思考，让同学们带着问题进入新课学习。开门见山，明确教学目标，标示重点、难点，以动画结合文字讲定义，以图片结合文字讲临床表现，以动画结合文字讲临床分期，用图表比较方式讲诊断及鉴别诊断，并采用问答方式进行师生互动。为了让学生更好地掌握重点难点，采用小组讨论方式，回顾病例导入中的提问，让学生用本节课所学到的知识点解答病例疑问。课堂接近尾声时，用启发性设问提出下一节课的内容，如关于本病的中西医治疗。

课后设置思考题，提供相关学习参考资料。在授课过程中我发现，学生对案例、动画、视频的学习兴趣远高于纯文字讲授，故尽量提供本课程优秀的远程网络课程的链接、操作视频、优秀医案的 APP 等。同时，建立师生微信平台，发布课程相关学习要求，侧重疾病的重点、难点，引发学生思考。

关于实践课的安排，我在将结束某一系统疾病的理论课后安排 1 次模拟诊疗，以评估学生对知识点的掌握情况。届时，以学生为主导，角色互换，学生扮演医生，老师扮演患者，围绕某一疾病，要求学生运用中医望闻问切及西医视触叩听等进行疾病的诊治。

综上，理论与实际结合，课堂与课后结合，将教学用三位一体的设计思路贯穿于整个教学过程。

二、教学基本情况

教学基本情况见表 2–1。

表 2–1　教学基本情况

课程名称	中医外科学		课程性质		必修课	
教材版本	李曰庆，何清湖 . 全国中医药行业高等教育"十二五"规划教材——中医外科学 . 北京：中国中医药出版社，2012.					
授课内容	皮肤及性传播疾病	章节	第十章	课时	10 学时	
教学对象	2014 级中医专业	授课形式		课堂讲授		

三、教学目标与大纲要求

（一）知识目标

1. 掌握　皮肤损害的形态特征及其辨证规律，热疮、蛇串疮的特点及主要证型治疗，疣的特征及治疗手法，各种癣的特点和治疗方法，湿疮的辨证论治，白驳风的诊断，白疕的诊断要点及辨证论治。

2. 熟悉　皮肤病常用的内治法和外用药的作用。

3. 了解　蛇串疮与热疮的鉴别诊断，疣的种类，癣的病因、传染途径和预防措施，强调防治结合的重要性，湿疮的种类及不同部位的名称，白疕的发病机理。

（二）能力目标

通过皮肤及性传播疾病的学习，掌握该章常见病、多发病的定义、临床表现、诊断及治疗，尤其能运用中医辨证思维治疗皮肤及性传播疾病，如中医外治法在蛇串疮、白疕、白驳风等常见病方面的特色应用，利用所学知识，解决生活中常见的医疗问题。

（三）学习态度目标

对于皮肤及性传播疾病的学习，学生较感兴趣的是如何认识皮损及根据典型皮损诊断某一疾病。教师应鼓励学生树立学习自信心，激发学生的学习兴趣，因为"兴趣是最好的老师"。学生有较高的兴趣就会自觉挖掘及主动思考问题。

（四）价值观目标

教导学生将“大医精诚”牢记在心。

四、教学背景与学情分析

1. 学生已学完中医基础理论及部分中医临床课程，医学基础比较扎实。
2. 学习较自觉，目标明确，思维活跃。
3. 自我获取学习资源的渠道多。
4. 处理医学信息能力较强，乐于接受新鲜事物及现代化的教学手段。
5. 热爱中医，对学习中医课程具有较大兴趣。
6. 初步具有临床辨证思维，但临床诊疗思维不成熟。
7. 遇到抽象的概念及复杂的实践操作等，容易注意力不集中，且动手能力不强，理论和实践不能有机结合。

综上，结合学生的学情特点，教师在口述知识点的同时，应加强中医外科操作，并利用丰富的多媒体资源及现场演示，启发学生的临床思维，提高其动手能力。

五、教学重点、难点分析与解决方法

（一）教学重点

1. 皮肤病他觉症状：原发性皮损及继发性皮损包括哪些内容。
2. 蛇串疮的诊断要点。
3. 癣的中西医病名及分类。
4. 疣的分类。
5. 白驳风的诊断要点。
6. 白疕的临床表现、诊断要点。

讲授上述重点内容时，PPT 中插入知识点结构图来分点罗列、归纳，适当加入临床皮损实例图片，以加深理解。如讲癣的分类时，展示不同类型癣的皮损图片，并板书不同类型癣的特点。

（二）教学难点

1. 皮肤病各项原发性皮损及继发性皮损的概念是本章的难点，讲授时，适时展示临床皮损实例图片，让学生有更直观的认识，加深理解和记忆。

2. 热疮与蛇串疮的鉴别诊断，插入列表，使学生有更直观的印象，且方便记忆（表 2–2）。

表 2–2　热疮与蛇串疮的鉴别诊断

项目	热疮	蛇串疮
病毒感染	单纯疱疹病毒 I 型	水痘 – 带状疱疹病毒
发病季节	夏秋之际	春季
发病部位	皮肤黏膜交界处	头面、腰背、四肢
皮疹表现	红斑、簇集样水疱	红斑上覆簇集样水疱，红斑之间皮肤正常，不超过前后正中线
自觉症状	瘙痒 / 疼痛	疼痛较剧，偶有瘙痒
病程	1 周，自限性，易复发	两周，一般不复发

3. 白疕的辨证论治。

六、教学策略与方法选择

（一）教学策略

1. 由于皮肤及性传播疾病包含病种较广泛，共计 30 小节，涵盖 30 个病种，而教学时数较少，仅 10 个学时，故只能选择临床常见病、多发病进行讲述。我们将知识点的布局做到“少而精”。

2. 布置课后思考题，在师生微信平台上，指导学生阅读相关参考书和文献，有助于提升其对知识点的理解，且增强师生互动，教学并举，将课堂效果延伸至课后。

（二）教学方法

1. 多媒体直观教学法　在皮肤及性传播疾病的教学中，对于一些较复杂抽象的皮损表现，仅靠教师描述和讲解，学生往往不能理解，如红斑、丘疹、结节、囊肿、瘢痕、溃疡等，采用多媒体中的皮损图片、视频则更加直观，有助于加深学生对某一疾病的认识。

如讲湿疮分为急性湿疮、亚急性湿疮和慢性湿疮三种类型，如何理解这些类型呢？此时，宜利用 PPT 展示各类型的皮损图片，并加以讲解。

2. 比较法　皮肤病繁多，有许多需要学生了解、熟悉和掌握的抽象的概念、病种、诊断等。我们采用比较法，对其中有相似之处的知识点进行总结类比，找出相同点和不同点，帮助学生理解，培养学生诊断和鉴别诊断的思维，以达到更好的课堂教学效果。例如，热疮和蛇串疮这两个疾病的诊断要点进行比较。

3. 趣味教学法 结合生活中的日常事件及趣人趣事，增强学生对皮肤病的临床表现记忆。如足癣，中医病名脚湿气。狭小的湿热环境是真菌赖以生存的基础，双足长时间处于汗液及高温的状态，就会出现趾缝间皮肤浸渍发白，且伴有一种特殊的味道——臭田螺味。同学们吃过螺蛳粉么？联想一下，对！就是这个酸爽的味道！

七、教学过程

教学过程见表 2–3。

表 2–3 教学过程

教学步骤	教学内容	教学形式与手段	时间分配（分钟）
	皮肤病概论		
课程导入	用多个实际皮肤病及性病皮损图片给学生强烈的视觉冲击，导入今天的课程——皮肤病概论	激发学生的学习兴趣，又紧密联系临床实际	5
讲述	讲述皮肤病及性传播疾病的定义、种类	结合提问，举例说明，加深学生印象	5
回顾基础知识	皮肤结构及功能 一、结构（表皮、真皮、皮下） 1. 表皮 基底层→棘层→颗粒层→透明层→角质层 2. 真皮 有皮肤附属器及血管、淋巴等 3. 皮下组织 由疏松结缔组织、脂肪小叶构成 4. 皮肤附属器 毛发、皮脂腺、汗腺、毛囊、甲 二、功能 保护、吸收、分泌排泄、体温调节、代谢作用、感觉作用、免疫作用	结合西医解剖学及组织胚胎学基础知识，讲解皮肤病的基础	10
常见症状	（教学重点、难点） 一、自觉症状 瘙痒、疼痛、灼热感、蚁走、麻木 二、他觉症状 1. 原发性皮损 斑疹、丘疹、风团、疱疹、脓疱 2. 继发性皮损 鳞屑、糜烂、溃疡、痂、搔抓痕、皲裂、苔藓样变、色素沉着	教学重点难点，结合形象的图片，并采用形象的语言归纳	45
治法	外用药物的剂型及使用原则	列表说明	10
总结	课堂总结 提问：什么是皮肤病？原发性皮损包括什么？溃疡属于什么类型的皮损（随机抽取花名册，需学生即时回答，计入平时成绩）	采用启发式提问，学生共同回答，全面回顾性学习，使学生对本节课内容形成整体认识	5

续表

教学步骤	教学内容	教学形式与手段	时间分配（分钟）
	热疮		
课程导入	用实际病例导入今天的课程——热疮	使用病例进行导入，初步说明其临床表现	2
讲述	讲述热疮定义及特点 中西医病名对应	通过图片演示，使学生进一步理解热疮的概念；结合提问，使学生加深印象	2
病因病机	讲述热疮的西医病因 中医病机 1. 初发　风热→犯于肺胃→发于肌肤（本病以病机命名） 2. 复发　反复发作，久病多虚 + 热邪伤阴，故多为阴虚邪恋	通过讲解，使学生理解	5
诊断要点	1. 部位　皮肤黏膜交界处 2. 形态　群集性水疱 3. 自觉　热、痒、痛 4. 病程　1~2 个月，可自愈，但极易复发 难点：描述皮损特点，结合 PPT 皮损图片讲述，帮助学生加深记忆	教学重点、难点，采用诙谐的语言归纳热疮的皮损特点；并对诊断要点进行归纳	7
鉴别诊断	蛇串疮 黄水疮	留一个悬念，给学生设提问，让他们在下次课中自我总结鉴别要点	1
治疗、预防与调护	辨证论治 外治法 西医治疗	通过与学生互动，了解学生对既往所学习内容的掌握程度，并结合西医学的新进展进行讲解	2
总结	课堂总结 提问：热疮的诊断要点有哪些（PPT 最后提问，计入平时成绩）	促使学生全面回顾所学内容	1
	蛇串疮		
课程导入	用一个回顾性提问导入今天的课程——蛇串疮为什么中医称之为蛇串疮呢	采用基于问题的教学法，激发学生的学习兴趣，紧密联系临床实际	2
讲述	讲述蛇串疮定义及特点 中西医病名对应	通过图片演示，使学生进一步理解	5
病因病机	讲述蛇串疮的西医病因 中医病机：肝经郁热、脾虚湿蕴、气滞血瘀	教学难点	5

续表

教学步骤	教学内容	教学形式与手段	时间分配（分钟）
诊断要点	教学重点 1. 一般情况：好发于成人，春秋季多 2. 皮损部位：沿着感觉神经呈带状分布 3. 形态：群集性水疱 4. 自觉症状：疼痛 5. 全身症状 6. 病程：2~3 周，老年人数月，愈后极少复发	教学重点，利用归纳法进行总结	10
鉴别诊断	同学们，上节课我们学的热疮，诊断要点是什么，留给大家的作业，课后有思考总结没有呀？大家想知道两个疾病是如何鉴别吗	通过皮损图片展示，及总结归纳不同的疾病的不同之处，加深记忆	5
治疗方法	1. 辨证论治　①肝经郁热：龙胆泻肝汤。②脾虚湿蕴：除湿胃苓汤、参苓白术散。③气滞血瘀：桃红四物、柴胡疏肝散 2. 西医治疗原则　抗病毒，止痛，营养神经 3. 外治法　梅花针叩刺等	师生互动，结合西医学的诊疗方案进行讲解	12
总结	课堂总结 提问：蛇串疮的诊断要点（微信平台发布，计入平时成绩）	采用启发式提问，学生共同回答，全面回顾所学内容，让学生对本节课内容形成整体认识	1
疣			
课程导入	用一个图片导入今天的课程——疣 疣的别名是什么？大家听说过“瘊子”没有	激发学生的学习兴趣，紧密联系临床实际	2
讲述	讲述疣的定义及分类 各类型疣的中西医病名对应	通过图片演示，使学生进一步理解	5
病因病机	讲述蛇串疮的西医病因 中医病机 内因：肝血不足，筋气不荣 外因：风热搏于肌肤		5
诊断要点	讲述各类型疣的临床表现及诊断要点（教学重点）	教学重点，利用归纳法进行总结	30
鉴别诊断	鸡眼 胼胝	通过皮损图片展示，及总结归纳不同的疾病的不同之处，加深记忆	10
治疗方法	辨证论治 西医治疗原则	通过与学生互动，了解学生对既往所学内容的掌握程度，并结合西医学的诊疗方案进行讲解	7

续表

教学步骤	教学内容	教学形式与手段	时间分配（分钟）
总结	课堂总结 提问：扁平疣的诊断要点（微信平台发布，计入平时成绩）	采用启发式提问，学生共同回答，全面回顾所学内容，让学生对本节课内容形成整体认识	1
癣			
课程导入	用一个图片导入今天的课程——癣 真菌是什么	激发学生的学习兴趣，紧密联系临床实际	2
讲述	讲述癣的定义及分类 各类型癣的中西医病名对应	通过图片演示，使学生进一步理解	5
发病机理	讲述不同类型癣的西医病因	用图片区别各类癣的病因	5
诊断要点	讲述各类型癣的临床表现及诊断要点（教学重点）	教学重点，利用归纳法进行总结	30
鉴别诊断	手部湿疹 足部湿疹	通过皮损图片展示，及总结归纳不同的疾病的不同之处，加深记忆	10
治疗方法	西医治疗原则	通过与学生互动，了解学生对既往所学习内容的掌握程度，并结合西医学的诊疗方案进行讲解	7
总结	课堂总结 提问：癣的分类（微信平台发布，计入平时成绩）	采用启发式提问，学生共同回答，全面回顾所学内容，让学生对本节课内容形成整体认识	1
白疕			
课程导入	用实际病例导入今天的课程——白疕 白疕俗称什么	激发学生的学习兴趣，又紧密联系临床实际	5
讲述	讲述白疕的定义、中西医病名对应、临床表现及分型（教学重点）	教学重点：通过图片演示，使学生进一步理解	10
病因病机	讲述白疕的西医病因 中医病因病机		5
诊断要点	讲述白疕的诊断要点（教学重点）	教学重点，利用归纳法进行总结	30

续表

教学步骤	教学内容	教学形式与手段	时间分配（分钟）
鉴别诊断	慢性湿疹 神经性皮炎	通过皮损图片展示，及总结归纳不同的疾病的不同之处，加深记忆	10
治疗方法	辨证论治 西医治疗原则	通过与学生互动，了解学生对既往所学习内容的掌握程度，并结合西医学的诊疗方案进行讲解	20
总结	课堂总结 提问：寻常型银屑病的诊断要点（微信平台发布，计入平时成绩）	采用启发式提问，学生共同回答，全面回顾所学内容，让学生对本节课内容形成整体认识	1
白驳风			
课程导入	用一段视频导入今天的课程——白驳风 巢元方《诸病源候论》记载	激发学生的学习兴趣，又紧密联系临床实际	5
讲述	讲述白驳风的定义及临床表现、分期及分型（教学重点）	通过图表演示，使学生进一步理解	5
病因病机	讲述白驳风的西医发病机理 中医病机		5
诊断要点	讲述白驳风的诊断要点（教学重点）	教学重点，利用归纳法进行总结	30
鉴别诊断	花斑癣	通过皮损图片展示，及总结归纳不同的疾病的不同之处，加深记忆	10
治疗方法	辨证论治 西医治疗原则	通过与学生互动，了解学生对既往所学习内容的掌握程度，并结合西医学的诊疗方案进行讲解	4
总结	课堂总结 提问：白驳风分期（微信平台发布，计入平时成绩）	采用启发式提问，学生共同回答，全面回顾所学内容，让学生对本节课内容形成整体认识	1

八、课后作业

在班级微信平台发布每堂课的课后作业，计入平时成绩。

九、教学反思

1. 教学理念　整个教学过程中贯穿教、学、用三位一体的教学理念。

2. 教学方法　从学生的平时成绩看，学生对于案例导入、音像导入、图片导入、图表导入、插入列表的重点掌握较好，如讲授重点时，热疮与蛇串疮的鉴别诊断，插入列表，学生随堂掌握程度较高。

3. 教学过程　从教学测量表、评价表及学生的课后反馈意见看，整个教学需进一步注意和完善的方面：①教学手段较单一，某些重点未讲清楚，如某些皮肤病的诊断要点仅以文字形式表达。②教学深度有待提高，知识点层次不够鲜明，某些重点未讲清楚，某些难点剖析不够深入。

综上，针对教学中存在的不足，我将多吸取他人的经验，不断提高自身教学能力，尽力将教学做到有深度、有广度。

（附属岳阳医院　彭佳）

第 3 讲　中药药剂学

一、教学设计阐述

中药药剂学是一门什么学科？中药药剂学是以中医药理论为指导，运用现代科学技术，研究中药药剂的配制理论、生产技术、质量控制与合理应用等内容的一门综合性应用技术科学，是中药学专业课程体系中的主干课程，是培养中药研究、生产、经营和应用等各类合格人才的专业必修课程。该课程不但具有传统和现代剂型理论的统一性，而且具有与生产和临床紧密联系的实践性，以及运用多学科知识与技能的综合性。

本学科的教学分为理论教学和实验教学两部分，分别为 72 课时和 56 课时。理论是基础，但实践教学是对理论教学的一种辅助和检验。同学们学习了某种剂型的理论知识以后再进入到实验室，自己动手将相应的剂型制备出来，不仅兴趣很高，而且非常有成就感。当然在这个操作过程中也会发现很多新的问题，激发学生的探索欲。

然而，在传统教学模式下，学生普遍会感到课程内容繁杂，信息量大，难以掌握。因此，我们根据课程内容和学生的专业特点，将多种教学方法相结合，如案例教学法、PBL 教学法、类比教学法等，以突出重点和难点，提高教学效果。

比如学习胶囊剂这一内容，教学大纲要求掌握硬胶囊剂、软胶囊剂的含义、特点与制法；熟悉硬胶囊剂、软胶囊剂的质量评定；锻炼和培养学生自学、总结、制作 PPT、演讲等能力；能够掌握硬胶囊和软胶囊的几种制备方法、工艺流程、操作关键及注意事项。在学习过程中，胶囊壳辅料相对繁多，学生容易出现懈怠情况，为此我们以 2012 年毒胶囊事件为例进行讲授。胶囊生产厂商用皮鞋皮革的下脚料等工业明胶充当药用明胶，被检查出重金属镉严重超标，从而引起全国医药界的轩然大波。学生通过观看央视调查视频及分组讨论，对胶囊剂这一章节的内容记忆深刻，不仅了解了药物制剂中辅料的重要性，而且意识到了现实问题的复杂性、变化性和多样性等。

通过在课堂或课后班级微信群里让学生对类似制剂的案例、视频或文献进行阅读和分析，将其引入特定的真实情境当中，通过师生和生生间的互动，对案例和文献中的问题进行剖析，以小组形式分析问题产生的背景，阐述问题产生的原因，提出控制问题的方法，教师归纳总结学生分析的观点，适当点评。

在实验教学中，带教老师与学生共同讨论实验中出现的问题，帮助实验结果不理想的同学分析原因，寻找合适的解决方法，体现动手与动脑的密切配合。另外，我们建立了模拟 GMP 厂房，组织学生参观 GMP 管理过程、各种制剂生产流程等。我们还选拔部分科研兴趣浓厚的学生，在教师的指导下完成大学生创新科研项目，或参与教师科研项目，通过探索式教学，提高学生的综合能力。

总之，我们要正确认识各种教学法的应用意义并发现其不足，将传统教学方法与现代教学模式进行有机结合，发挥所长，从实际出发，使其真正服务于教学，以学生为中心，提高课堂教学效果。

二、教学基本情况

教学基本情况见表 3–1。

表 3–1　教学基本情况

课程基本信息	课程名称	中药药剂学	课程类型	专业必修课
	授课章节	胶囊剂	课时	3 课时
	授课对象	中药学专业		

三、教学目标与大纲要求

（一）知识目标

1. 掌握硬胶囊剂、软胶囊剂的含义特点与制法。
2. 熟悉硬胶囊剂、软胶囊剂的质量评定。

（二）技能目标

1. 通过检索、讲述胶囊剂的相关知识，培养学生自学、总结、制作 PPT、演讲等方面的能力。

2. 通过对胶囊剂理论知识的学习，掌握硬胶囊和软胶囊的几种制备方法、工艺流程、操作关键及注意事项。

3. 通过熟悉胶囊剂的质量要求，初步掌握胶囊剂的质量检测方法。

（三）学习态度与价值观目标

1. 通过胶囊剂的学习，激发学生对中药制剂的崇尚之情，引导学生真正理解中药药剂学的基本任务，培养学生科学严谨的学习态度和从业精神。

2. 通过胶囊剂不同制备工艺的学习，明确胶囊剂制备要严格按照工艺流程进行，注意操作过程的准确、细致，制剂产品应符合质量要求。

3. 使学生能够理论联系实际，培养学生独立发现问题和解决问题的能力，提高学生学习中药药剂学的兴趣。

四、学情分析与教学预测

（一）学情分析

1. 授课对象是中药学专业大三级学生，学生已学过中药化学、药物化学、药物分析等课程，具备一定的基础知识，学习此内容可进行有关知识的迁移。同时这个年龄段的学生也具备了一定的概括分析能力，基本适应教学进度。

2. 学生已经学习了中药制剂原辅料、中药制剂的基本操作，以及具体剂型里液体制剂、外用膏剂、栓剂、丸剂、散剂等剂型的知识，对制剂的制备流程及相应操作已经熟悉，基本掌握了各种剂型的分类及基本特点，有利于本章的学习。

3. 胶囊剂属于比较常见的剂型，大家平时接触的相对较多，学习积极性比较高，可结合具体药品提高学生的学习兴趣。

（二）教学预测

1. 学生对胶囊剂的种类有新的认识，建立正确的胶囊剂用药习惯。

2. 学生对胶囊剂的辅料种类可能比较难记，尤其是药物理化性质与囊壳理化性质之间的关系。

3. 学生对胶囊剂的制备可能比较感兴趣。

五、教学内容与时间分配

1. 胶囊剂的含义：5 分钟。

2. 胶囊剂的特点：15 分钟。

3. 胶囊剂的分类：10 分钟。

4. 硬胶囊剂的制备：35 分钟。

5. 软胶囊剂的制备：30 分钟。

6. 肠溶胶囊剂的制备：5 分钟。

7. 胶囊剂的质量要求与检查：15 分钟。

8. 课堂讨论与小结：5 分钟。

六、教学难点和重点

（一）教学重点

1. 硬、软胶囊剂的特点。

2. 胶囊壳的选择和制备。

3. 硬胶囊剂、软胶囊剂的制备方法。

4. 胶囊剂的质量要求。

（二）教学难点分析与对策

难点一：胶囊壳的选择和制备

难点分析：胶囊壳的型号多，辅料多，要求高，由于没有实际动手制备的条件，制备工序相对比较抽象。

教学对策

（1）以 2012 年发生的全国毒胶囊事件为例，引入胶囊壳材料选择的重要性，树立严谨的学习态度，调动学生自主探索的积极性。

（2）播放车间胶囊壳制备视频，展示胶囊壳的制备过程，帮助学生理解。

难点二：软胶囊剂制备方法中的滴制法

难点分析：影响滴制法的因素很多，概念相对比较抽象，需要理解其中的各种原理，才能制备出符合要求的软胶囊，并且出现不合格的软胶囊时要学会分析原因，找出相应的解决对策。

教学对策

（1）前面章节学习过滴丸的制备，其制备方法有相似之处，可结合起来对比学习，找出不同之处，加深印象。

（2）教学过程中自制滴制法制备的动画过程，让学生有直观的理解。另外引入车间制备视频，帮助学生真实感受制备过程，带领学生一起归纳总结制备过程的影响因素。

七、教学方法

为实现教学目标，坚持“教师为主导，学生为主体”的原则，根据中药药剂学的学科特点，结合胶囊剂这一章内容和研究进展、前沿动态进行讲解，改革常规的讲授方式，教学中采用如下方法和设计。

（一）微课 – 讨论法

在学生掌握一定知识的基础上，课后通过微课进行学习，布置一些适宜的自习和调研任务，小组进行分析和总结后，将学习结果制成 PPT，在课堂上进行演讲和交流，增强学生学习的目的性和主动性，培养其学习兴趣，提高学习效率。

（二）互动教学法

明确教学目标，突出重点，把学习内容清晰地呈现给学生。讲授新课前注意两个环节，首先运用生动的导入案例迅速吸引学生的注意力，并以此切入正题。第二，提供一些相关的背景资料，以加深学生的印象和理解。如讲述胶囊剂的工艺流程时，借助图表、动画和视频等形式，使讲述的内容更加直观，且便于学生理解和记忆。讲述生产时，为使学生对生产过程有直观的概念，结合适合实景视频，增强感性认识。

（三）理实一体法

有关制备的内容，只有配合实际操作，才能使学生对制备过程有一个清晰的认识，促进对相关理论的掌握。在软胶囊的教学过程中，以“滴制法”为例，让学生们人人动手、个个参与，自己设计实验，完成实验，评价实验。

（四）难点的教学方法与措施

课前布置预习内容，要求学生查阅相关参考书，课堂上将典型案例分析与启发引导式教学相结合，为学生提供课后可阅读的相关参考和文献，达到理解提升的目的。

八、教学设计

见图 3–1。

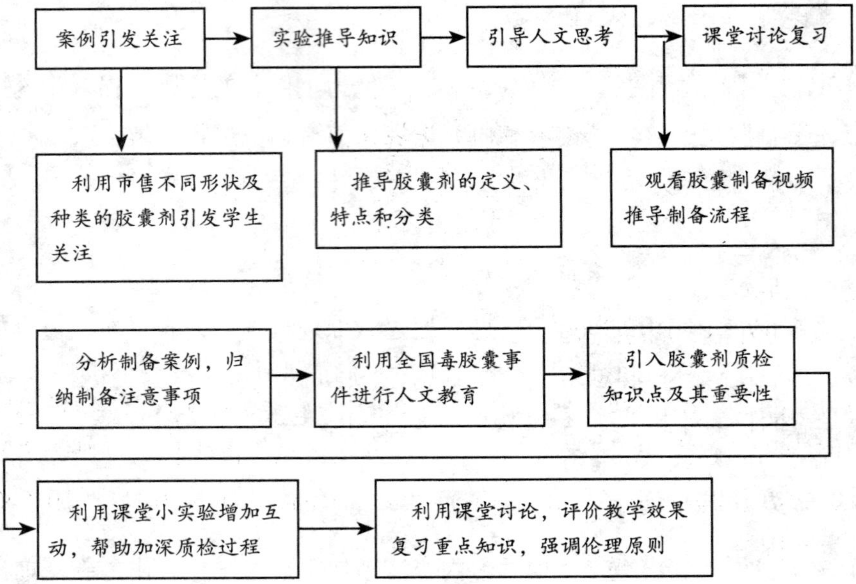

图 3-1 中药药剂学教学设计

九、学习资源

（一）教材

杨明 . 中药药剂学 .10 版 . 北京：中国中医药出版社，2016.

（二）教学参考书

1. 国家药典委员会 . 中华人民共和国药典 . 北京：中国医药科技出版社，2015.
2. 张兆旺 . 中药药剂学 .2 版 . 北京：中国中医药出版社，2007.
3. 董方言 . 现代实用中药新剂型新技术 .2 版 . 北京：人民卫生出版社，2018.
4. 陆彬 . 药物新剂型与新技术 .2 版 . 北京：人民卫生出版社，2012.

（三）网络学习资源

以微信群作为师生交流的媒介，将课程讲稿、课程大纲、教学课件、课堂教学视频、课堂辅助教学资料对学生进行开放，增加学生的信息量。

《中药药剂学》课后学习讨论群

（四）国内外相关药学网站

1. Pharm info：https：//www.santel.lu/SANTEL/diseases/diabet.html 是反映药学领域最新信息的网站，信息量大，更新快，内容包括药物信息、出版物、重要会议及讨论组等。两个数据库分别是 Drug database 和 Disease database。Drug database 用于检索具体药物信息的资料库，可以按照通用名和商品名两种方式检索。

2. Pharmacy：https：//www.pharmacy.org/ 内有众多的药学数据库。

3. 美国药典数据库 USP：https：//www.onhealth.com/chi/resource/pharmacy 开设网上药刊，发表研究成果，促进药学科研。

4. https：//www.hnucm.edu.cn/zyyjx/App_Web/hnzy/index.asp：大学中药药剂学精品课程。

5. https：//www.jingpinke.com/ ：国家精品课程资源网。

6. 药品临床试验管理规范 GCP：https：//www.nease.net/~liuboyu/gcp.htm 包括国家食品药品监督管理局确认的药品临床研究基地。

7. 药品生产质量管理规范 GMP：https：//www.nease.net/~liuboyu/gmp.htm。

8. 中文医网 – 药品检索：https：//www.medonline.com.cn/doctor/pharma/index.htm 提供 5000 余种药物的药物参数、药代动力学、不良反应、药物相互作用等检索。

9. 中国传统医药信息网：https：//www.pm.com.cn/ 包括政策法规、中医药专业杂志等，可进行药材市场、药品制剂等数据库查询。由国家药品监督管理局信息中心、全国中药信息工作委员会主办。

（五）多媒体课件

1. 结合教学经验，制作 PPT 多媒体课件，充分体现本学科特点。

2. 结合制作的胶囊剂微课，让学生课后学习巩固并完成讨论题。

十、具体教学安排（为教学重点）

具体教学安排见表 3–2。

表 3–2 具体教学安排

教学目标	教学内容	教学设计	时间（分钟）
课程导入	以颜色各异、不同种类的胶囊剂，以及常用 OTC 药品中的胶囊剂导入（图 3–2） 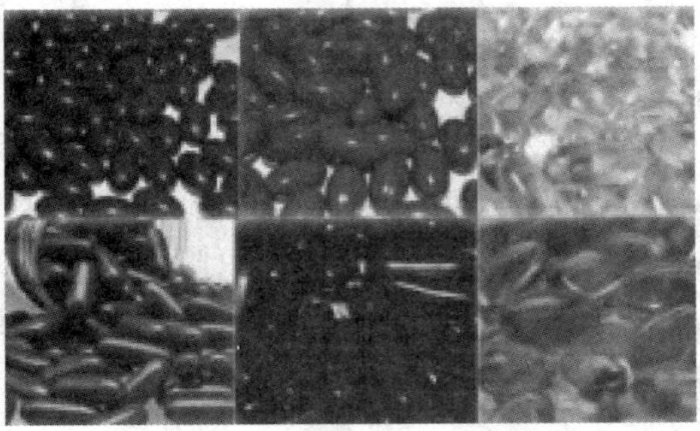 图 3–2 颜色各异的胶囊剂 提出问题： 1. 胶囊壳颜色各异，服后会不会对身体不利 2. 胶囊的形状繁多，是如何制备的呢 3. 胶囊剂可以拆开胶囊壳服内容物吗	胶囊剂药品实物 PPT：大量形状各异的颜色漂亮的胶囊剂图片 激发兴趣，启发思考：引起学生对胶囊剂的关注。根据所提问题，引出本章授课内容，引导学生主动思考，进入学习状态	1
理解概念	胶囊剂的含义（图 3–3） 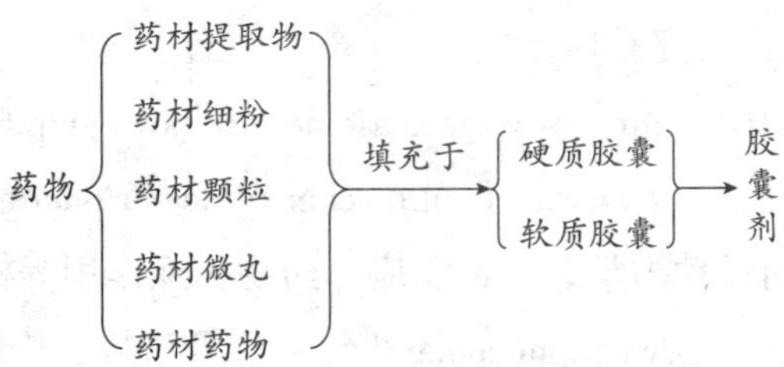 图 3–3 胶囊剂的定义	PPT：不同的软硬胶囊图片，展示概念推导过程 启发思考：带领学生一起观察不同胶囊剂，分析归纳推导出胶囊剂的概念，培养学生根据所学知识进行归纳总结的能力	2
分析归纳	胶囊剂的特点 ①能掩盖药物不良嗅味、提高稳定性。②药物的生物利用度较高（与丸剂、片剂比较）。③弥补其他固体剂型的不足（含油或液态药物固态化）。④可延缓药物的释放（缓释包衣）和定位释药不宜制成胶囊剂的药物 填充药物的水溶液或稀乙醇溶液，会使囊壁溶化 风化性药物（释放结晶水）可使囊壁软化	板书＋PPT：以一些代表性的胶囊剂药品为例，分析其与其他剂型的不同之处，归纳胶囊剂特点	15

续表

教学目标	教学内容	教学设计	时间（分钟）
	吸湿性很强的药物（吸囊壁水分）可使囊壁脆裂 胶囊壳溶化后，局部药量很大，易溶性的刺激性药物不宜制成胶囊剂	联系实际 1. 列举生活中遇到的胶囊剂实例，帮助学生理解胶囊剂的特点 2. 用实例让学生理解什么是风化和潮解	
描述几种分类及作用	胶囊剂的分类 ①硬胶囊剂（图 3-4）：将一定量的药物（或药材提取物）及适当的辅料（也可不加辅料）制成均匀的粉末或颗粒，填装于空心硬胶囊中而制成 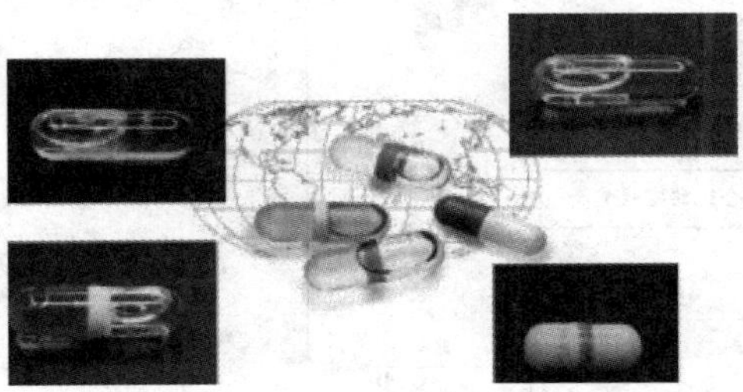 图 3-4　不同填充物的硬胶囊剂 ②软胶囊剂（图 3-5）：将一定量的药物或药材提取物溶于适当辅料中，再用压制法（或滴制法），使之密封于球形或橄榄形的软质胶囊中 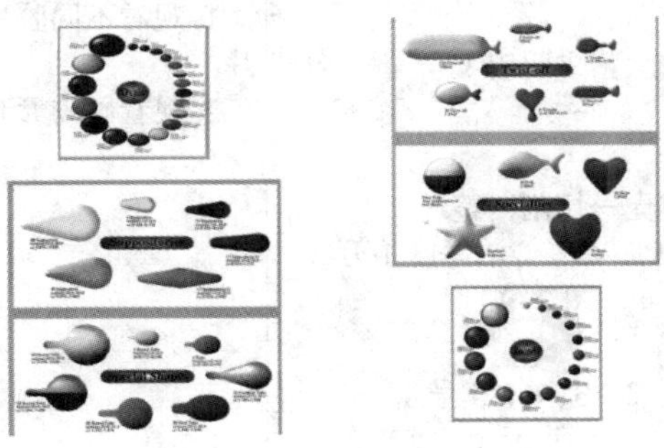 图 3-5　形状各异的软胶囊剂 ③肠溶胶囊剂（图 3-6）：在囊壳中加入特殊的药用高分子材料或经特殊处理，在胃液中不溶解，仅在肠液中崩解溶化而释放出活性成分，称为肠溶胶囊剂	联系实际：将所带不同分类的胶囊剂教具给学生传阅观看，直观感受不同之处 互动并激发探索兴趣 提问 1：软硬胶囊的胶囊壳的性能有什么区别 提问 2：为什么软胶囊的形状可以如此繁多 提问 3：是否这几种胶囊剂都可以打开胶囊壳后只服用内容物	10

续表

教学目标	教学内容	教学设计	时间（分钟）
	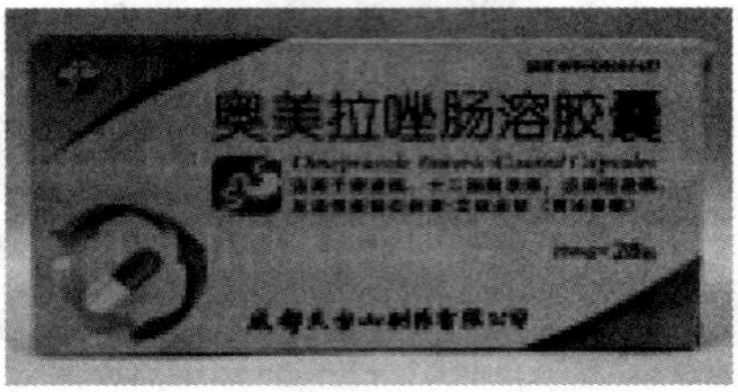 图 3-6　肠溶胶囊剂		
能力及工作态度的培养	硬胶囊剂的制备（图 3-7） 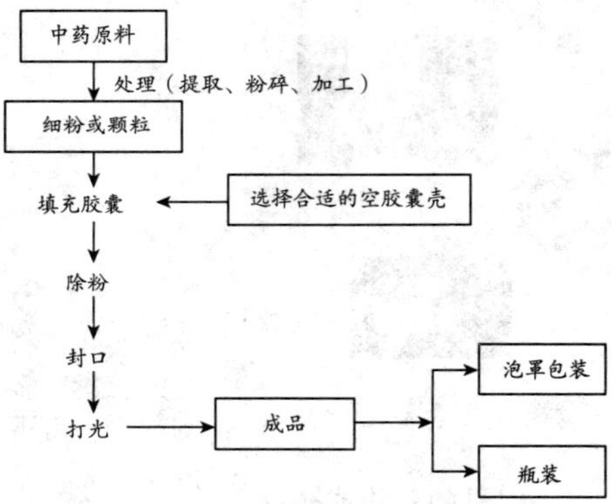 图 3-7　硬胶囊剂的制备工艺流程 （1）空胶囊的制备 ①原料：明胶（骨明胶、猪皮明胶） ②辅料与作用 ③空胶囊的制备工序 溶胶→蘸胶→干燥→拔壳→切割→整理 环境：10~25℃，RH 35%~45%，洁净度 1 万级 ④空胶囊的规格（图 3-8、图 3-9） 类型：普通型、锁口型 规格：000、00、0、1、2、3、4、5 号 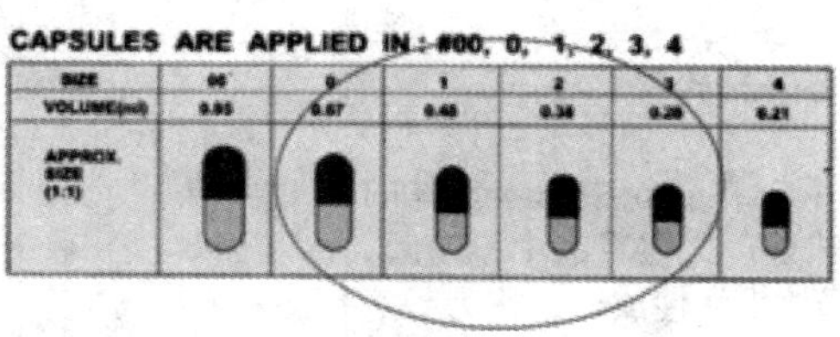 图 3-8　空胶囊的规格（1）	结合图片和视频讲解 1. 观看不同胶囊壳的图片 2. 观看硬胶囊制备视频	35

续表

<table>
<tr><th>教学目标</th><th>教学内容</th><th>教学设计</th><th>时间（分钟）</th></tr>
<tr><td></td><td>
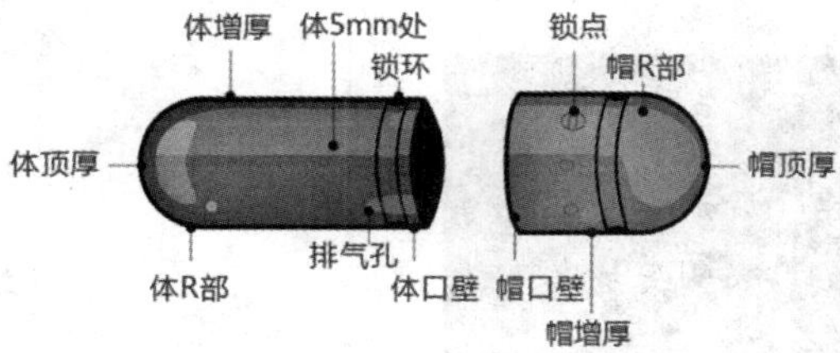

图 3-9　空胶囊的规格（2）

（2）药物的填充

①空胶囊的选择：按药物剂量所占容积来选用最小的空胶囊（图 3-11）

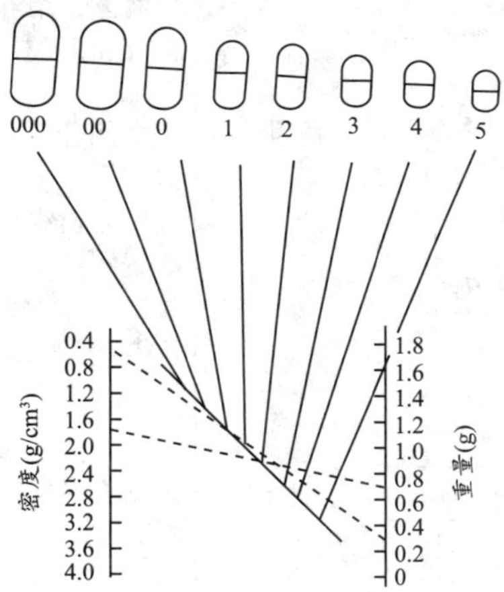

图 3-11　空胶囊的号码与装量关系

②药物的处理

a. 制成混合均匀的粉末

b. 制成细小颗粒

c. 制成小丸

③药物的填充方法

a. 手工填充（图 3-12）

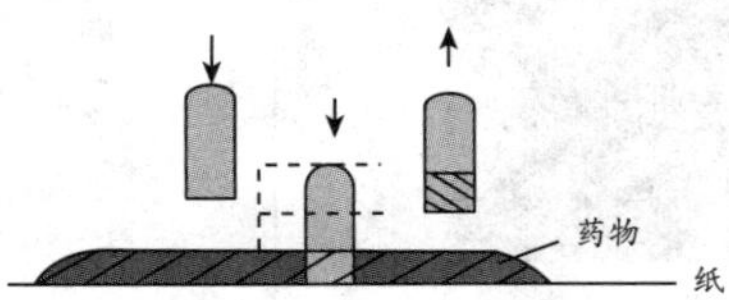

图 3-12　手工填充示意图
</td><td>
人文教育：以2012年全国的毒胶囊事件为例，触动学生，让他们知道药品关乎生命，任何一个环节都要严格控制标准，作为医药院校学生也有传播教育的社会责任（图 3-10）

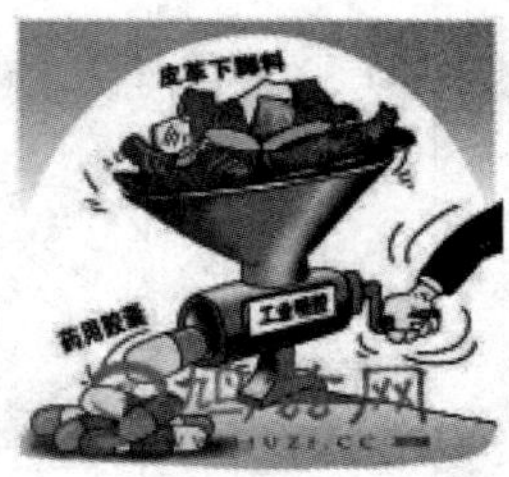

图 3-10　毒胶囊事件

实践操作

1. 教室现场操作如何手工小剂量填充胶囊

2. 让学生自己观察手工填充板的奥妙
</td><td></td></tr>
</table>

续表

<table>
<tr><th>教学目标</th><th>教学内容</th><th>教学设计</th><th>时间（分钟）</th></tr>
<tr><td></td><td>胶囊套装板见图 3–13
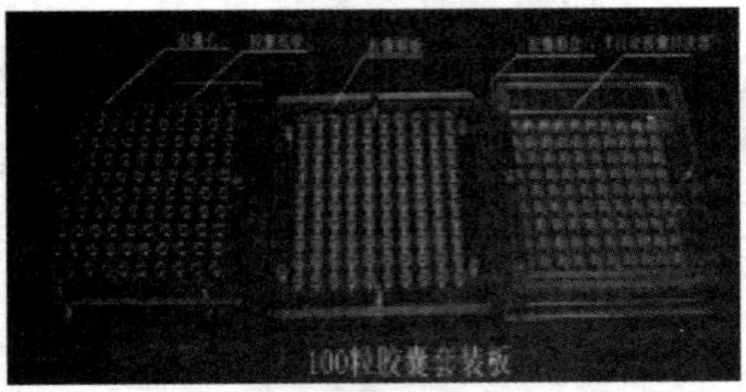

图 3–13　胶囊套装板
b. 机械填充（图 3–14）
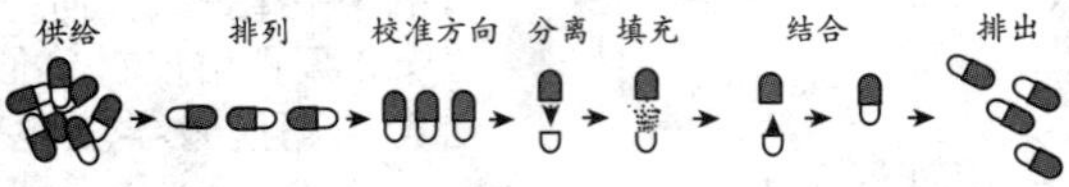

图 3–14　全自动胶囊填充操作流程示意图
（3）胶囊的封口（图 3–15）
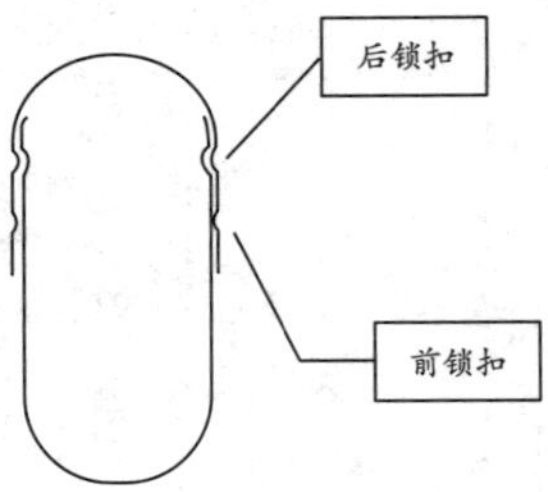

图 3–15　锁口胶囊示意图
（4）胶囊剂的包装、贮存
包装：玻璃瓶、塑料瓶、铝塑水泡式包装
贮存：阴凉干燥处</td><td>激发科研兴趣：介绍关于硬胶囊剂的前沿发展，比如硬胶囊剂里面也可装封液体，培养学生的科研思维和兴趣

案例分析并培养归纳能力
1. 分析银翘解毒胶囊制备案例
2. 培养学生归纳制备注意事项</td><td></td></tr>
<tr><td></td><td>软胶囊剂（图 3–16）的制备
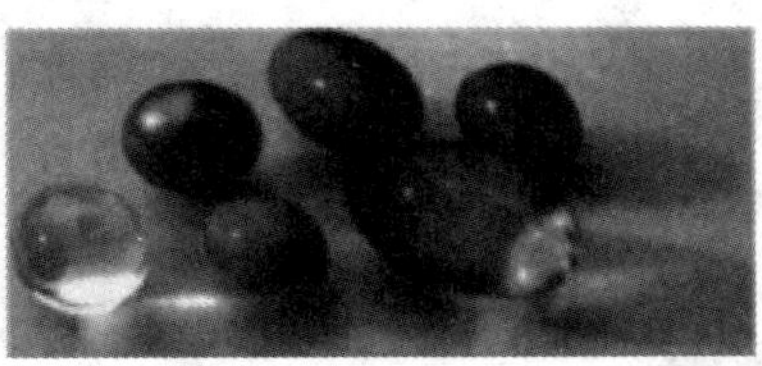
图 3–16　软胶囊剂实物图</td><td></td><td></td></tr>
</table>

续表

教学目标	教学内容	教学设计	时间（分钟）
理解流程并归纳总结	（1）软胶囊的囊材 ①囊材组成：包括胶料、增塑剂、附加剂和水 ②囊材特点：厚、软、弹性、可塑性 （2）软胶囊大小的选择 原则：保证治疗量的前提下，容积尽可能小，混悬液可用“基质吸附率”来决定 （3）填充物的要求 （4）软胶囊剂的制法 ①压制法（图3–17） 流程：制囊材胶液→制胶片→压制软胶囊 a. 手工压制 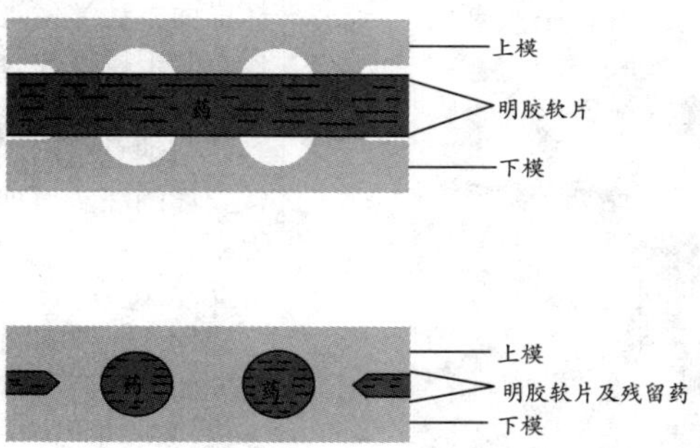 图3–17　药物压入胶片过程示意图 b. 工业生产：用旋转轧囊机（图3–18、图3–19） 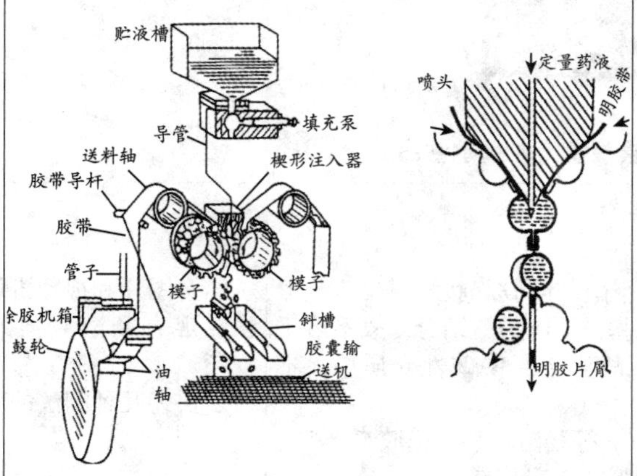 图3–18　旋转轧囊机	结合实物、图片和视频讲解 1. 观看不同制法制备的软胶囊剂，思考不同之处 2. 观看软胶囊制备视频互动 提问：哪些药物不适宜填充于软胶囊壳当中	30

续表

<table>
<tr><th>教学目标</th><th>教学内容</th><th>教学设计</th><th>时间（分钟）</th></tr>
<tr><td></td><td>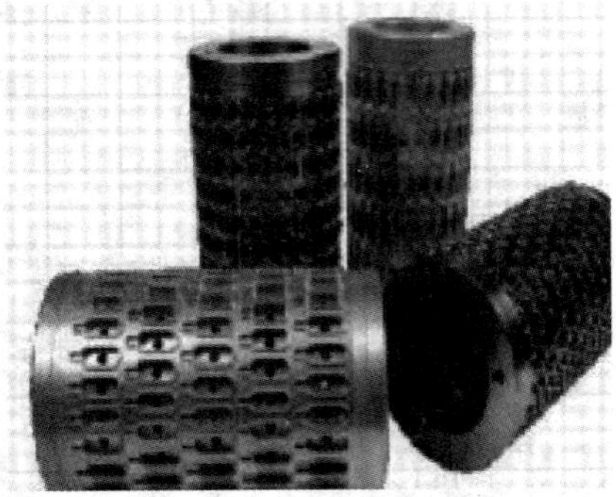
图 3-19 旋转轧囊机示意图
②滴制法：球形软胶囊（图 3-20）
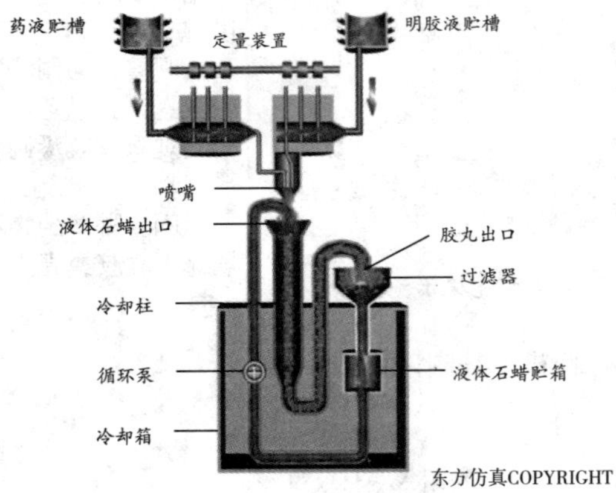

图 3-20 软胶囊滴丸机示意图</td><td>用课堂实验激发兴趣
1. 课堂上用点燃的蜡烛将蜡滴滴在装了乙醇的烧杯里面，让学生观察蜡滴在乙醇中慢慢冷凝成球形的过程
2. 归纳总结滴制法制备软胶囊的注意事项及影响因素
互动
提问 1：影响滴制法制胶丸的因素有哪些
提问 2：如何选择冷凝液</td><td></td></tr>
<tr><td>熟悉流程，掌握概念</td><td>肠溶胶囊剂的制备
囊壳处理方法
（1）甲醛浸渍法：甲醛与明胶起胺缩醛反应，形成甲醛明胶，因无氨基，不能与酸结合，故不溶于酸中，但仍有羧基，故溶于肠中碱性介质中，不稳定
（2）包衣法：涂 CAP 等肠溶材料于空胶囊上
（3）肠溶材料与明胶共制空胶囊</td><td>结合图片和视频讲解
1. 观看肠溶胶囊制备视频
2. 讲述几种制法的利弊</td><td>5</td></tr>
<tr><td>了解质量标准，树立严谨工作态度</td><td>胶囊剂的质量要求与检查：外观、水分、装量差异、崩解度和溶出度、定性定量检查等</td><td>结合图片和视频讲解
1. 观看各项检测仪器及检测视频
2. 讲述操作原理</td><td>15</td></tr>
</table>

续表

教学目标	教学内容	教学设计	时间（分钟）
总结并培养归纳知识能力	课堂讨论与小结 （1）将胶囊剂的几种分类、制法、注意事项归纳融合（图 3–21） 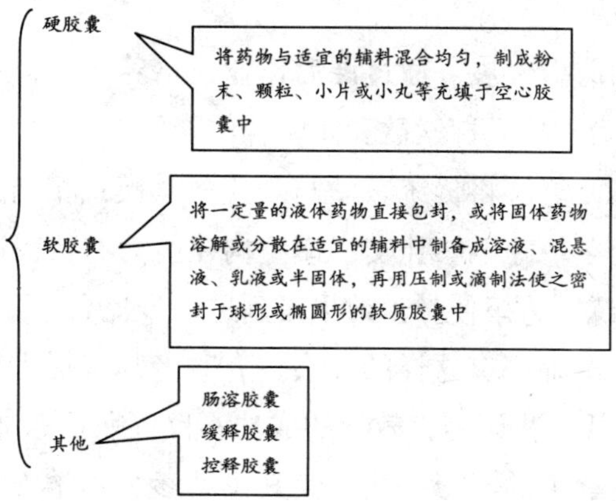 图 3–21　胶囊剂的分类 （2）思考题：中药软胶囊易出现什么问题	梳理归纳形成知识网络：带领学生一起复习并有机串联课堂教学的重点内容，培养学生归纳总结的能力	5

十一、课后作业

查阅近 5 年中外文献，阐述胶囊剂原辅料及用途研究的最新进展。

十二、教学反思

本次授课对象是中药学专业大三级学生，学生已学过中药化学、药物化学、药物分析等课程，具备一定的基础知识，学习此项内容时可进行有关知识的迁移。同时这个阶段的学生也具备了一定的概括分析能力，基本适应教学进度。学生学习胶囊剂之后，对胶囊剂的种类有了新的认识，能够建立正确的胶囊剂用药习惯，但对胶囊剂的辅料种类难以记忆，尤其是药物理化性质与囊壳理化性质之间的关系。

本堂课为了达到教学目标，结合学生所学的知识，在教学过程中运用胶囊剂制备的动画过程，让学生能够生动、直观地进行理解。另外引入车间制备视频，帮助学生进一步真实感受制备过程，带领学生一起归纳总结学习重点和难点。以观察、比较和应用为主线，采用问题 – 发现法与讨论法相结合的教学方法，整个教学过程安排在以下三大活动中。

1. 问题情境 通过问题引入，让学生结合现有的知识框架，引起对胶囊剂的关注。根据所提问题，引出本章授课内容，引导学生主动思考，进入学习状态。

2. 自主探索 通过日常生活中的实际问题，引导学生发现问题，积极思考，培养其思维能力和批判精神。以 2012 年震惊全国的毒胶囊事件为例，触动学生，让他们知道药品关乎生命，任何一个环节都要严格控制标准，作为学生也有传播教育的社会责任。

3. 能力提升 介绍胶囊剂的前沿发展，通过课后作业，培养学生自主设计药物剂型、自主开展药物剂型研究的能力，提升探索欲和团队合作能力。

本节课基本达到了预期目标，能够将传统教学与现代教学模式相结合，以学生为中心，保证了教学效果。但仍存在基础不够扎实、模型构建能力有待提高的问题，以后的教学应针对问题进行重点训练，力争使教学效果得到进一步提高。

最后还要讲一点，相信很多老师都有这样的体会，有时老师讲得十分投入，但有些学生就是精神萎靡，听课效率低。我认为，教学的成功不仅仅在于老师授课的本领，还在于激励和唤醒学生。要提高学生的学习兴趣，使其主动参与到学习中来，就要激发、唤醒学生的学习动力，这是我们老师应该具备的基本素质。

（药学院 杨晶）

第 4 讲　中药学

一、教学设计阐述

（一）课程简介

中药学是研究中药的基本理论和常用中药的来源、产地、采集、炮制、性能、功效、临床应用规律等知识的一门学科。中药学是中医临床各专业和中药学专业的主干基础课程之一，是中医理、法、方、药系统中重要的一环，是中医辨证施治的落脚点，也是沟通中医、中药学专业的桥梁课程。

对于中医临床专业学生而言，它是辨证施药的保障；对于中药学专业学生来说，它是开展中药药学服务和中药应用研究的前提与基础。

本门课程的教学对象前期已经系统学习了中医基础理论和中医诊断学，具备了一定认知疾病的能力，在此基础上学习中药，懂得因证选药就变成了一种必然需求，因此求知欲是比较强烈的。但中药学内容杂，药味多，功效繁杂，易混淆，难记忆，课堂上学生容易感到疲倦，注意力难以贯穿整个教学过程。因此，我们在教学环节的设计上将采取一系列有效措施以更好地实现本门课程的教学目标。

（二）教学目标

本门课程的教学目标主要有三个方面。

1. 知识目标

（1）通过本课程的学习，掌握中药的基本理论。

（2）掌握各类药物的含义、性能特点、功效主治、配伍应用及使用注意。

（3）掌握常用中药 130 余味，熟悉常用中药 90 余味，了解常用中药 100 余味。

2. 能力目标

（1）培养学生自主学习能力，由“授之以鱼”向“授之以渔”转变。

（2）帮助学生建立中医药思维，将中医药的理、法、方、药融会贯通。

（3）发掘学生的探索欲，培养学生的科研和创新思维。

3. 素质目标

（1）专业思想牢固，热爱中医药事业。

（2）勤奋好学、刻苦钻研、勇于实践的优秀品质。

（3）严谨的科学态度和救死扶伤的人道主义精神，良好的职业道德风尚。

（三）教学设计

本课程秉承知识、能力与素质并重的教学理念进行教学环节设计。教学过程中既注重学生知识的获得，也注重学生能力和素质的培养，要求学生不仅要掌握基本的用药知识，具备良好的学习习惯，同时还具有良好的实际应用能力和职业素养。

具体设计时突出专业特色，根据教学目标的不同，结合不同专业的特点，在课时安排、教学内容、辅助素材和教学方法的选取上加以区别。如中医临床各专业，在设计上主要突出临床用药知识、用药思维及职业素养的培养，在教学内容、素材和教学方法的选取上向中医临床实践方向倾斜，同时注重与中医基础、中医诊断、方剂及其他临床相关课程的相关知识点进行前后联系，促进前后知识的融会贯通，帮助学生形成系统的中医药思维。对于中药学专业，教学设计的重点则更偏向于中药应用、药学服务和中药科研创新等方面。

在教学组织和实施过程中，按照以下 4 个主要环节开展：新知导入、合作探究、归纳总结、布置作业。在新知导入环节，根据章节内容不同，采用复习、情景、案例、提问、中药故事等方式导入新课，激发学生的学习兴趣。在合作探究环节，教师主讲知识要点，学生主体参与，师生互动，合作探究，围绕教学中的重点难点、经典医案、临床案例、中药热点话题、中药科学前沿等问题展开学习和讨论，帮助学生获得主体知识，建立正确的用药思维，培养实际应用和科研创新能力。归纳总结环节，教师引导学生对所学知识进行总结归纳，帮助学生将所学知识简单化、系统化，形成知识网络，有助于知识的内化吸收。最后，布置作业环节，通过布置课后作业，促进前后知识的融会贯通，检验课堂学习和教学效果，激励学生进行自主学习和探索。

（四）教学方法与手段

清代药学家汪昂曾风趣地说："最能使人如寐如睡者，莫过于读本草。"中药学内容杂，药味多，易混淆，难记忆，学生学习时难免会感到枯燥乏味，多种教学方法的综合运用有助于解决上述弊端。我们采用的教学方法主要有中医理论特色教学法、临床案例分析法、对比教学法、PBL 教学法、实训教学法、任务驱动教学法等。

在教学手段上也丰富多样，尽可能将现有的教学资源进行有机整合利用，达到良好的教学效果，实现课程目标。主要的教学手段有多媒体教学、实物教学、网络教学、录像视频教学、微课教学、翻转课堂、实训平台等。

（五）教学评价

学生学习效果评价：本门课程的学习效果评价有形成性考核和终结性考核两种方式，形成性考核占 30%，包括课堂提问、课堂讨论、随堂测试、课后作业、小论文、小组讲课等，多角度、多方位对学生的知识水平、能力和素质进行综合考核，以促进学生的全面发展。终结性考核占 70%，方式为期末书面考试。

教师教学效果评价：本门课程教师教学效果的评价方式多样而全面，有教学督导、网络评教、集体听课、学生反馈、问卷调查、"教学相长"师生交流会等，最终实现以评促学，以评促教，教学相长。

二、教学基本情况

教学基本情况见表 4–1。

表 4–1　教学基本情况

<table>
<tr><td>课程名称</td><td>中药学</td><td colspan="2">课程类型</td><td colspan="3">必修课</td></tr>
<tr><td>使用教材</td><td colspan="6">钟赣生 . 全国中医药行业高等教育"十三五"规划教材——中药学 . 北京：中国中医药出版社，2016.</td></tr>
<tr><td>授课题目（章、节）</td><td>第十章 泻下药
第三节 峻下逐水药</td><td>课时</td><td>1 学时</td><td>现场授课</td><td colspan="2">20 分钟</td></tr>
<tr><td>教学对象</td><td>2016 级中西医临床医学专业学生</td><td colspan="2">授课形式</td><td colspan="3">课堂讲授</td></tr>
</table>

三、教学目标与大纲要求

（一）知识目标

1. 掌握峻下逐水药的概念、性能特点、功效、主治病证和使用注意。

2. 熟悉甘遂、巴豆的炮制、性能、功用、用法用量及使用注意。

3. 了解京大戟、芫花、商陆、牵牛子的功用及药物个性特征。

4. 能比较甘遂、大戟与芫花，商陆与牵牛子，巴豆与大黄等相似药物性能、功效和应用的异同点。

（二）能力目标

1. 正确认识中药狭义毒性，建立安全用药思维　通过对峻下逐水药峻猛有毒性能的阐述以及代表药物甘遂、巴豆毒性的讲解，进一步强化学生对中药狭义毒性的认识，帮助学生建立安全用药思维。

2. 正确认识中药广义毒性，建立辨证用药思维　通过讲解前人对峻猛有毒药物的"驯化"过程（严格炮制、规范用法、控制用量、合理配伍等），进一步强化学生对中药广义毒性的认识，并让学生认识到烈药、毒药经过驯化和改造亦可以成为良药，为人所用，造福人类，从而培养学生辨证认识和使用峻猛有毒药物的思维和能力。

3. 探讨"烈药""毒药"驯化和改造的现代化研究成果，培养学生科研和创新能力　围绕"如何驯化烈药、毒药"，"烈药、毒药是否已无用武之地"等热点话题展开学习和探讨，引导学生思考如何采用现代科学研究手段改造传统药物，培养学生科研和创新能力。

4. 对比相似药物功用异同点，培养学生自主学习能力　通过对比相似药物性能及功用的异同点，引导学生总结、归纳具体药物的个性特征以及临床应用情况，培养学生自主学习的能力。

（三）情感态度目标

1. 理性地认识和使用"烈药""毒药"　通过讲解古人、今人对"烈药""毒药"的驯化和改造过程，帮助学生理性地认识和使用峻猛有毒药物，不再"轻描淡写"，或者"谈之色变"。

2. 认识中药的多面性及时代性　通过峻下逐水药的讲解，使学生认识到中药的多面性和时代性，认识到中药的临床应用可以随时代的变迁而发生变化，从而使学生对中药的认知更加立体、生动。

四、教学背景与学情分析

（一）教学对象

1. 本次授课对象是 2016 级中西医结合专业学生，前期已经系统学习了中医基础理论和中医诊断学，已经具备了一定的中医辨证思维，对临床常见病证的病机和治则治法建立了基本的认知。

2. 经过本课程总论及各论前两个章节内容的学习，目前学生已初步熟知本课程的知识框架和基本的学习方法，初步具备运用中药基本理论认识和分析具体药物性能、功效的能力。

（二）认知特点

学生思维活跃，求知欲旺盛，记忆力较强，有一定自主学习能力，但自主性学习经验不足。学生目前仍处于中医专业基础课程的初学阶段，中医药思维有待逐步建立。

（三）学习风格

学生喜欢在活泼生动、平等开放、充满时代气息的课堂环境中学习。

五、教学重点、难点分析与解决方法

（一）教学重点

1. 峻下逐水药的性能、功用和使用注意。
2. 甘遂、巴豆的性能、功用和用法用量。

（二）教学难点

1. 巴豆毒性的正确认识。
2. 峻猛有毒药物的合理使用。

（三）解决方法

1. 在讲授重难点过程中，点面结合，逐步展开，层层递进。既有具体条目的分析，又有提纲挈领的总结，引用丰富的案例加以拓展，又以精辟的论述加以精炼升华，将抽象的知识形象化、简单化。

2. 通过设问和讨论，对难点问题加以分析探讨，增加学生的课堂参与感，训练学生思维，拓宽学生视野。

3. 通过图片展示和视频播放，将复杂的形象和过程生动地展示，帮助学生加深印象，便于学生理解和记忆。

六、教学策略与方法选择

（一）教学手段

PPT：列举重要概念和知识，展示中药图片与案例、图表，有机串联各部分内容。

板书：提炼教学重点内容，带领学生进行归纳总结，便于形成知识框架。

视频：展示巴豆古法制霜的全过程。

案例分析：引用李时珍、李中梓巧用巴豆的案例，加强学生对巴豆功效和应用的理解和记忆。

提问：通过课堂提问：“前人如何驯服巴豆”，加强互动，启发学生自主思考，引导学生自主归纳总结，增加课堂参与感。

话题讨论：通过话题讨论“如何科学合理地使用峻猛有毒药物”“驯化和改造烈药、毒药，我们能做什么”复习本节知识，训练学生的科研和创新思维，拓宽学生视野。

归纳总结：引用前人精辟论述或中药歌诀对具体药物进行归纳总结，采用图表对相似药物进行总结，帮助学生加深课堂知识的理解和记忆。

（二）教学设计思路

互动游戏导入：正如马群中有桀骜不驯的烈马一样，中药界也有类似的角色存在，请说出你眼中符合如此形象的中药

讲解：峻下逐水药概述

设问：中药界内存在不少药性峻猛或有毒的“烈药”“毒药”，如何正确认识和使用这些药物呢

↓

重点讲解：巴豆、甘遂

总结并回答问题：

1. 前人是如何认识和使用“烈药”“毒药”的

2. 前人是怎样驯化“烈药”“毒药”的

↓

拓展：驯化和改造“烈药”“毒药”，现代科学技术可以做什么

七、教学过程（※ 重点，▲难点）

教学过程见表 4–2。

表 4–2　教学过程

课程目标	教学内容	教学方法与设计	时间分配（分钟）
课程导入	互动游戏导入：正如马群中有桀骜不驯的烈马一样，中药界也有类似的角色存在，请说出你眼中符合如此形象的中药（图 4–1） 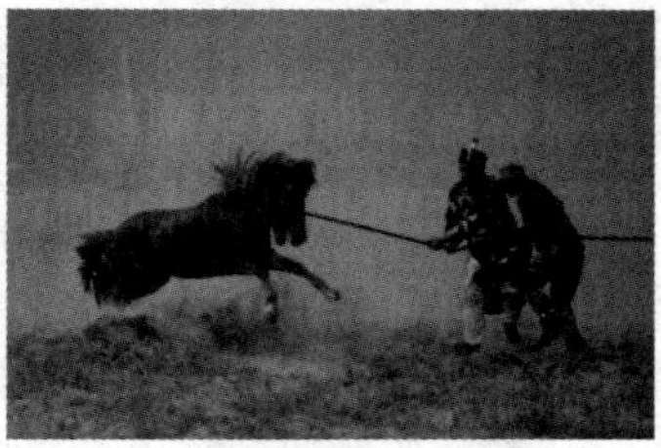 图 4–1　烈马图 设问：峻下逐水药大多峻猛有毒，常用于治疗“非常之证”，属中药中的“烈药”“毒药”，面对这样的药物，中医人该如何正确认识和使用呢	游戏互动：以游戏的方式，增加师生互动，激发学生学习热情 形象类比：将峻猛有毒的中药类比为“烈马”，有利于将抽象的中药生动化，形象化，便于学生的理解 通过提出问题，激发学生自主思考，引导学生带着问题进入后续学习	2
掌握峻下逐水药性能、功用特点和使用注意	泻下药 峻下逐水药※ 概述 （一）性能 多为苦寒有毒之品，药力峻猛 （二）功效及应用 峻下逐水，兼利尿——全身水肿、大腹胀满及胸胁停饮等正气未衰之证 （三）使用注意 1. 力峻有毒，易伤正气，中病即止 2. 体虚者慎用，孕妇忌用 3. 邪实正虚者，先补后攻或攻补兼施 4. 注意炮制、用法用量及禁忌等 课外拓展作业 1：峻下逐水药是通过什么方式排除体内水湿之邪从而治疗水肿证的呢？除了以上方式，中医治疗水肿还可用哪些方法和药物	结合 PPT 和板书进行概念和具体条文的讲解 通过布置作业，激发学生自主思考和总结，培养学生分析问题、解决问题的能力	3
	具体药物讲授 1 巴豆（霜）※ 导入：以真实案例导入（图 4–2） 以 2012 年湖南某高校人为投放巴豆致多名学生腹泻的真实案例导入	案例法：以真实案例导入，激发学生学习兴趣；通过案例的讲述，让学生对巴豆的毒性形成初步印象	20

续表

课程目标	教学内容	教学方法与设计	时间分配（分钟）
导入新知	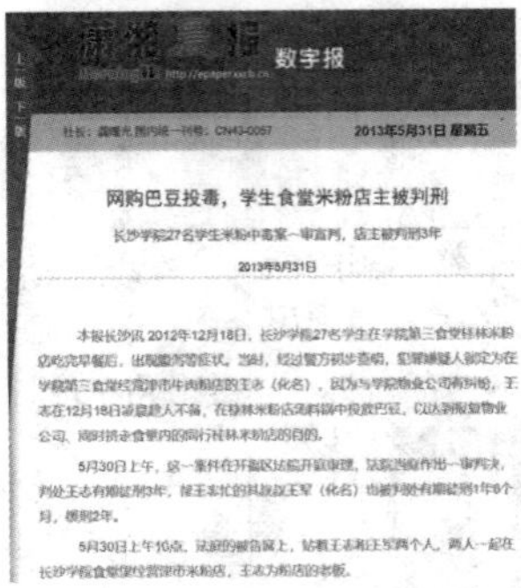 数字报 2013年5月31日 星期五 网购巴豆投毒，学生食堂米粉店主被判刑 长沙学院27名学生米粉中毒案一审宣判，店主被判刑3年 2013年5月31日 图 4-2　巴豆校园投毒案 设问： 巴豆由于其显著的致泻作用而成为赫赫有名的“江湖泻药”。那么巴豆作为中药宝库中的一员，它的真实面貌到底是怎样的？它还有哪些不为人知的一面呢？让我们带着这些疑问进入后续的学习	设问法：结合案例提出问题，导入新课 人文教育：通过校园巴豆投毒案对学生进行适当的人文教育和思想教育	2
了解巴豆的来源、原生植物和饮片形态	（一）简述巴豆的来源、原生植物和饮片形态（图 4-3） 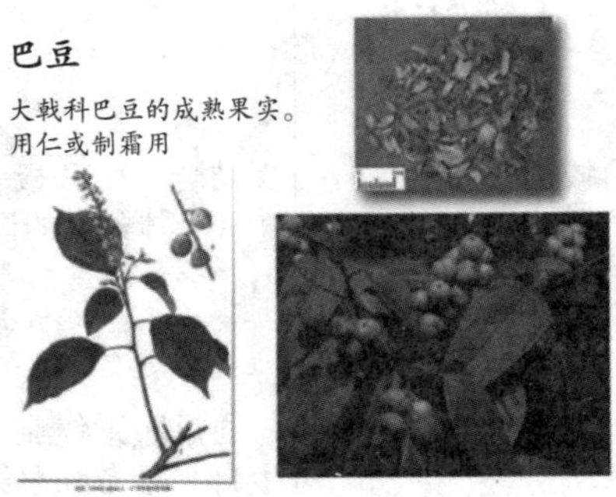 图 4-3　巴豆原生植物及饮片	PPT：展示中药原生植物和饮片标本图片，以助于学生加深印象，也为中药材和饮片的识别打下基础	1
对巴豆的毒性形成清晰认知	（二）巴豆的毒性▲ 1. 毒性成分　巴豆油和毒蛋白 2. 中毒表现　对皮肤黏膜具有强烈刺激性、腐蚀性（例如，加工巴豆时，如果蒸气熏到眼睛、眼睑就会红肿疼痛；接触到口腔、鼻腔黏膜或者皮肤就会红肿、起水泡，甚至起脓疱） 3. 中毒剂量　半滴巴豆油可引起剧烈的腹泻，20 滴即可致死	举例：以药工们在加工巴豆过程中的切身体会为例，来说明巴豆对皮肤黏膜强烈的刺激性，让学生们对巴豆的毒性形成更为深刻的印象	3

续表

课程目标	教学内容	教学方法与设计	时间分配（分钟）
了解巴豆的炮制，掌握巴豆的用法用量及使用注意	设问：巴豆毒性如此之大，是中药界首屈一指的“烈药”“毒药”之一，甚至毒名远播，家喻户晓，前人是如何驯化改造它，从而让它脱胎换骨，成为一剂良药的呢 （三）巴豆的炮制、用法用量及使用注意※ 1. 炮制　制霜法：巴豆→压榨去油→巴豆霜［视频展示：巴豆制霜法（图4–4、图4–5），来源于《本草中华》第五集功夫］ 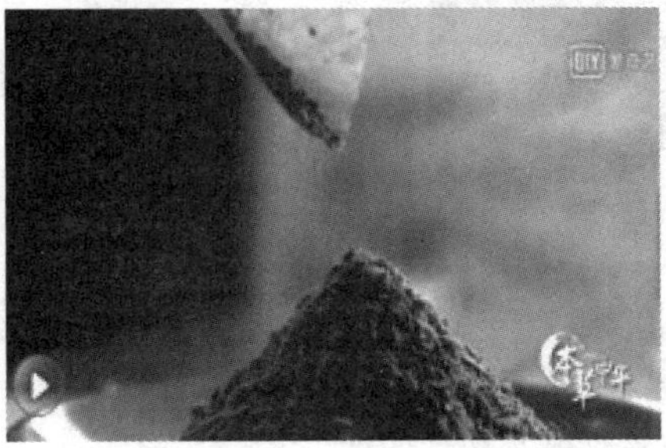 图4–4　巴豆制霜视频截图1 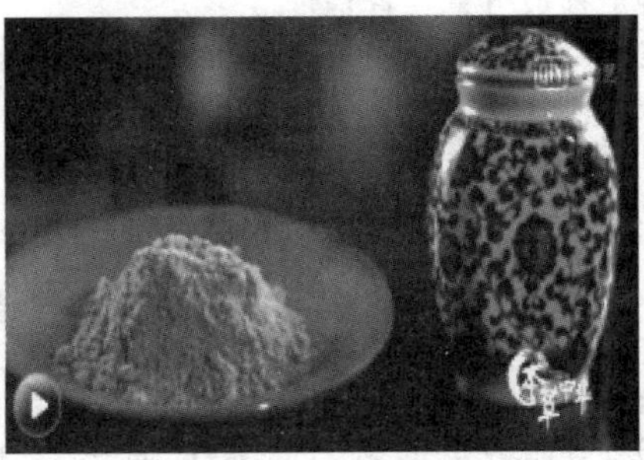 图4–5　巴豆制霜视频截图2 2. 用法用量　入丸、散，0.1~0.3g 3. 使用注意 （1）十九畏：忌与牵牛子配伍使用 （2）孕妇和体虚者忌用 话题讨论：前人如何驯化巴豆，成功实现毒药向良药的转化 ①严格炮制 ②规范用法 ③控制用量 ④合理配伍	引用数据：通过列举科学的数据，让学生们全方位地感受巴豆的毒性之大，从而心生警惕，为安全用药思维的培养埋下伏笔 提出问题，引发思考 视频：通过视频让学生直观的感受巴豆古法制霜的全过程，加深印象，便于理解记忆 文化熏陶和人文情怀培养：通过观看巴豆制霜法视频，开阔学生视野，让学生感受到中药炮制技术的神奇魅力和中医药文化的博大精深，从而激发同学们对中医药文化的认同感，树立专业自信心 小组讨论：围绕“前人如何驯化巴豆”展开讨论，培养学生分析问题、解决问题的能力	3 3

续表

课程目标	教学内容	教学方法与设计	时间分配（分钟）
掌握巴豆的性能、功效主治、特殊炮制、用法用量及使用注意	（四）巴豆（霜）的性能、功效和应用（图4–6）※ 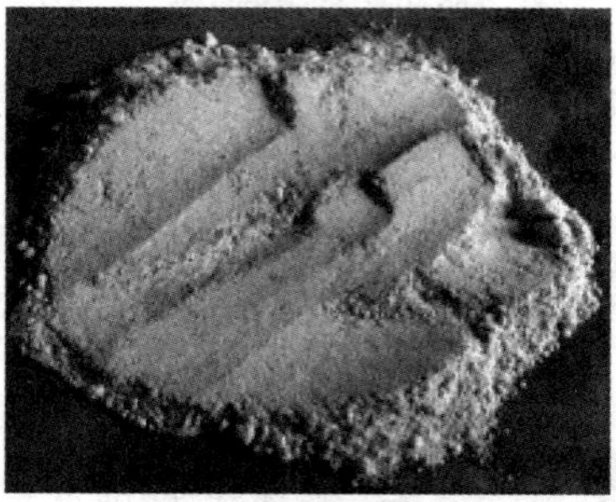 图 4–6　巴豆霜 1. 巴豆（霜）的性能　辛，热，有大毒；归胃和大肠经 2. 巴豆（霜）性效特点▲ ▲难点：正确理解巴豆毒性既是药性的性能特征 现代研究证实：巴豆中含有的巴豆油既是一种毒性成分，也是一种治疗成分，二者是不可分割的。巴豆油对皮肤黏膜的强烈刺激性，在含量较高时是一种毒副作用，而经过人为制霜减少含量后，可以成为具有治疗作用的良药，用以防治疾病 课外拓展作业 2：巴豆作为一味毒药，其毒性成分和治疗成分是同一种物质，是不可分割的。那么这种类型的毒药在中药界还有哪些呢？又有哪些毒药的毒性成分与治疗成分无关，在使用过程中是需要尽可能去除的呢 3. 巴豆的功效及应用※ 板书： 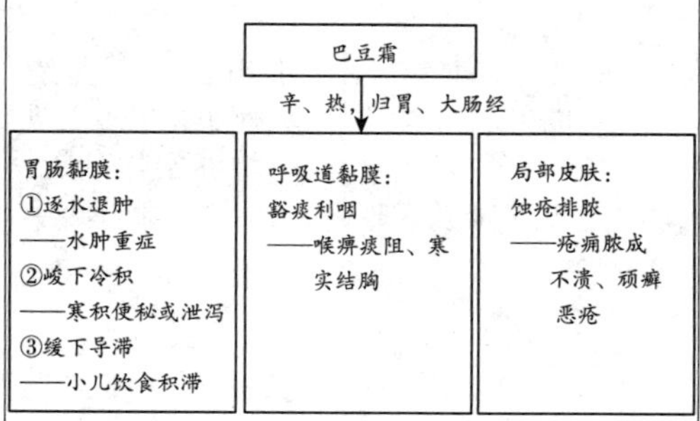 图 4–7　巴豆性效关系推导	通过对巴豆药性和毒性关系的阐述，加强学生对巴豆药性的理解，同时也让学生认识到中药毒药的多面性 布置作业：通过布置课外小作业，鼓励学生课后自己寻找中药中的常见毒药，加深学生对于中药中毒药的理解 PPT 结合板书对巴豆的性效关系进行推导（图4–7）和讲解，以利于学生正确理解巴豆的性能与其功效应用之间的密切联系，从而加深理解记忆	9

续表

<table>
<tr><th>课程目标</th><th>教学内容</th><th>教学方法与设计</th><th>时间分配（分钟）</th></tr>
<tr><td></td><td>

（1）巴豆的辛热刺激效应作用于胃肠黏膜

①逐水退肿：腹水鼓胀，二便不利

机理阐述：通过引起患者发生剧烈水泻来排除体内多余的水湿之邪，从而治疗水肿，但量大不安全，病势急重且正气未衰者适用

②峻下冷积：寒积便秘、泄泻

巴豆性质温热，被古人誉为“温下寒积要药”，是温下的代表药物

与大黄苦寒用于实热便秘不同，巴豆主要用于寒积便秘或泄泻

医案：引用李时珍医案

李时珍与巴豆

邻县六旬老太，患腹痛腹泻病 5 年有余，一吃生冷油腻或瓜果梨则腹痛腹泻加重，先后诊治于多位医家，皆以温脾止泻为法，效不显，遂求诊于李时珍。切脉：脉象沉滑，诊为脾胃久伤，冷积凝滞。以攻下冷积、通因通用为法，处以 50 丸巴豆丸，服后病愈

③小剂量：“峻药轻投”：小儿饮食积滞（图 4–8）

作用：缓下导滞，推陈出新，调中止泻

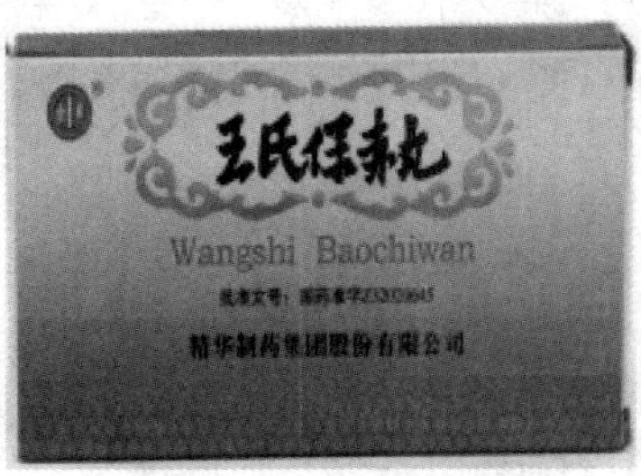

图 4–8　王氏保赤丸

总结：

峻用则有戡乱劫病之功，微用亦有抚缓调中之妙

——李时珍《本草纲目》

（2）巴豆的辛热刺激效应作用于呼吸道黏膜

豁痰利咽：喉痹痰阻，寒实结胸

机理阐述：①痰阻喉痹：患者咽喉肿胀严重，局部痰浊壅盛，阻碍呼吸道，出现呼吸困难，甚至有窒息危险。此时巴豆可作为急救药物，利用它对呼吸道黏膜的刺激性帮助排出呼吸道的痰浊，使呼吸通畅，避免窒息

</td><td>

结合 PPT 对巴豆功效、应用和常见配伍逐条进行详细深入讲解

引用古人精辟论述，“温下寒积要药”，对巴豆峻下冷积的功效进行强化，加深学生印象

通过与苦寒攻下代表药物大黄进行对比，帮助学生区分同类药物，加深对巴豆个性特征的理解记忆

引用案例：通过引用李时珍巧用巴豆治泻的案例，进一步帮助学生理解巴豆峻下冷积功效的深刻内涵

通过阐述巴豆“峻药轻投”用法，帮助学生建立辨证用药思维，使学生充分认识“烈药”“毒药”是可控的

引用名人精辟论述进行精炼升华总结，帮助学生加深印象，巩固记忆

借用道具进行现场模拟演示，向学生们展示古人使用巴豆来豁痰利咽、治疗喉痹的急救过程，将抽象的功效、应用直观化、形象化，便于学生理解记忆

</td><td></td></tr>
</table>

续表

课程目标	教学内容	教学方法与设计	时间分配（分钟）
	②寒实结胸：该证胸中既有寒邪凝滞，又有痰浊阻滞。巴豆辛热，能够散胸中寒邪，同时通过祛痰排除胸中痰浊，进而达到治疗寒实结胸的目的 （3）巴豆的辛热刺激效应作用于局部皮肤 外用蚀疮：疮痈脓成不溃，顽癣恶疮 机理阐述：利用巴豆对局部皮肤的刺激性、腐蚀性腐蚀脓头，使脓液顺利排出，以利于疮痈的愈合	借用道具进行模拟演示，使学生直观了解巴豆外用蚀疮的用法，将抽象的功效和应用直观化、形象化，便于学生理解记忆	
总结知识要点	课堂总结： 设问互动：类似巴豆这样的“烈药”“毒药”在使用时如何来确保用药安全 巴豆，这味药物给我们印象最深的无疑就是它的峻猛毒烈之性了，而这样的“烈药”“毒药”历来是不太好驾驭的，那么使用时，我们如何来确保用药安全呢 答：峻药、烈药虽猛，但峻药轻投之时，稚嫩如小儿亦可用；毒药虽烈，但只要药证相对，配伍合理，炮制考究，用法用量得当，往往也能收获奇效。这样的例子在中药界可谓屡见不鲜。正所谓“毒性在物，亦在人也” 课外拓展作业 3 话题讨论：“烈药”“毒药”的驯化和改造，现代科学技术可以做什么	通过互动提问，引导学生进行知识的梳理和内容的总结 临床用药思维培养：通过问题讨论，进一步强化安全用药和辨证用药思维 布置作业，引导学生整合现有学习资源去寻找答案，培养学生发现问题、分析问题和解决问题的能力，并抛出科学前沿问题，帮助学生建立科研和创新思维	2
掌握甘遂的性能、功效主治、特殊炮制、用法用量及使用注意	**具体药物讲授 2** 甘遂※ （一）来源、原生植物和饮片形态（图 4–9） 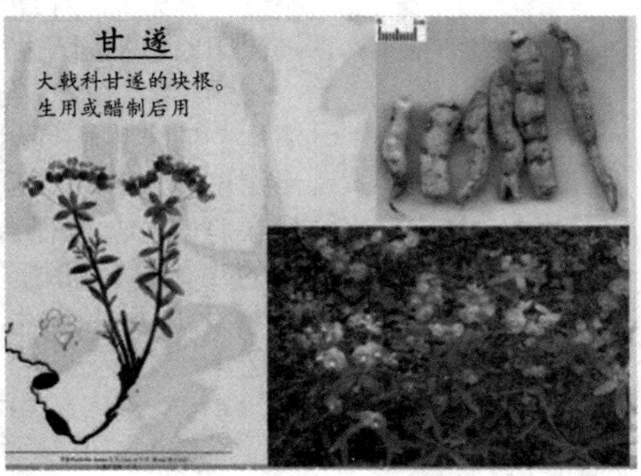 图 4–9　甘遂原生植物及饮片	三味药物性能功效相似，以甘遂作为代表药物详讲，京大戟、芫花则对比甘遂略讲，重点突出每味药物个性特征	8

续表

课程目标	教学内容	教学方法与设计	时间分配（分钟）
熟悉京大戟、芫花的功效、用法用量及使用注意	（二）药性、功效与应用 ※ 1. 药性　苦，寒。有毒。归肺、肾、大肠经 2. 功效与应用 （1）泄水逐饮：水肿、鼓胀、胸胁停饮 甘遂逐水力强，且善治胸胁水饮，被古人誉为“逐水要药”，常与大戟、芫花配伍，组成经方十枣汤，用于治疗胸胁水饮 （2）消肿散结（外用）：疮痈肿毒——水调外敷 3. 用法用量 ※ 入丸、散，每次 0.5~1.5g；外用适量，生用。内服醋制用 4. 使用注意 ※ 孕妇禁用；不宜与甘草同用 设问：前人如何实现甘遂驯化的 **具体药物讲授 3** 京大戟、芫花（图 4–10、图 4–11） 与甘遂对比 （一）来源、原生植物和饮片形态 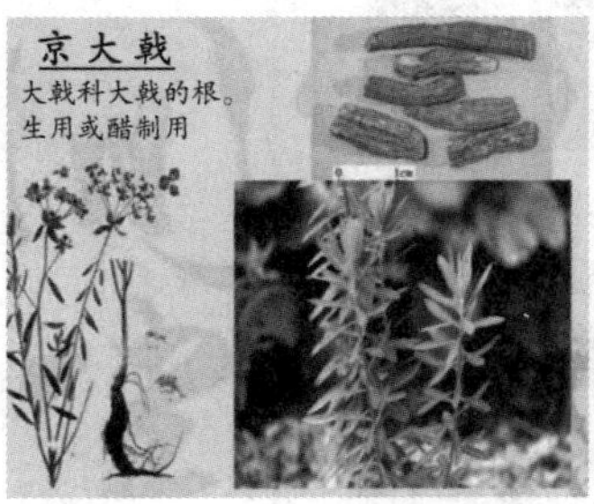 图 4–10　京大戟原生植物及饮片 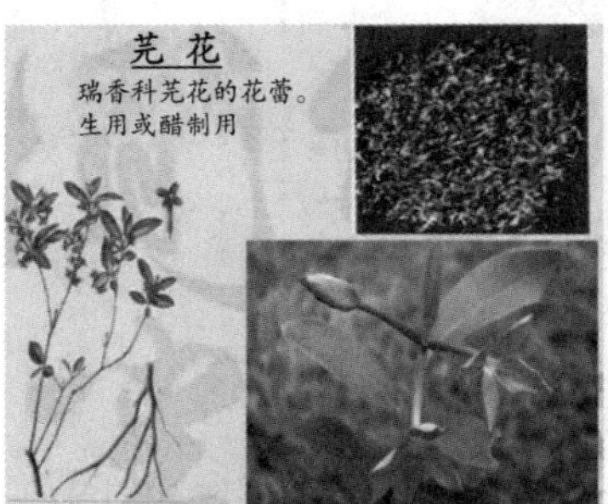 图 4–11　芫花原生植物及饮片	突出药物个性特征的讲解，以助于学生抓住重点，便于理解记忆 举例：选取经方十枣汤进行深入阐述，以利于学生进一步理解甘遂的功效及临床应用情况，同时通过学习前人的组方智慧，培养学生的中医药思维 通过提问互动，引导学生从前面所学内容中总结和思考，从而获取新知识	8

续表

课程目标	教学内容	教学方法与设计	时间分配（分钟）
	（二）药物共性及个性特征 与甘遂相比，京大戟和芫花的药性、功效及临床应用与其十分类似，常常相须为用，但京大戟逐水作用略逊，且毒性更大，故不如甘遂常用；而芫花逐水力较弱，但由于其兼有祛痰止咳之功，故胸胁水饮伴咳嗽咳痰者常用，也有“胸水要药”之称	采用对比法进行讲解，寻找共性，突出个性，将复杂问题条理化、简单化	
了解商陆、牵牛子的功效及应用	**具体药物讲授 4** 商陆、牵牛子（图 4–12、图 4–13）两者对比 （一）来源、原生植物和饮片形态 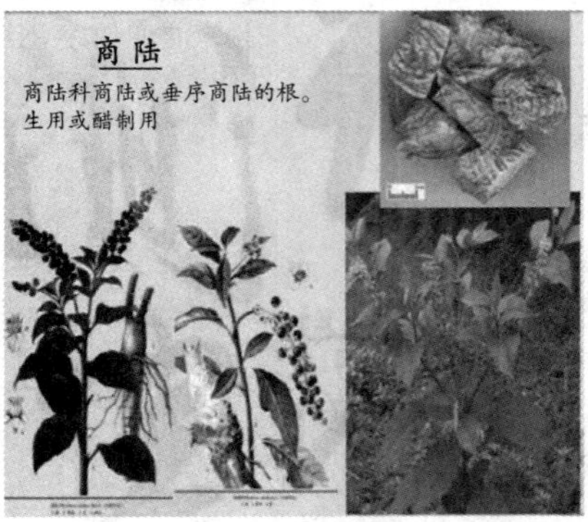 图 4–12　商陆原生植物及饮片 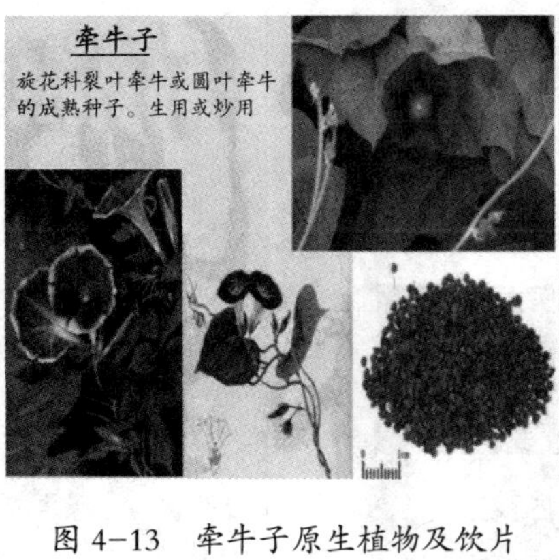 图 4–13　牵牛子原生植物及饮片 （二）药物共性及个性特征 共性：商陆和牵牛子逐水力强，均兼有利尿作用，可通过二便分消水湿，治疗水肿证疗效显著	采用对比法进行讲解，寻找共性，突出个性，将复杂问题条理化、简单化	4

续表

<table>
<tr><th>课程目标</th><th>教学内容</th><th>教学方法与设计</th><th>时间分配（分钟）</th></tr>
<tr><td></td><td>个性：商陆的毒性经煎煮后减弱，且滋味纯正，适合做药膳，可与猪肉同食治疗水肿，且是泻下药中唯一一味可入汤剂的药物
牵牛子具有缓下导滞、泻下攻积、逐水退肿三重功效，且随着剂量的不同而发挥不同的功效。牵牛子还具有驱蛔虫的功效</td><td></td><td></td></tr>
<tr><td>总结要点，形成知识网络</td><td>课堂总结：
围绕峻下逐水药物共性和个性特征以图表的方式进行总结（图 4-14）
<table>
<tr><th rowspan="2">药名</th><th colspan="4" rowspan="2">共性</th><th colspan="3">个性</th></tr>
<tr><th colspan="2">作用特点</th><th>其他功效</th></tr>
<tr><td>巴豆</td><td rowspan="6">有毒</td><td colspan="2">泻下逐水退肿</td><td colspan="2">药性辛热，有大毒，药力刚猛，善于峻下冷积，常用治寒积便秘</td><td>祛痰利咽，（外用）蚀疮</td></tr>
<tr><td>甘遂</td><td rowspan="3">泻下逐水，通利二便</td><td rowspan="3">外用消肿散结</td><td rowspan="3">药力峻猛</td><td>逐水之力最强，消肿散结之力不如京大戟，毒性较芫花小</td><td></td></tr>
<tr><td>京大戟</td><td>逐水之力较甘遂缓，消肿散结之力强于甘遂，毒性与甘遂相当</td><td></td></tr>
<tr><td>芫花</td><td>逐水力最缓，毒性最大</td><td>祛痰止咳，杀虫疗疮</td></tr>
<tr><td>商陆</td><td colspan="2" rowspan="2">泻下逐水，通利二便</td><td colspan="2" rowspan="2">药力较缓</td><td>消肿散结</td></tr>
<tr><td>牵牛子</td><td>去积，杀虫</td></tr>
</table>
图 4-14　峻下逐水药功效总结</td><td>采用图表对峻下逐水药物性能、功效和应用进行归纳总结，以利于学生对重点内容的理解记忆</td><td>2</td></tr>
<tr><td>拓展新知</td><td>课后作业：
前人在中药“烈药”“毒药”的驯化和改造上可谓是匠心独运，睿智非常，随着现代科学技术的发展，人们开始借助现代科学技术来推动这一过程，请大家课后借助网络资源，通过查阅相应的资料和文献回答以下问题：
驯化和改造中药“烈药”“毒药”，现代科学技术可以做些什么</td><td>通过布置作业，引导学生自行查阅科研文献和资料，培养学生的科研思维</td><td>1</td></tr>
</table>

八、教学反思

本次教学实践中，学生们表现出较为饱满的学习热情，课堂参与度较高，对于教学重难点知识的理解和掌握也基本到位，但个别学生在发言过程中稍显羞涩，语言表述稍有欠缺，在今后的课堂互动中可以有意识地加以鼓励和锻炼。教学过程中用到了案例、提问、话题讨论、经典医案解析、PPT、图片、视频、实物道具等多种教学手段和方法，将教学内容按照新知导入、合作探究、归纳总结、布置作业 4 个基本环节进行深入讲解，参照发现问题、分析问题、解决问题的设计思路，引导学生带着问题逐层深入，最终找到答案，使思维和能力得以提升。总体教学效果良好，达到了预期的教学目标。但在教学重难点和教学时间的把握上稍显欠缺，对课堂的整体掌控力还有待提升，尚不能做到游刃有余，收放自如。

（药学院　周婷）

第 5 讲　推拿学

一、教学设计阐述

推拿学是在中医学和现代科学理论的指导下，阐述和研究运用手法和功法训练防治疾病的一门中医外治法。其教学设计如下。

（一）教学目标设计

通过 32 学时课堂学习和练习，掌握推拿学中常用六大类推拿手法基本操作、动作要领。熟悉推拿相关理论、注意事项和推拿科临床常见疾病的临床运用。

（二）根据学生发展水平确定教学起点设计

中医学、中西医结合本科学生有一定的医学和中医学基础知识；有一定学习热情；但主动学习能力较差。需要通过理论学习和手法体验，激发学生对中医特色手法技术——推拿的兴趣；并以此为基础出发点，引导学生加深对中医传统疗法的全面认识。培养学生运用基本推拿手法，实施对常见病防治和亚健康调理的动手能力；通过学生亲身体验，加深对中医推拿手法的理解，培养学生的观察能力、应用能力以及自主、合作的学习能力。

（三）教学内容设计

该课程内容以推拿手法的教学为主干，推拿治疗为落脚点。通过系统的学习和锻炼，要求掌握各种手法的定义、动作要领、适用部位、临床应用，增强推拿临床工作所需的专项身体素质，并着重进行沙袋和人体各部位的操作训练，为推拿临床实践打好基础，能胜任推拿医疗工作，并促进医疗效果和疾病防治（图 5-1）。

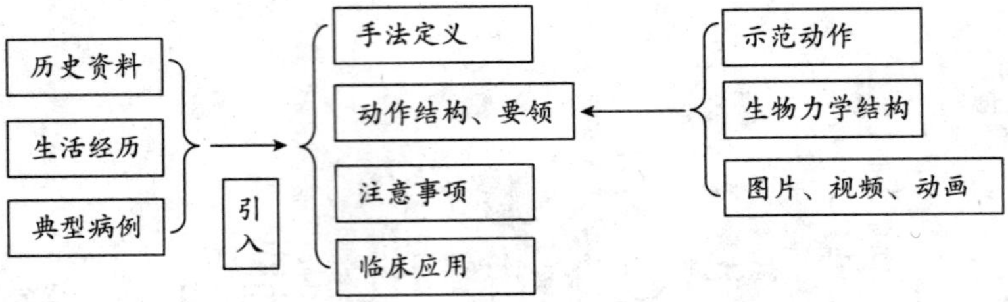

图 5-1　推拿学课程设计

（四）教学时间设计

教学时间安排见表 5-1。

表 5-1　教学时间安排

章节	学时	学时分配（学时）		教学内容
		讲课	实践操作	
第一章 推拿基础知识	2	2	0	推拿学的定义及主要内容
第二章 推拿基本手法	22	10	12	摆动类、摩擦类、振动类、挤压类、叩击类手法及各类手法所包含的基本手法操作
第三章 保健推拿手法	4	2	2	人体各部位操作常规操作方法
第四章 推拿治疗	4	2	2	颈椎病、腰椎间盘突出、肩周炎的概念、病因病理、诊断等（病种可选）

（五）教学方法设计

1. 课堂讲授、手法教学实验室示范、指导练习（包括练功袋练习、人体练习、手法力学测试）。

2. 配合各种教学 Flash/PPT 课件、视频资料等。

3. 敦促课后练习、互助练习。

（六）教学评价设计

课后通过理论考试、操作考核、课堂讨论 / 提问成绩情况反映学生学习效果（表 5-2）。

表 5–2　考核方式及成绩评定组成

考核内容	考核方式	成绩比例（%）
理论	笔试	60
操作	操作考核	35
课堂讨论 / 提问	随堂	5

并通过教师自我反思、教学督导评价、学生评价反映教学效果。

二、教学基本情况

教学基本情况见表 5–3。

表 5–3　教学基本情况

<table>
<tr><td>课程名称</td><td>推拿学</td><td>课程性质</td><td colspan="3">专业选修课</td></tr>
<tr><td>授课对象</td><td colspan="2">2015 级中医 7 班</td><td>授课时间</td><td colspan="2">2018 年 5 月　日</td></tr>
<tr><td>教学内容</td><td colspan="3">手法篇
第一章 摆动类手法
第二节 一指禅推法</td><td>学时数</td><td>两学时</td></tr>
<tr><td>教材版本</td><td colspan="5">房敏，宋柏林 . 全国中医药行业高等教育“十三五”规划教材——推拿学 . 北京：中国中医药出版社，2016.</td></tr>
</table>

三、教学目标与大纲要求

（一）教学目标

1. 掌握　一指禅推法的定义和动作要领。

2. 熟悉　一指禅推法的操作注意事项和临床应用。

3. 了解　一指禅推法的历史源流。

（二）能力目标

1. 掌握　一指禅推法的沙袋练习方法。

2. 掌握　一指禅推法的头面部、颈项部、四肢部、胸腹部和背俞穴等部位操作。

（三）情感目标

1. 通过学习一指禅推法的历史源流和临床应用，激发学生对本手法的兴趣，并意识到推拿练功对于手法操作的重要性。

2. 通过相互操作，使学生亲自体会一指禅推法的作用效果，加深学生对手法基本要求的理解，培养学生的观察能力、应用能力以及自主、合作的学习能力。

四、教学背景与学情分析

（一）知识基础

授课对象为中医专业三年级学生，具有中医基础理论、中医诊断方法和病生理解剖等基础知识，目前正在学习《针灸学》，对于经络腧穴也有一定了解；存在少数学生基础知识薄弱的情况，需在教授新内容的同时复习相关知识点。

（二）认知特点

推拿手法实操性强，学生学习热情高，但遇到练习难点易产生放弃心理，需对取得的进步及时予以鼓励。

（三）学习风格

主动学习精神较差，依赖于课堂上教师的讲解和演示，疏于课后的练习和思考，需布置课后练习作业，及不定时随堂抽查手法掌握情况。

五、教学重点、难点分析与解决方法

（一）主要内容

1. 一指禅推法的定义、历史源流、动作要领、操作注意事项、临床应用。
2. 一指禅推法的沙袋练习。
3. 一指禅推法的头面部、颈项部、四肢部、胸腹部和背俞穴的操作。

（二）重点

一指禅推法的定义、动作要领和临床应用；一指禅推法的沙袋练习和人体各部练习。

重点突破：分清主次，详略得当；围绕重点做必要的补充，以求课堂讲授内容具体、深入、明确，使重点更加突出、丰满；在教学时间的安排上予以切实保证，使重点部分得以讲清讲透。

（四）难点

一指禅推法的动作要领，包括术者姿势、动作结构、力学形式、操作频率；定点吸定和紧推慢移的练习。

难点突破：通过示范，引导学生独立思考－尝试模仿－交流心得－比较归纳－反思小结－形成体验。

六、教学策略与方法选择

以讲授和演示为主，借助多媒体将文字信息与动画、图片等相结合，利用板书使教学内容纲领化、条理化、清晰化，重点部分配合举例、启发式提问、情景模拟详细讲解，难点部分结合易犯的错误动作讲解。

七、教学过程

教学过程见表5–4。

表5–4　教学过程

<table>
<tr>
<td>

●导入（2分钟）
回顾已学的挤压类手法，强调学习推拿需注重手法与功法的相辅相成，引出手法与功法联系较密切的一指禅推法。
展示少林气功一指禅（图5–2），提问：少林气功一指禅就是我们将要学习的一指禅推法吗

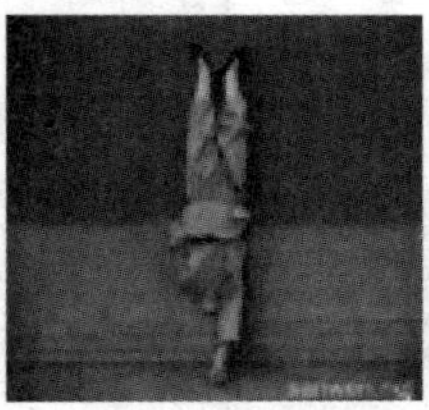

图5–2　少林寺一指禅修炼

●展开
（一）概述（2分钟）
1. 简述一指禅在佛教禅宗的含义，一指禅推法不过是借用此名，重点强调手法用拇指操作和术者需意念专一（图5–3）

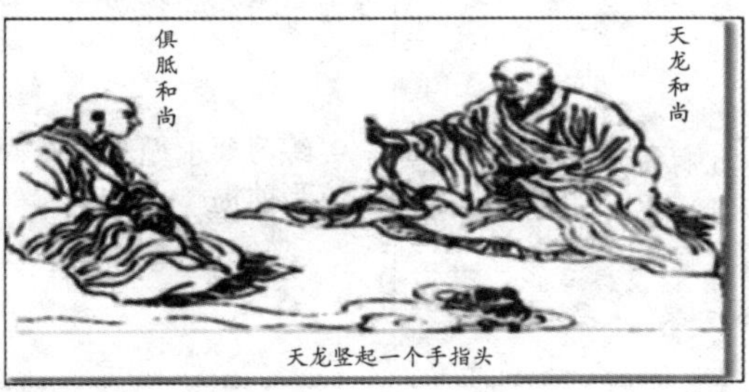

图5–3　禅宗一指禅

</td>
<td>

1. 从已学知识出发，使学生意识到功法在手法运用中的重要性，引出本节课的学习内容

2. 突出一指禅的神秘色彩，并以少林气功一指禅作为比较，吸引学生注意力，激发学习兴趣

3. 结合一指禅的本意，强调手法借用此名所表达的意思

</td>
</tr>
</table>

续表

<table>
<tr>
<td>
2. 介绍一指禅推法的起源和发展概况（图 5–4），本法是一指禅推拿流派的代表性手法，对近现代推拿的发展影响深远
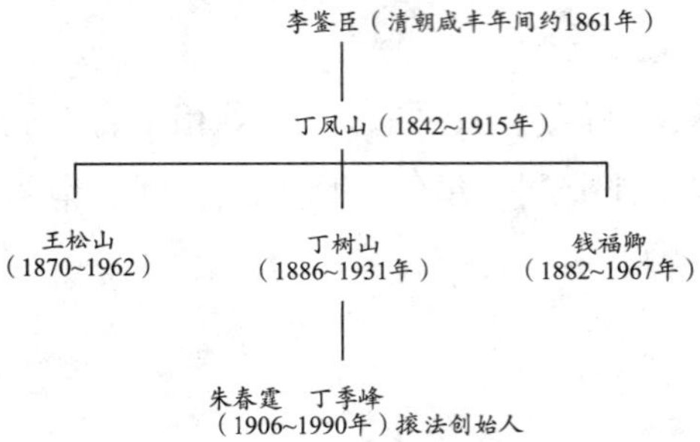

图 5–4 一指禅推拿流派

（二）定义（3 分钟）
术者以拇指指端或罗纹面等部位着力，通过前臂的主动摆动，带动腕部的往返摆动，使产生的功力通过拇指持续不断地作用于施术部位或穴位上
由着力部位、动作结构和作用效果等三个主要因素组成，稍做演示
★（三）动作要领（8 分钟）
1. 术者姿势 “松”（图 5–5）
端坐进行沙袋练习，要求身体放松、意念专一
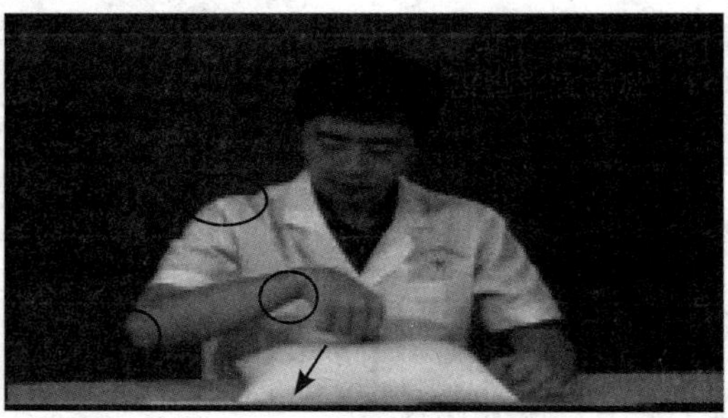
图 5–5 一指禅推法姿势

分部位的具体要求
沉肩：肩部放松，不耸肩抬肩，腋下空松能容一拳
垂肘：肘部下坠（演示并带领学生体会沉肩垂肘带来的拇指压力）
悬腕：腕部在放松的基础上，屈曲 90°~110°
掌虚：手掌放松握虚拳
指实：压力集中拇指着力部位
</td>
<td>
4. 以一指禅推法的历史源流，丰富该手法的文化底蕴

5. 将定义拆分成三部分，便于学生记忆

6. 在讲授的同时，利用直观的演示，加深印象

7. 借助结构图和动画展示两种不同的动作

8. 通过动画直观表达力学形式，便于学生理解“蓄力于掌、发力于指”的含义

9. 练习要求循序渐进，以动作规范为前提
</td>
</tr>
</table>

续表

2. 动作结构　核心动作是前臂主动摆动带动腕部前后往返运动，根据手指形态不同，又可产生两种动作形态，以图片和动画展示二者的差异，再做重点演示（图5–6） 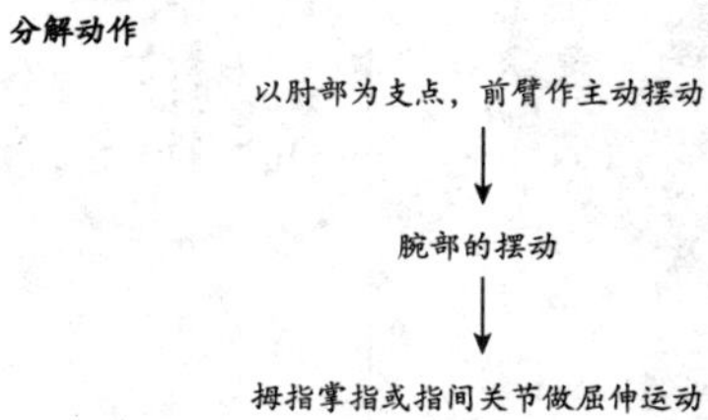 图5–6　一指禅推法动作结构 3. 力学形式　借助板书描绘表示一指禅推法的推压效果和力量方向 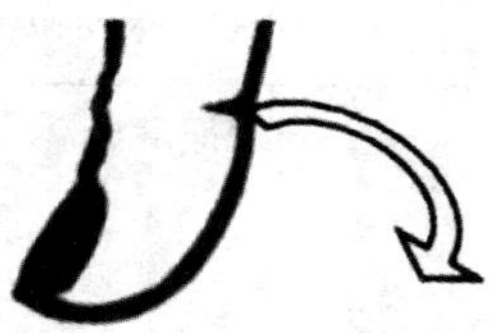 4. 操作频率　实际临床操作频率可达120~160次/分，但要求初学者练习时宜慢不宜快，便于动作的纠正和规范，待动作无误、操作熟练后再酌情提高频率。 （四）注意事项（5分钟） 1. 注意力要集中，符合“禅”安定、止息杂虑之意 2. 避免错误动作，演示常见错误动作，解析产生原因和后果 （五）临床应用（10分钟） 1. 手法特点　对指力要求高，着力面积小，渗透性强 2. 适用范围　可“循经络、推穴道”，适用于全身各处，对运动系统、神经系统和消化系统疾病疗效显著 （六）操作示范与练习 1. 操作示范（10分钟） 2. 沙袋的定点和移动练习（10分钟） 3. 头面部、颈项部、四肢部、胸腹部、背俞穴的定点和移动练习（30分钟） 总结 1. 总结本次课所学内容，重点在于对动作要领的掌握 2. 强调功法的重要性，提出以指卧撑为代表的指力练习的常用方法，建议学生循序渐进坚持练功（图5–7、图5–8）	10. 汇总以往教学过程中学生易犯错误，重点分析原因和解决办法 11. 提问学生练习后手指的感觉，强调指力锻炼和功法训练对手法的重要性 12. 通过实训，进行一指禅推法的定点和移动练习，巩固上述理论知识

续表

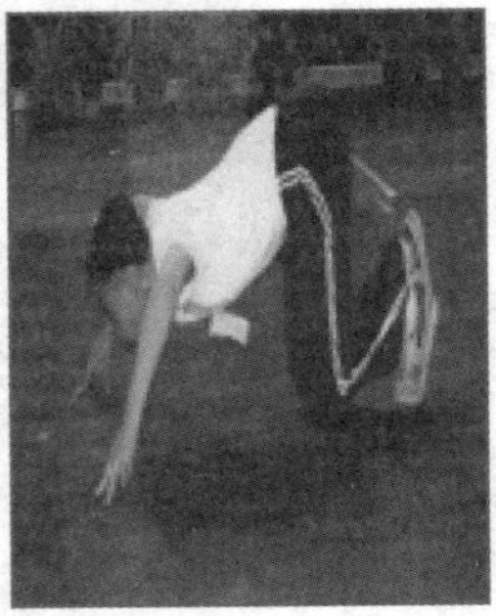 图 5-7　指力练功图	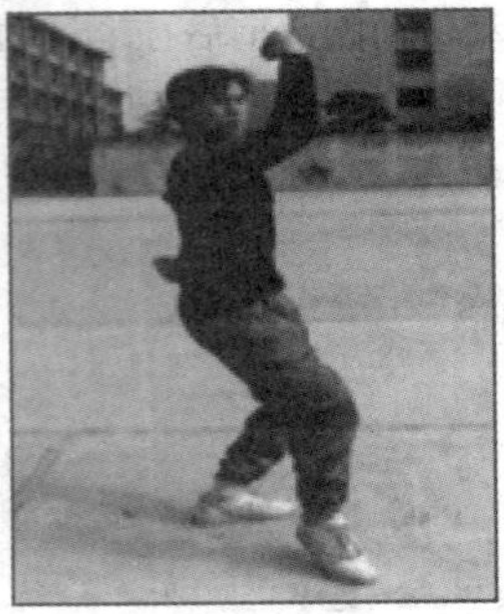 5-8 摘星换斗	13. 通过总结，加深学生对重点知识的记忆，并提出指力练习方法
参考资料	1. 丁凤山．一指定禅．上海中医学院附属推拿学校，1961. 2. 黄汉如．黄氏医话．东南印刷所，1935. 3. 朱鼎成．推拿名家朱春霆学术经验集．上海：上海中医药大学出版社，1996. 4. 吕立江．推拿功法学．北京：中国中医药出版社，2012.	
板书设计	一指禅推法 一、概述“禅” 二、定义 ★三、动作要领 1. 术者姿势 2. 动作结构 3. 力学形式 4. 操作频率 四、注意事项 五、临床应用：循经络，推穴道	

八、课后作业

请同学们课后加强手法操作练习，同时翻阅资料完成思考题：一指禅推法与拇指按法在作用效应上有何区别？

九、教学反思与自我教学评价

（一）对教学对象进行反思

授课对象为非针灸推拿专业的中医学和中西医结合专业本科学生，掌握一指禅推法的操作有一定难度。

（二）对教学方法进行反思

讲授分步骤学习的过程后，需通过教师到位的演示才能让学生更好地模仿与理解，可选择个别学生模拟教师手法，其他学生与教师一起观察其操作，对动作不规范处及时点评和纠正，对取得的进步予以肯定和鼓励。

（三）对教学内容进行反思

一指禅推法是传统中医推拿代表性手法，故而多从手法流派传承结合临床应用实践出发，可以使学生对继承中医推拿精华更有兴趣。

（四）对教学环节进行反思

实训过程中教师需注意细心观察，耐心、逐个地进行指导，但实际教学中，由于学生人数较多，经常无法兼顾全部学生，故后以操作较好的学生为中心，分组带动全班学生进行练习。

（五）对教学效果进行反思

引导学生相互指出手法操作中的不规范之处，激励学生积极参与合作，培养学生动手操作、分析问题和解决问题的能力，以取得更好的教学效果。

（针灸推拿学院　彭亮）

第6讲　中医骨伤科学

一、课程一般信息

课程一般信息见表6–1。

表6–1　课程一般信息

课程名称	中医骨伤科学		课程类型		必修课	
使用材料	黄桂成，王拥军.全国中医药行业高等教育“十三五”规划教材——中医骨伤科学.北京：中国中医药出版社，2016.					
授课内容	骨折	章节		第十章骨病	课时	4学时
教学对象	中医学、针灸推拿学专业		授课形式		课堂讲授	

二、教学目标

（一）知识目标

1. 掌握　化脓性骨髓炎、股骨头缺血性坏死、骨性关节炎、骨质疏松症的病因病机及诊断要点。

2. 熟悉　化脓性关节炎、骨关节结核、骨骺炎、骨肿瘤的病因病机及诊断要点。

3. 了解　骨病各症的治疗方法及预防调护（表6–2）。

表6–2　骨病的教学目标

骨病名称	病因病机	诊查要点	治疗	预防和调护
化脓性骨髓炎	掌握	掌握	了解	了解
化脓性关节炎	熟悉	熟悉	了解	了解
骨关节结核	熟悉	熟悉	了解	了解
骨骺炎	熟悉	熟悉	了解	了解

续表

骨病名称	病因病机	诊查要点	治疗	预防和调护
股骨头缺血性坏死	掌握	掌握	了解	了解
骨关节炎	掌握	掌握	了解	了解
骨质疏松症	掌握	掌握	了解	了解
骨肿瘤	熟悉	熟悉	了解	了解

（二）能力目标

1. 通过学习，掌握骨病的基本知识、诊断和治疗的基本方法和流程。

2. 通过本课程网络数字资源的辅助学习功能，对骨病有更深的认识。

3. 通过学习，熟悉中医药治疗骨病的特色和优势。

4. 通过课堂展示的各类型骨病病例，拉近课堂与临床的距离，逐步培养学生的临床思维及知识运用能力。

（三）学习态度目标

1. 遵守各项规章制度，工作严谨，严守操作规程，严防教学及医疗事故，出现问题及时报告。

2. 语言文明，遵守医务人员职业道德规范，尊重老师。

3. 思想上要求上进，学习自主性强，富有创新能力，胆大心细，与人沟通能力强。

4. 注意与患者及家属的沟通，耐心倾听和询问患者，各项操作前均向患者解释操作目的，操作动作轻柔，态度和蔼。

5. 认真学习，虚心向老师请教，做好笔记，积极发言。

（四）价值观目标

教导学生时时刻刻将医生道德规范牢记在心。用公平心对待患者，自己具备良好的品格。只有价值观正确，才能成为一名合格的医生，其核心就是生命高于一切。

三、教学内容分析

（一）主要内容与学时安排

主要内容与学时安排见表 6–3。

表 6-3　主要内容与学时安排

骨病名称	教学时间（分钟）	学时（共 4 学时）
1. 化脓性骨髓炎	20	1
2. 化脓性关节炎	20	
3. 骨关节结核	20	1
4. 骨骺炎	20	
5. 股骨头缺血性坏死	20	1
6. 骨关节炎	20	
7. 骨质疏松症	20	1
8. 骨肿瘤	20	

（二）教学重点

化脓性骨髓炎、股骨头缺血性坏死、骨性关节炎、骨质疏松症的病因病机及诊断要点。

处理方法：重点讲解此部分内容，紧扣疾病的发生发展规律及各阶段的特点，结合西医学分析，深入讲解骨病的病因病机及诊断要点，并借助于大量临床典型图片及 X 线片，促进学生掌握。

（三）教学难点

化脓性骨髓炎、化脓性关节炎、骨关节结核、股骨头坏死、骨性关节炎、骨质疏松症、骨肿瘤的鉴别诊断。

处理方法：每一种疾病都有其特征性的临床及影像学表现，教学中要善于总结归纳，抓住要点，多运用图表形式体现异同，使内容直观明了。

四、学情分析与教学预测

（一）学情分析

本教案的教学对象是五年制非骨伤类中医专业和针推专业的学生，他们具有一定的中医基础理论和临床思辨能力，非骨伤方向的学生学习中医骨伤科学存在较大困难：其一，由于将来所从事的临床工作接触骨病的机会很少，故学习兴趣不高。其二，中医骨伤科学不同于其他中医临床学科，在强调中医整体观念的同时，更注重对局部解剖结构的掌握和实践技能的训练，故学习难度较大。其三，因学生入学后首先学习的是基础理论各科及内科学等理论性较强的课程，骨伤科的学习往往沿用基础理论和内科学的教学方法，一些操作往往是死记硬背，不能形成形象思维。

作为一门临床学科，中医骨伤科学无论是手法还是手术治疗，均需有较强的动手能力，这就要求病案的设计要紧扣临床操作，进行针对性较强的教学。设计病案时，要注意病案与教材章节的内容保持一致，使病案确能为授课内容服务，并起到引子的作用，而不是哗众取宠。要让授课内容和抽象理论在病例中有所体现，寓所教理论于病案中，使学生在直观教学中理解中医骨伤科学理论，掌握基本操作。

中医骨伤科学是中医学和针灸推拿学专业的主干课程。根据专业特点的不同，适当调整授课重点，增强师生互动，可以相对降低学习难度，提高课堂教学质量。

（二）教学预测

1. 中医学专业 基于中医学专业学生在辨证施治方面的优势，讲授总论时，可将骨病的病因病机、四诊和药物治疗法作为重点，深入剖析，让学生知晓骨伤科知识并不仅仅与解剖相关，与中医的辨证施治也紧密联系。例如，骨病的辨证治疗就是中医学辨证论治特色的体现。

2. 针灸推拿专业 针灸推拿专业的学生对经络腧穴和推拿按摩的知识掌握较好，针灸推拿在骨关节炎、骨质疏松症、股骨头缺血性坏死的治疗方面均具有良好效果，故在这些章节可适当发挥学生的专业优势，提高其积极性。因为只有乐学，才能使学生全身心地投入，从而获得更好的学习效果，提高教学质量。

五、教学方法与教学策略

（一）教学策略

本章节的骨病内容比较抽象、枯燥，也是本课程的难点。为了提高教学效果，达到预期目的，应从以下几方面入手。

1. 活跃课堂氛围，调动学生的积极性，激发学习兴趣，让学生轻松学，在不知不觉中学，而不拘泥于“教师讲，学生学”。教师走下讲台，与学生融为一体，相互讨论，各抒己见，最后对照教材梳理知识，总结要点。例如，学习本章重点内容骨关节炎、股骨头缺血性坏死、骨质疏松症前让学生合上课本，思考身边是否有患这些疾病的人？其临床表现有哪些？使用过什么治疗方法？无论学生回答正确与否都要予以鼓励，最后打开课本和课件进行系统学习，给出正确解答。

2. 充分利用教具、示意图，使抽象的知识具体、直观，有助于学生掌握。如讲化脓性骨髓炎及关节炎、骨结核的感染方式时可画简图进行直观讲解。

3. 充分发挥多媒体优势，播放真实的图片、解剖学的图片、视频、临床案例等。如讲骨病的临床表现时，可用真实的患者图片，让学生亲眼见到骨病的临床表现和特征。

（二）教学方法

1. 图示教学法　骨病教学需提供直观的示意图，以使抽象的内容具体化、形象化，便于学生理解。该方法主要用于某些感染性骨病传播途径的讲解。

2. 案例教学法　讲解骨病的基本知识相对较枯燥，结合临床病例进行讲解，有助于提高教学效果。例如，讲授本章重点内容骨关节炎、股骨头缺血性坏死、骨质疏松症时，采用完整的临床病例，从受伤机制、临床表现、体格检查、影像学资料到治疗，全面分析骨病的诊断与治疗过程，将教材涉及的知识点串联起来。

3. 直观教具法　将真实的影像学资料、教学模型带入课堂，激发学生的好奇心及兴趣，充分调动学生的积极性，活跃课堂氛围，提高学习效率，拉近课堂与临床的距离。该方法主要用于骨病影像学特征方面的讲解。

（三）板书设计

将黑板一分为二，左侧为教学提纲板书区，右侧为临时板书区。

主板书区 （教学提纲板书区）	副板书区 （配合课件临时板书区）
标题： 一、概念（解剖） 二、病因病机 三、诊查要点 四、鉴别诊断 五、治疗 六、预防和调护	1. 知识点详解 2. 画图 3. 课堂知识延伸 4. 其他

六、课堂教学与媒体教学结合

骨病的病因病机、诊查要点、治疗及预防和调护以教师讲授为主，配合多媒体课件、网络教学数字资源辅助教学。比如课程导入、解剖特点、诊断与鉴别诊断、典型病案讨论可采用 PPT 结合视频、图片进行教学。多媒体课件交互性强，教师在演示时能灵活机动，迅速方便，轻松省时，使课堂教学容量增大。借助多媒体能直观、生动、形象地展现真实的场景。这样所取得的教学效果远比单纯讲解要好许多。多媒体课件以文字、图像、色彩、声音等对学生进行多样化刺激和诱导，能调动其学习积极性，激发其学习兴趣。有的内容比较抽象，难以理解，教师用语言不易描述，采用多媒体教学可将传统教学手段难以讲清楚的内容变得直观、生动。

多媒体课件与板书结合。幻灯为主要授课工具，对典型的临床表现、临床案例，采用图片、视频、现场演示能使学生更直观地理解。板书是对重点内容的概括或详解，或强调重点，在课程总结时具有重要作用。

七、教学过程

教学过程见表 6–4。

表 6–4　骨病的教学过程

<table>
<tr><th colspan="5">化脓性骨髓炎（20 分钟）</th></tr>
<tr><td rowspan="4">教学过程</td><th>教学步骤</th><th>教学内容</th><th>教学形式与手段</th><th>时间（分钟）</th></tr>
<tr><td>1. 课程导入</td><td>用一张描述骨质疏松症的简图阐述骨病的定义及对人类健康产生的危害，导入骨病治疗目标及治疗要求（图 6–1）
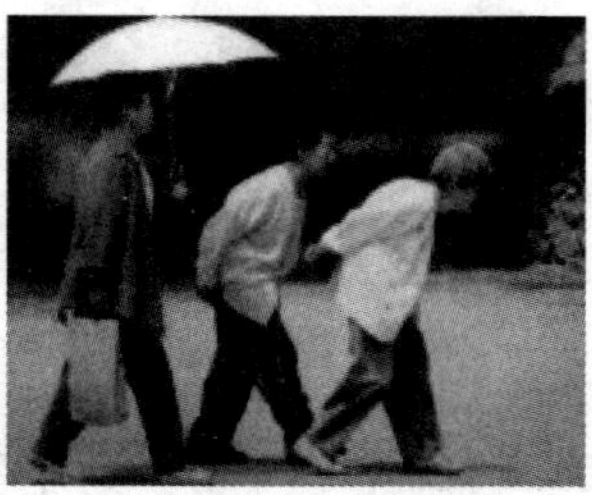
图 6–1　骨质疏松症</td><td>用一张大众化图片，描述一个普遍存在的疾病现象，引起学生对骨病的兴趣，让学生展开想象，同时直观体现了骨病的治疗目标</td><td>2</td></tr>
<tr><td>2. 讲解概念</td><td>重点
一个概念：什么是化脓性骨髓炎
两个中医学病名：无头疽、附骨疽
三条感染途径：血源性、开放骨折感染、邻近软组织感染蔓延</td><td>用解剖学图片及骨骼模型让学生直观认识并了解这几个知识点</td><td>2</td></tr>
<tr><td>3. 病因病机</td><td>（1）病因病机（重点，见图 6–2）
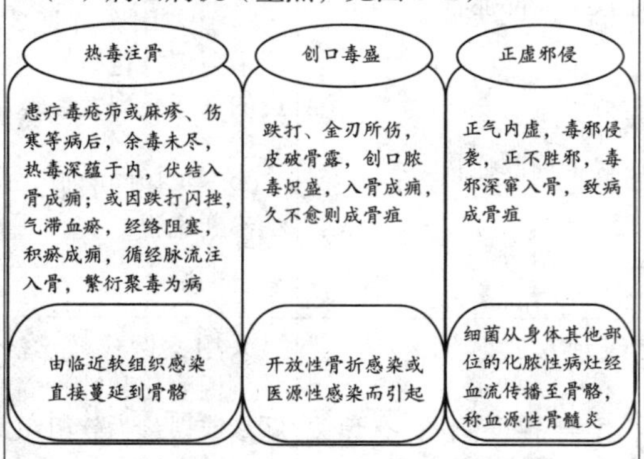

图 6–2　病因病机</td><td>（1）引经据典，启发式讲解骨病的病因病机</td><td>4</td></tr>
</table>

续表

<table>
<tr><th colspan="5">化脓性骨髓炎（20 分钟）</th></tr>
<tr><th></th><th>教学步骤</th><th>教学内容</th><th>教学形式与手段</th><th>时间（分钟）</th></tr>
<tr><td rowspan="3">教学过程</td><td></td><td>（2）扩散途径（重点，图 6–3）
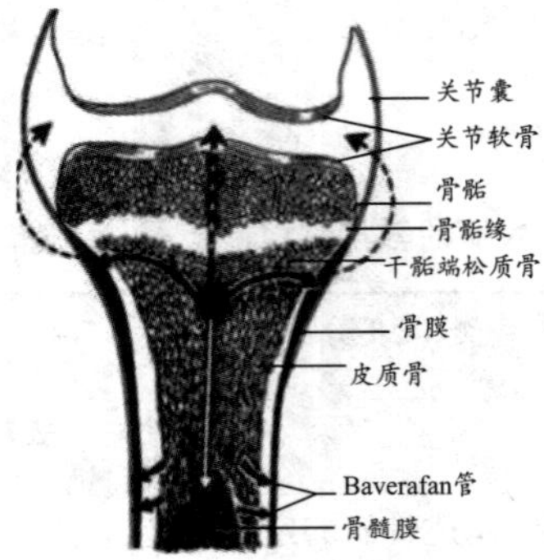

图 6–3　扩散途径
（3）转归（重点，图 6–4）
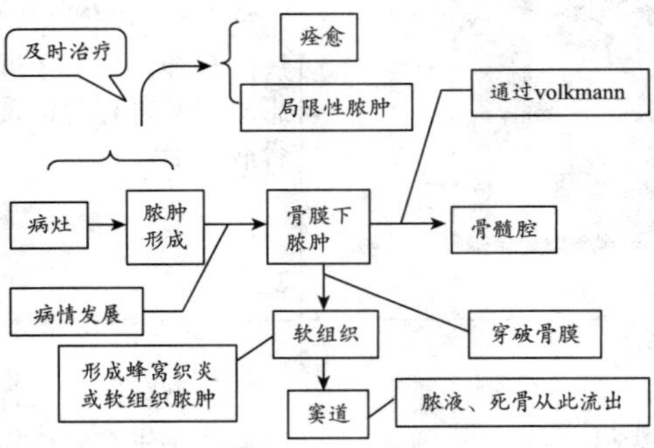

图 6–4　转归</td><td>（2）用图片方式直观展示化脓性骨髓炎的扩散途径及 3 种转归</td><td></td></tr>
<tr><td>4. 诊查要点</td><td>（1）急性化脓性骨髓炎
①临床表现：全身症状 + 局部症状
②实验室检查
③影像学
（2）慢性化脓性骨髓炎
①临床表现：全身症状 + 局部症状
②实验室检查
③影像学
（重点）</td><td>（1）采用图片形式，展示急慢性化脓性骨髓炎的临床表现及影像学表现
（2）采用图表形式归纳诊断流程</td><td>4</td></tr>
<tr><td>5. 鉴别诊断</td><td>（1）Ewing 肉瘤：X 线片有放射状、“葱皮”样骨膜反应
（2）化脓性关节炎：主要根据部位，有无关节内肿胀，关节穿刺液涂片或培养</td><td>采用案例式教学法，举例说明化脓性骨髓炎漏诊或误诊为软组织急性化脓性感染</td><td>2</td></tr>
</table>

续表

<table>
<tr><th colspan="5">化脓性骨髓炎（20分钟）</th></tr>
<tr><th></th><th>教学步骤</th><th>教学内容</th><th>教学形式与手段</th><th>时间（分钟）</th></tr>
<tr><td rowspan="4">教学过程</td><td></td><td>（3）软组织急性化脓性感染：全身症状轻，位置表浅，范围较小，局限性。X线检查可见骨膜反应，但无骨小梁紊乱，骨质及髓腔内无变化
（难点）</td><td></td><td></td></tr>
<tr><td>6. 治疗</td><td>（1）中医辨证施治（图6-5）
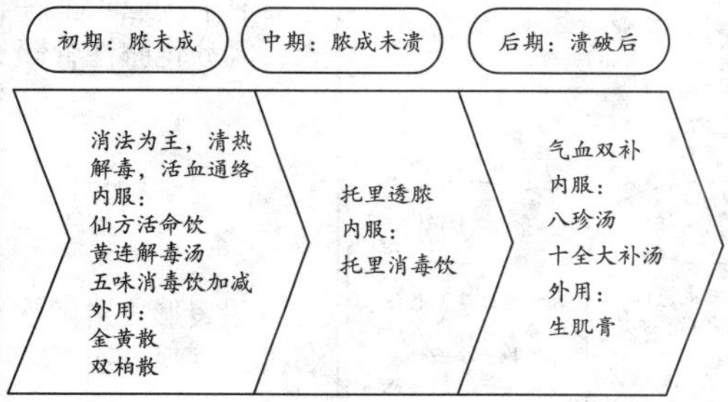

图6-5　中医辨证施治
（2）非手术治疗（图6-6）
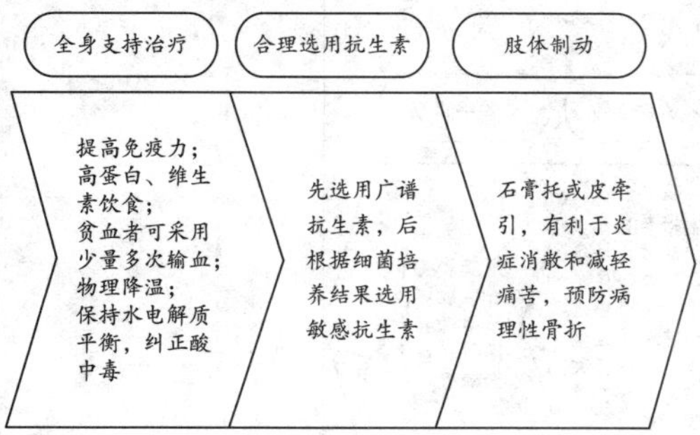

图6-6　非手术治疗
（3）手术治疗：讲解适应证、禁忌证及手术方法</td><td>（1）回顾性教学：复习药物内外治法相关知识
（2）我院治疗的三联疗法：彻底清创+九华膏换药+克炎健骨汤
（3）案例式教学法：串联知识点</td><td>4</td></tr>
<tr><td>7. 预防与调护</td><td>强调化脓性骨髓炎早期防治的重要性</td><td>采用启发式提问，化脓性骨髓炎的扩散途径</td><td>1</td></tr>
<tr><td>8. 总结</td><td>（1）重点知识回顾
（2）化脓性骨髓炎的诊断与治疗流程</td><td>总结回顾，突出重点</td><td>1</td></tr>
</table>

续表

<table>
<tr><th colspan="5">化脓性关节炎（20 分钟）</th></tr>
<tr><th></th><th>教学步骤</th><th>教学内容</th><th>教学形式与手段</th><th>时间（分钟）</th></tr>
<tr><td rowspan="5">教学过程</td><td>1. 课程导入</td><td>复习化脓性骨髓炎相关重点知识，从化脓性骨髓炎的概念衍生过渡到化脓性关节炎
提示学生在学习本节内容同时，及时回顾对照化脓性骨髓炎</td><td>采用提问式教学法，了解学生对上节课知识的掌握情况
提醒学生边学习边思考化脓性关节炎与化脓性骨髓炎的异同</td><td>2</td></tr>
<tr><td>2. 讲解概念</td><td>什么是化脓性关节炎、环跳疽</td><td>抓住关键词理解概念，区分化脓性骨髓炎</td><td>1</td></tr>
<tr><td>3. 病因病机</td><td>（1）病因病机（图 6–7）
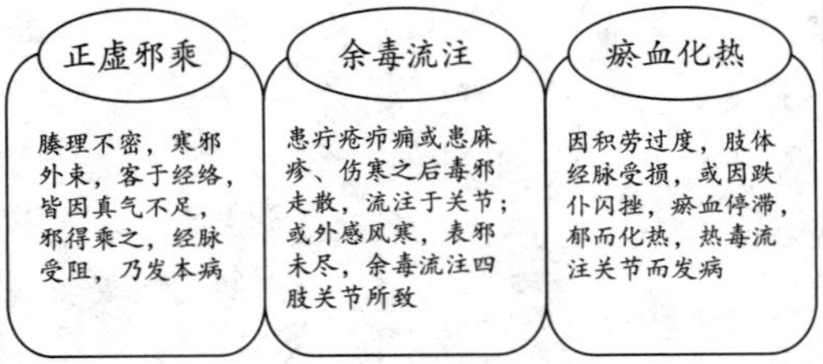

图 6–7　病因病机
（2）发展阶段（图 6–8）
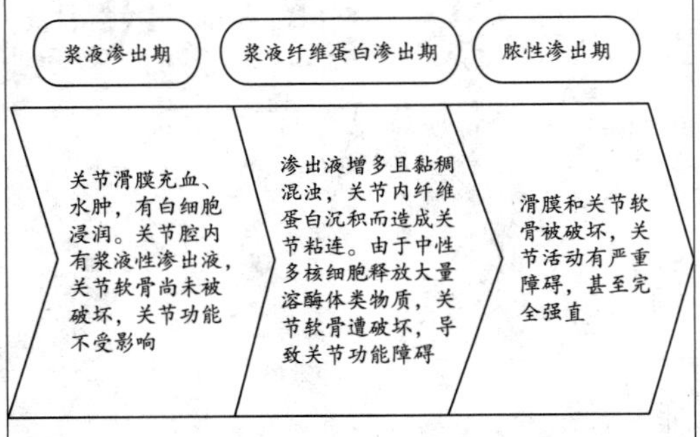

图 6–8　发展阶段</td><td>用图表形式讲解病因病机，直观、明了</td><td>3</td></tr>
<tr><td>4. 诊查要点</td><td>（1）全身症状
（2）局部症状
（3）实验室检查
（4）影像学</td><td>（1）采用图片形式展示临床表现及影像学表现
（2）采用图表形式归纳诊断流程</td><td>4</td></tr>
<tr><td>5. 鉴别诊断</td><td>（1）化脓性骨髓炎：化脓性关节炎病灶处于关节内，化脓性骨髓炎处于关节外
（2）关节结核：关节症状 + 结核全身症状
（3）风湿性关节炎：游走性的多关节炎，常呈对称性，可有红肿热痛，但不化脓</td><td>采用案例式教学法，举例说明化脓性关节炎漏诊或误诊为化脓性骨髓炎</td><td>4</td></tr>
</table>

续表

<table>
<tr><th colspan="5">化脓性关节炎（20 分钟）</th></tr>
<tr><th></th><th>教学步骤</th><th>教学内容</th><th>教学形式与手段</th><th>时间（分钟）</th></tr>
<tr><td rowspan="3">教学过程</td><td>6. 治疗</td><td>（1）中医辨证施治（图 6–9）
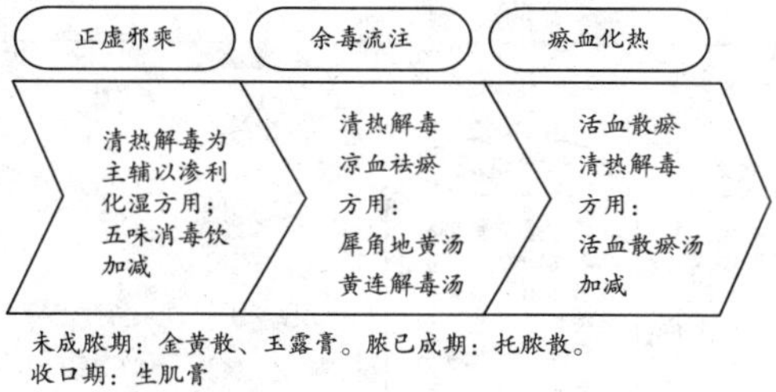

图 6–9 中医辨证施治
（2）非手术治疗（图 6–10）
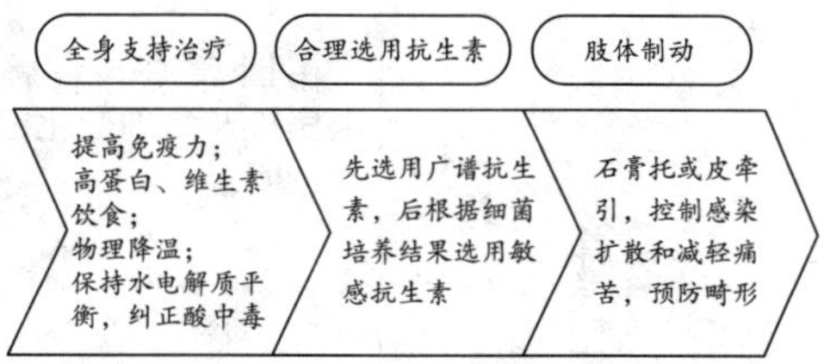

图 6–10 非手术治疗
（3）手术治疗：讲解手术方式及适应证</td><td>（1）回顾性教学：复习药物内外治法相关知识
（2）案例式教学法：串联知识点</td><td>4</td></tr>
<tr><td>7. 预防与调护</td><td>强调化脓性关节炎早期防治的重要性</td><td>采用启发式提问，化脓性关节炎的感染途径</td><td>1</td></tr>
<tr><td>8. 总结</td><td>（1）重点知识回顾
（2）化脓性关节炎的诊断与治疗流程</td><td>总结回顾，突出重点</td><td>1</td></tr>
<tr><th colspan="5">骨关节结核（20 分钟）</th></tr>
<tr><th></th><th>教学步骤</th><th>教学内容</th><th>教学形式与手段</th><th>时间（分钟）</th></tr>
<tr><td rowspan="2">教学过程</td><td>1. 课程导入</td><td>复习化脓性关节炎相关重点知识，从化脓性关节炎的概念衍生过渡到骨关节结核
提示学生在学习本节内容同时，及时回顾对照化脓性关节炎</td><td>（1）采用提问式教学法，了解学生对上节课知识的掌握情况
（2）提醒学生边学习边思考骨关节结核与化脓性关节炎的异同</td><td>2</td></tr>
<tr><td>2. 讲解概念</td><td>（1）概念：什么是骨关节结核
（2）中医病名：流痰
髋关节——环跳痰
胸背部——龟背痰</td><td>用解剖学图片让学生直观认识并了解这几个知识点</td><td>2</td></tr>
</table>

续表

骨关节结核（20分钟）				
	教学步骤	教学内容	教学形式与手段	时间（分钟）
教学过程		膝部——鹤膝痰 踝部——穿拐痰		
	3.病因病机	（1）病因病机（图6–11） 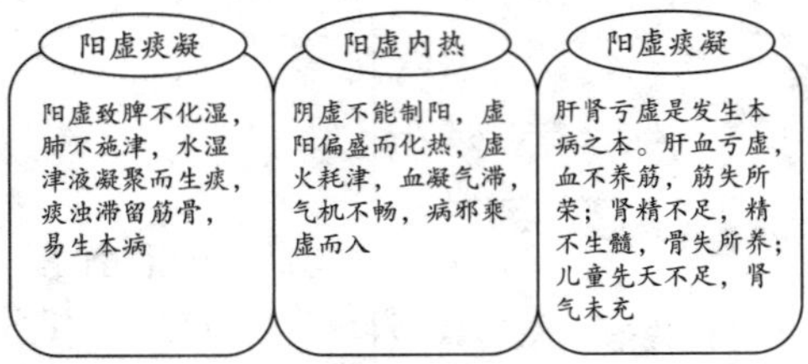 图6–11　病因病机 （2）病理变化（图6–12） 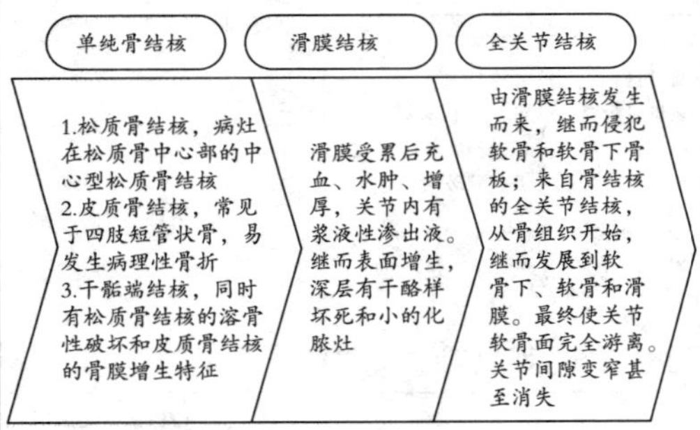 图6–12　病理变化 （3）分型：①单纯骨结核。②滑膜结核。③全关节结核	用图表形式讲解病因病机及病理变化，直观、明了	4
	4.诊查要点	（1）诊查要点（图6–13） 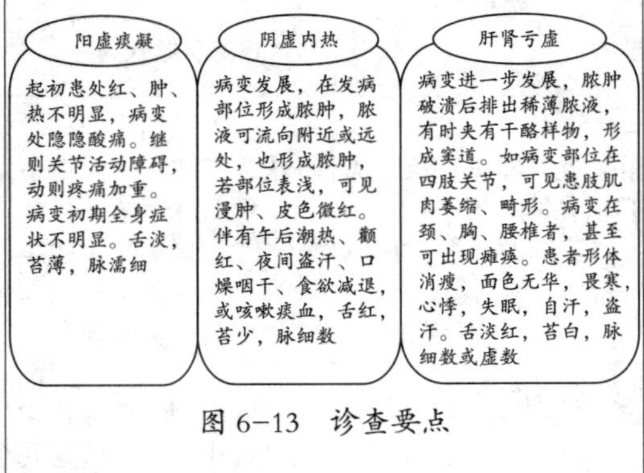 图6–13　诊查要点 （2）实验室检查 （3）影像学	（1）采用图片形式展示临床表现及影像学表现 （2）采用图表形式归纳诊断流程 （3）穿插串联讲述脊柱结核、髋关节结核、膝关节结核的诊查要点，突出不同部位骨关节结核的特点	4

续表

骨关节结核（20 分钟）				
	教学步骤	教学内容	教学形式与手段	时间（分钟）
教学过程	5. 鉴别诊断	与类风湿性关节炎、化脓性关节炎、风湿性关节炎等鉴别 （难点）	采用案例式教学法，举例说明骨关节结核漏诊或误诊为化脓性关节炎	2
	6. 治疗	（1）中医辨证施治（图 6–14） **阳虚痰凝：**治以补肾温经，散寒化痰 方用：阳和汤加减 外用回阳玉龙膏、阳和解凝膏，配合隔姜灸 **阴虚内热：**治以养阴清热托毒 方用：六味地黄丸合清骨散、透脓散加减脓已成可穿刺抽脓，或切开引流 **肝肾亏虚：**治以补养肝肾 方用：左归丸 若窦道管口凹陷，周围皮色紫暗，不易收口，可外用贴敷生肌玉红膏 图 6–14　中医辨证施治 （2）抗结核药物全身治疗 （3）局部治疗 （4）手术治疗	（1）回顾性教学：复习药物内外治法相关知识 （2）案例式教学法：串联知识点	4
	7. 预防与调护	抗结核药物的用药原则与注意事项	采用启发式提问，不同部位骨关节结核各有何临床表现特点	1
	8. 总结	（1）重点知识回顾 （2）骨关节结核的诊断与治疗流程	总结回顾，突出重点	1

骨骺炎（10 分钟）				
	教学步骤	教学内容	教学形式与手段	时间（分钟）
教学过程	1. 课程导入	复习髋关节结核相关重点知识。从髋关节结核的概念衍生过渡到股骨头骨骺炎 提示学生在学习本节内容同时，及时回顾对照髋关节结核	（1）采用提问式教学法，了解学生对上节课知识的掌握情况 （2）提醒学生边学习边思考股骨头骨骺炎与髋关节结核的异同	1
	2. 讲解概念	概念：什么是骨骺炎	用解剖学图片及骨骼模型让学生直观认识并了解这几个知识点	1

续表

骨骺炎（10 分钟）				
	教学步骤	教学内容	教学形式与手段	时间（分钟）
教学过程	3. 病因病机	（1）中医学认识：①先天不足。②正虚邪侵。③气滞血瘀 （2）西医病理过程	采用图表形式讲解病因病机	1
	4. 诊查要点	①股骨头骨骺炎：临床表现。②影像学：X线表现分度（四度）	（1）采用图片形式展示股骨头骨骺炎的临床表现及影像学表现 （2）采用图表形式归纳诊断流程	2
	5. 鉴别诊断	（1）髋关节结核 （2）股骨头骨骺滑脱症的鉴别	采用案例式教学法，举例说明股骨头骨骺炎漏诊或误诊为髋关节结核	1
	6. 治疗	（1）中医辨证施治 （2）非手术治疗 （3）手术治疗	案例式教学法：串联知识点	2
	7. 预防与调护	强调早诊断、早治疗；适时指导功能锻炼	注意事项	1
	8. 总结	重点知识回顾	总结回顾，突出重点	1

股骨头缺血性坏死（20 分钟）				
	教学步骤	教学内容	教学形式与手段	时间（分钟）
教学过程	1. 课程导入	2003 年的“非典”是人类与病毒之间的一场险恶战争，最终医学取得了胜利。可是在胜利的背后，却遗留了两大并发症，其中之一就是股骨头缺血性坏死	两张 15 年前的照片导入本次课程的主题	2
	2. 讲解概念	（1）概念 （2）中医病名（图 6–15） 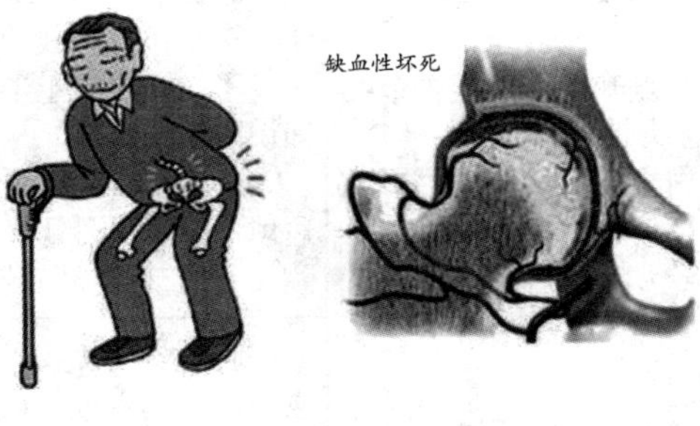 图 6–15 股骨头缺血性坏死	从股骨头的血运结合图片讲解病名	2

续表

股骨头缺血性坏死（20分钟）				
	教学步骤	教学内容	教学形式与手段	时间（分钟）
教学过程	3. 病因病机	（1）病因病机：①肝肾亏虚。②正虚邪侵。③气滞血瘀 （2）西医学病因：①创伤。②激素。③酗酒	用图表及图片形式讲解病因病机	4
	4. 诊查要点	（1）病史：外伤，酗酒，长时间大量激素 （2）症状：髋疼痛，跛行，髋活动障碍（图6–16） 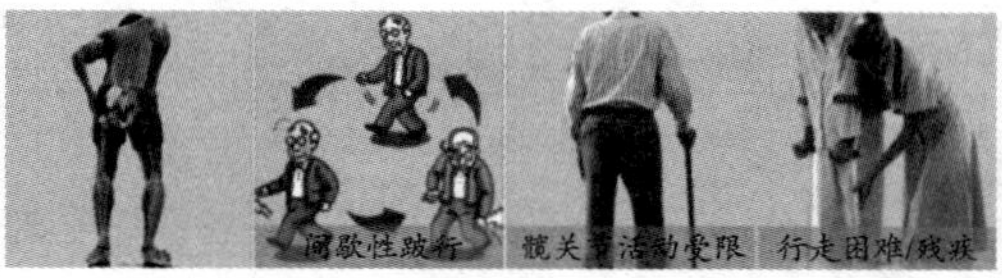 图6–16　股骨头缺血性坏死的症状 （3）体征：早期：4字试验、髋关节屈曲挛缩试验。晚期：髋关节各方向活动受限、短缩，髋承重机能实验（+） （4）影像学：Ficat分期 （重点）	采用图片形式展示股骨头缺血性坏死的临床表现及影像学表现	4
	5. 鉴别诊断	（1）髋关节结核 （2）类风湿性关节炎 （3）风湿性关节炎 （难点）	采用案例式教学法，举例说明股骨头缺血性坏死漏诊或误诊为髋关节结核	2
	6. 治疗	（1）中医辨证施治 （2）非手术治疗 （3）手术治疗：讲解手术治疗方法	（1）回顾性教学：复习药物内外治法相关知识 （2）案例式教学法	4
	7. 预防与调护	去除致病因素，早诊断，早治疗	采用启发式提问：股骨头缺血性坏死如何早发现	1
	8. 总结	重点知识回顾	总结回顾，突出重点	1

骨关节炎（10分钟）				
	教学步骤	教学内容	教学形式与手段	时间（分钟）
教学过程	1. 课程导入	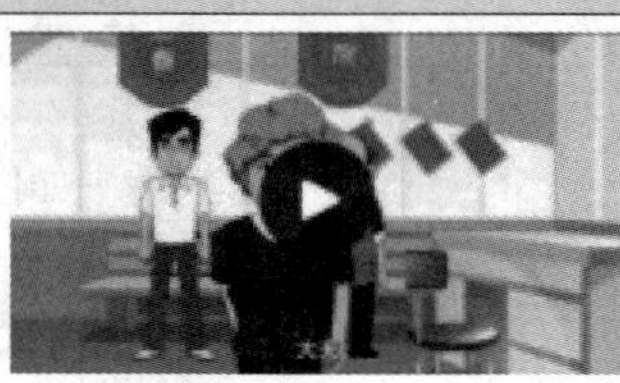 图6–17　动画视频	以动画视频作为开端（图6–17），既可活跃课堂气氛，又能激发学生思考	3

续表

<table>
<tr><th colspan="5">股骨头缺血性坏死（20 分钟）</th></tr>
<tr><th rowspan="9">教学过程</th><th>教学步骤</th><th>教学内容</th><th>教学形式与手段</th><th>时间（分钟）</th></tr>
<tr><td></td><td>播放一段动画视频，导入本次课程的内容——骨关节炎</td><td></td><td></td></tr>
<tr><td>2. 讲解概念</td><td>（1）概念：增生性关节炎、肥大性关节炎、老年性关节炎、骨关节病等
（2）主要病变：关节软骨退变、骨质增生
（3）发病年龄：中老年人
（4）发病部位：负重大关节</td><td>用图片让学生直观认识骨关节炎</td><td>2</td></tr>
<tr><td>3. 病因病机</td><td>（1）中医学认识：①肝肾亏虚。②慢性劳损
（2）西医学认识（图 6–18）
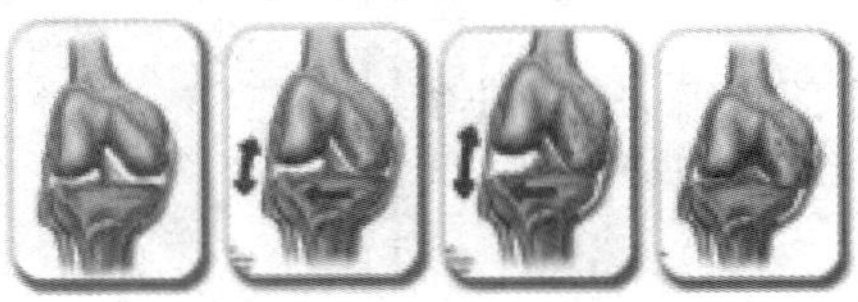
图 6–18　骨关节炎的病因</td><td>用图表形式讲解病因病机，直观易懂</td><td>2</td></tr>
<tr><td>4. 诊查要点</td><td>症状：关节疼痛、肿胀、功能障碍
体征：关节压痛、畸形、活动度较小、骨摩擦音（摩擦感）
影像学检查
（重点）</td><td>（1）采用图片形式展示骨关节炎的临床表现及影像学表现
（2）采用图表形式归纳诊断流程</td><td>4</td></tr>
<tr><td>5. 鉴别诊断</td><td>（1）骨关节结核
（2）类风湿性关节炎
（3）风湿性关节炎
（难点）</td><td>采用案例式教学法，举例说明骨关节炎或误诊为骨关节结核</td><td>3</td></tr>
<tr><td>6. 治疗</td><td>（1）中医辨证施治
（2）非手术治疗
（3）手术治疗：讲解手术适应证及手术方式</td><td>（1）回顾性教学：复习药物内外治法相关知识
（2）案例式教学法：串联知识点</td><td>4</td></tr>
<tr><td>7. 预防与调护</td><td>适时指导，加强功能锻炼</td><td>采用启发式提问：日常生活中如何预防骨关节炎</td><td>1</td></tr>
<tr><td>8. 总结</td><td>（1）重点知识回顾
（2）骨关节炎的诊断与治疗流程</td><td>总结回顾，突出重点</td><td>1</td></tr>
</table>

续表

<table>
<tr><th colspan="5">骨质疏松症（20 分钟）</th></tr>
<tr><th></th><th>教学步骤</th><th>教学内容</th><th>教学形式与手段</th><th>时间（分钟）</th></tr>
<tr><td rowspan="3">教学过程</td><td>1. 课程导入</td><td>用两张简图阐述骨质疏松症对人类健康产生的危害，导入骨质疏松症的话题（图 6-19）
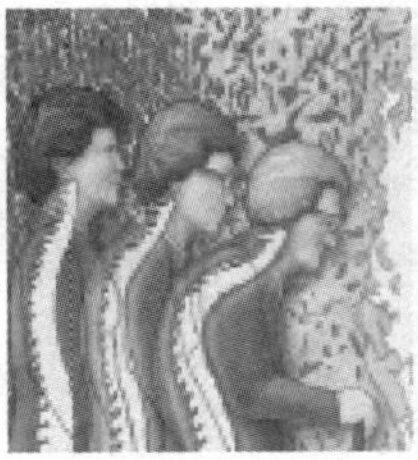
图 6-19　骨质疏松示意图（1）
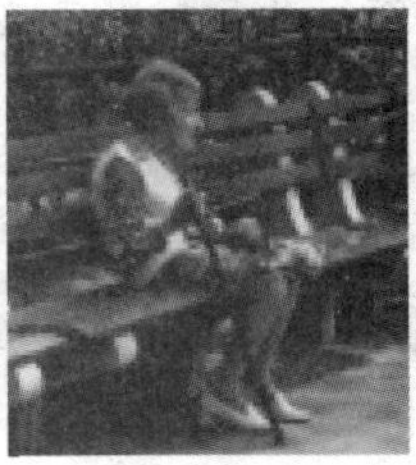
图 6-19　骨质疏松示意图（2）</td><td>采用两张骨质疏松的代表性图片，引起学生对骨质疏松症的初步认识</td><td>2</td></tr>
<tr><td>2. 讲解概念</td><td>概念：单位体积骨量减少（图 6-20）
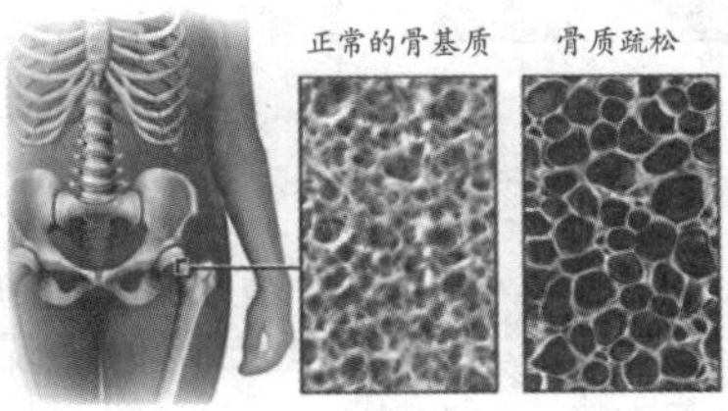

图 6-20　骨量减少示意图</td><td>用示意图直观讲解概念，便于理解和掌握</td><td>2</td></tr>
<tr><td>3. 病因病机</td><td>（1）中医学认识
（2）病因病机（图 6-21）
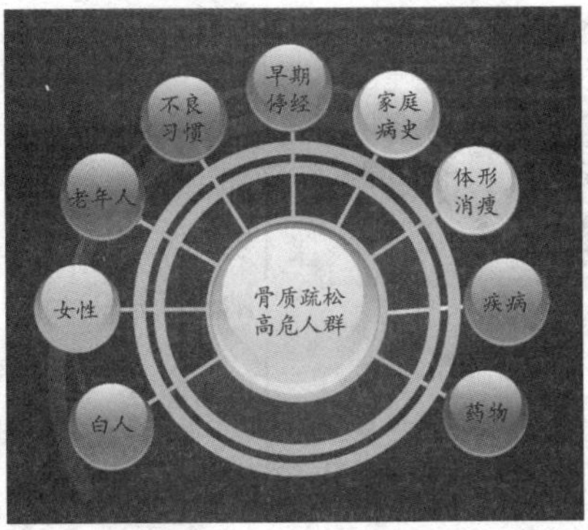

图 6-21　骨质疏松症的病因病机</td><td>引经据典，启发式讲解中医学对骨质疏松症的认识；用图片、图表形式直观展示骨质疏松症的病因病机及危险因素</td><td>4</td></tr>
</table>

续表

<table>
<tr><th colspan="5">骨质疏松症（20 分钟）</th></tr>
<tr><th></th><th>教学步骤</th><th>教学内容</th><th>教学形式与手段</th><th>时间（分钟）</th></tr>
<tr><td>教学过程</td><td>4. 诊查要点</td><td>（3）危险因素（图 6–22）
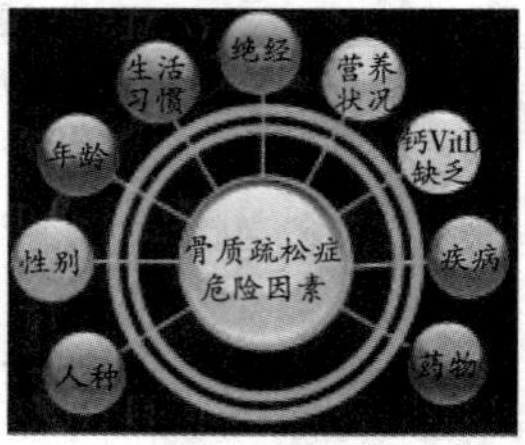

图 6–22　骨质疏松症的危险因素
（重点）
（1）症状：疼痛
（2）体征：畸形、骨折、功能障碍（图 6–23）
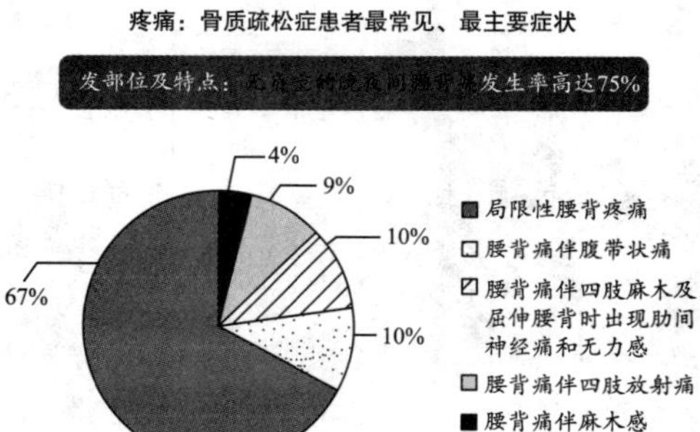

图 6–23　骨质疏松症常见症状
（3）影像学检查
（4）骨密度的测定（图 6–24）
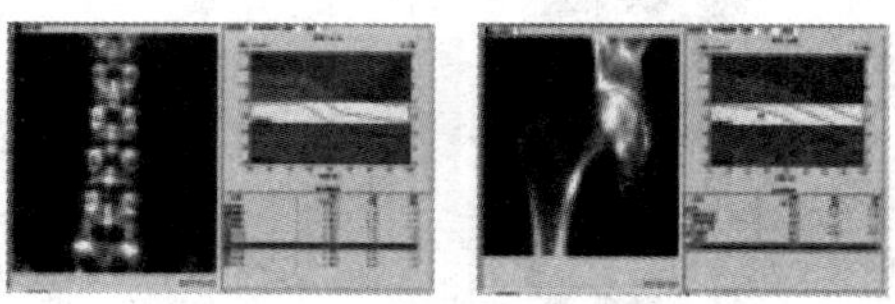
图 6–24　骨密度测定
（5）诊断标准（图 6–25）
<table><tr><th>诊断</th><th>指标</th></tr><tr><td>骨量正常</td><td>T 值≥ –1.0</td></tr><tr><td>骨量低下</td><td>–2.5 < T 值< –1.0</td></tr><tr><td>骨质疏松</td><td>T 值≤ –2.5 或发生脆性骨折</td></tr></table>图 6–25　骨质疏松症诊断标准</td><td>（1）采用图片形式展示骨质疏松症的临床表现及影像学表现

（2）采用图表形式归纳诊断流程</td><td>4</td></tr>
</table>

续表

骨质疏松症（20分钟）				
	教学步骤	教学内容	教学形式与手段	时间（分钟）
教学过程	5. 鉴别诊断	（1）骨质软化症 （2）多发性骨髓瘤 （3）原发性甲状旁腺功能亢进症（难点）	采用案例式教学法，举例说明骨质疏松症或误诊为骨质软化症	2
	6. 治疗	（1）中医辨证施治 （2）营养支持和功能锻炼 （3）针对原发病的治疗	（1）回顾性教学：复习药物内治法相关知识 （2）案例式教学法：串联知识点	4
	7. 预防与调护	适时指导，加强功能锻炼	采用启发式提问：骨质疏松症的诊断标准	1
	8. 总结	（1）重点知识回顾 （2）骨质疏松症的诊断与治疗流程	总结回顾，突出重点	1

骨肿瘤（20分钟）				
	教学步骤	教学内容	教学形式与手段	时间（分钟）
教学过程	1. 课程导入	用一张简图阐述骨肿瘤的定义及对人类健康产生的危害，引出本节课的重点内容——骨肿瘤（图6–26） 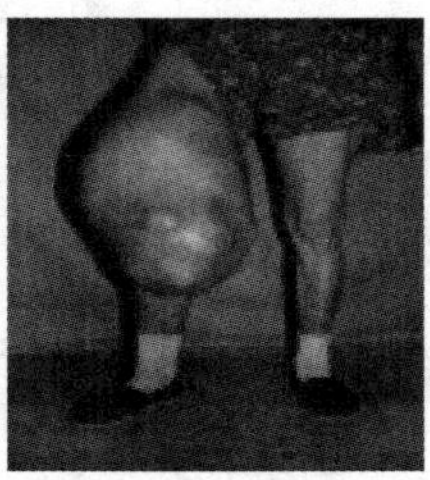 图6–26 骨肿瘤示意图	用一张极具视觉冲击力的图片，引起学生对骨肿瘤的兴趣，让学生开动想象	2
	2. 讲解概念	（1）概念 （2）骨肿瘤来源 （3）中医学认识	用解剖学图片及骨骼模型让学生直观认识并了解这几个知识点	2
		（1）病因病机（图6–27） 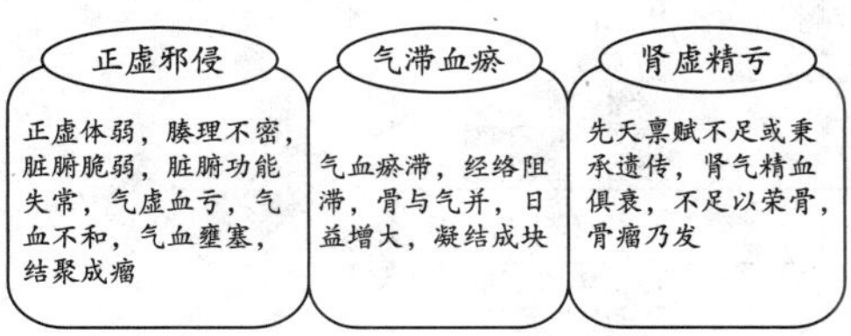 图6–27 骨肿瘤的病因病机		

续表

<table>
<tr><th colspan="5">骨肿瘤（20 分钟）</th></tr>
<tr><th></th><th>教学步骤</th><th>教学内容</th><th>教学形式与手段</th><th>时间（分钟）</th></tr>
<tr><td>教学过程</td><td>3. 病因病机</td><td>
（2）分类
①根据病灶来源分（图 6–28）
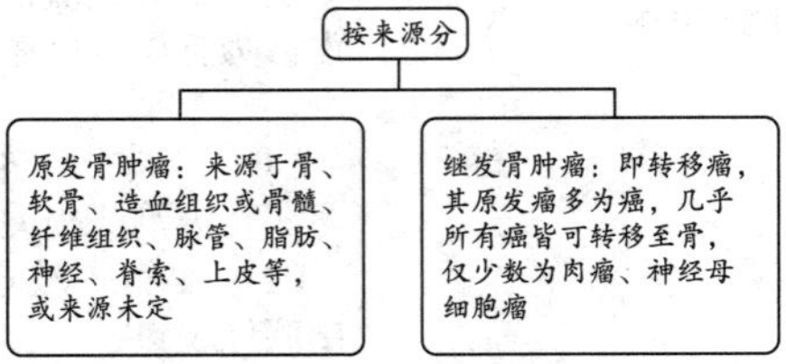

图 6–28　骨肿瘤的来源分类
②根据分化程度及性质分（表 6–5）
表 6–5　骨肿瘤的分化程度与性质分类
<table>
<tr><th>组织来源</th><th>良性</th><th>中间型（相对恶性、低度恶性）</th><th>恶性</th></tr>
<tr><td>骨来源</td><td>骨瘤
骨样骨瘤
良性成骨细胞瘤</td><td></td><td>骨肉瘤
皮质旁骨肉瘤
恶性或骨细胞瘤</td></tr>
<tr><td>软骨来源</td><td>骨软骨瘤（单发、多发）
软骨瘤（单发、多发）
良性成软骨细胞瘤
软骨黏液样纤维瘤</td><td>透明细胞软骨肉瘤</td><td>软骨肉瘤
间充质软骨肉瘤
未分化骨肉瘤
恶性成软骨细胞瘤
恶性软骨黏液样纤维瘤</td></tr>
<tr><td>纤维来源</td><td>成纤维性纤维瘤
骨化性纤维瘤
非骨化性纤维瘤</td><td></td><td>纤维肉瘤</td></tr>
<tr><td>组织细胞或纤维组织细胞来源</td><td>良性纤维组织细胞瘤
骨巨细胞瘤 I 级</td><td>骨巨细胞瘤 II 级</td><td>恶性纤维组织细胞瘤
骨巨细胞瘤Ⅲ级</td></tr>
<tr><td>骨髓来源</td><td></td><td></td><td>骨髓瘤（多发、单发）
尤因肉瘤
恶性淋巴瘤
（1）霍奇金病
（2）非霍奇金病性淋巴瘤</td></tr>
<tr><td>血管来源</td><td>血管瘤（单、多发）</td><td>血管内皮细胞瘤
侵袭性血管外皮细胞瘤</td><td>血管肉瘤
恶性血管外皮细胞瘤</td></tr>
<tr><td>神经来源</td><td>淋巴管瘤
血管球瘤
神经鞘瘤
神经纤维瘤
节神经瘤</td><td></td><td>恶性神经鞘瘤</td></tr>
<tr><td>脂肪来源</td><td>脂肪瘤</td><td></td><td>脂肪肉瘤</td></tr>
<tr><td>脊索来源</td><td></td><td></td><td>脊索瘤</td></tr>
<tr><td>“上皮包涵性”来源</td><td></td><td></td><td>长骨“釉质器瘤”
长骨“滑膜肉瘤”
长骨“基底细胞癌”</td></tr>
<tr><td>间充质或混合间充质来源</td><td>良性间充质瘤</td><td></td><td>恶性间充质瘤</td></tr>
<tr><td>其他来源</td><td></td><td></td><td>骨的横纹肌肉瘤
平滑肌肉瘤
腺泡状肉瘤</td></tr>
</table>
</td><td>引经据典，启发式讲解骨肿瘤的病因病机
用列表方式直观展示骨肿瘤的分类</td><td>4</td></tr>
</table>

续表

骨肿瘤（20分钟）				
	教学步骤	教学内容	教学形式与手段	时间（分钟）
教学过程	4. 诊查要点	（1）中医辨证 （2）发病部位 （3）发病年龄 （4）病程 （5）临床表现 （6）实验室检查 （7）影像学检查 （8）骨肿瘤的外科分级（难点）	（1）采用图片、图表方式，对比良性骨肿瘤和恶性骨肿瘤的临床表现及影像学表现 （2）采用图表形式归纳诊断流程	4
	5. 鉴别诊断	（1）先天性发育异常引起的骨病变 （2）内分泌紊乱引起的骨病变 （3）原因不明的骨病变 （4）感染性骨疾病 （5）外伤引起的病变（难点）	采用案例式教学法，举例说明良恶性骨肿瘤漏诊或误诊	2
	6. 治疗	（1）中医辨证施治 （2）非手术治疗：放疗、化疗、免疫治疗 （3）手术治疗	案例式教学法：串联知识点	4
	7. 预防与调护	增强体质，既病防变；早诊断，早治疗	采用启发式提问，骨肿瘤的外科分级GTM系统	1
	8. 总结	（1）重点知识回顾 （2）骨肿瘤的诊断与治疗流程	总结回顾，突出重点	1

八、教学互动环节设计

骨病是中医骨伤科学中较为抽象的内容，缺乏直观的立体教具及操作。学生容易混淆各节知识点，故厘清学生思路是教学的难点。为了让学生掌握各类骨病的临床特征及表现，互动环节尤为重要，互动不仅有助于调节课堂氛围，更重要的是能加深学生对知识点的印象，理清思维。互动主要通过课堂提问及病例讨论予以实现。

1. 本章节涉及的常见骨病较多，如骨关节炎、股骨头缺血性坏死、骨质疏松症等。学习前先让学生描述或讨论其所见的这些疾病有哪些临床表现和治疗方法，然后通过课程学习，加深理解和认识。

2. 通过课前提问、复习所学内容、课后总结等，对容易混淆的疾病从鉴别诊断和临床病案入手，强化记忆，最终让学生掌握。

九、课外自主学习设计

1. 建立班级与教研室的联系，如设立师生共享微信群，借助微信平台搭建教学辅导答疑，了解学生自主学习遇到的困难，并及时给予引导和解难。教研室每周安排疑难病例讨论和业务学习，内容可与学生共享。

2. 在理论学习阶段，临床见习机会不足，教研室可根据实际情况为学生提供临床见习机会。

3. 指导学生使用数字资源平台，利用人机交互实现自主学习、自我测试，随时掌握自身的学习动态，实时进行自主评价，以调整学习方法，合理分配学习时间。

十、参考资料

（一）学习资源

1.《中医骨伤科学》《中医正骨学》教材。

2.《中医骨伤科学》习题集。

3.《中医骨伤科学》校级精品课程建设视频及课件。

（二）网络数字资源

1. 医学视频网：https：//www.yi20.com.cn/

2. 知盈医学课堂：https：//v.knowwing.com/CTYX/TCM

3. 超星视频：https：//video.chaoxing.com/serie_400006660.shtml

十一、教学测量与评价

（一）对教学内容的评价

各章节学习完之后，针对该章节的内容进行简单的问卷调查，从学生角度，了解对知识点的掌握情况。调查内容如下：

请同学们根据各自实际情况真实填写此调查问卷（此问卷共 20 份，调查对象随机抽取）。

章节名称：<u>　　骨病　　</u>

1. 你对本章节内容是否感兴趣（　　）

A. 感兴趣　　　　B. 一般　　　　C. 不感兴趣

2. 你认为本章节内容的难易程度如何（　　）

A. 容易　　B. 中等　　C. 较难

3. 你认为对本章节知识点的掌握情况如何（　　）

A. 完全掌握　　B. 部分掌握　　C. 未掌握

4. 你认为本章节哪个骨病内容是学习难点________________________________

5. 你认为在骨病学习中，哪部分内容难以理解和掌握（　　）

A. 病因病机　　B. 诊查要点　　C. 鉴别诊断　　D. 治疗

E 预防与调护　　F. 其他：________

6. 针对学习难点，你对教学有何建议或意见

____

____

____

（二）对教学效果的评价

骨伤科教研室建立了完善的教学评估体系，教学质量评价涉及 4 个一级指标：即教学态度、教学内容、教学方法和教学效果，并进一步细分为 15 个二级指标。

1. 教学态度（10 分）：①备课认真，治学严谨 4 分。②教态庄重，从容，严格要求学生 3 分。③重视课堂管理，严格课堂纪律 3 分。

2. 教学内容（40 分）：①明确教学目的，讲授符合大纲要求 15 分。②概念、原理、规律阐述正确 11 分。③内容组织科学，材料确凿，论证有力 6 分。④能贯彻理论联系实际原则，反映现代科学成就 8 分。

3. 教学方法（30 分）：①讲授系统连贯，重点突出，难点讲清 9 分。②层次分明，条理清楚 9 分。③语言规范、生动，讲授有感染力，板书工整，板图正确 6 分。④能按大纲要求，围绕教学目的，正确使用现代教学技术，6 分。

4. 教学效果（20 分）：①能达到预定的目的要求 8 分。②绝大多数学生能掌握教学内容 4 分。③有利于培养和提高学生智能 4 分。④为骨伤临床课教学打下坚实基础 4 分。

不定期发放《中医骨伤科学目标实施学生评估表》，通过对学生填写意见的总结，不断改进教学模式。评价指标见表 6–6。

表 6–6 中医骨伤科学目标实施学生评估表

调查内容	满意	基本满意	不满意
是否能反映本课程的基本内容			
是否能突出教学内容的重点			
是否能帮助你更快地掌握教学内容			
是否能培养你打下解决临床问题的基础			
是否帮助你更好地掌握临床基本问题			
对更快适应临床课教学要求是否有帮助			
是否能缩短教学与临床间的距离			
是否能帮助你提高学习效率			

十二、教学反思与改进

中医骨伤科学是一门理论性与实践性很强且多学科紧密结合的课程，对于教师来说，要上好这门课程，必须有丰富的临床经验和扎实的理论基础，同时具备良好的素养，能将临床与课堂紧密结合。对于学生来说，必须有扎实的解剖学知识和一定的力学知识，有较强的立体思维能力及动手能力。

要让课堂紧贴临床，最直接、有效的方法就是将临床搬入课堂。这就要求教学过程中必须做好以下几点。

1. 充分、合理运用教具，尤其是对解剖知识及骨伤科重要概念、重要角度的讲解。

2. 多采用案例式教学，将典型病例融入课堂教学，并贯穿骨伤病诊断到治疗的全过程。

3. 进行课堂演示相关操作，如骨折的复位与固定，这样既能活跃课堂氛围，提高学生的积极性，又能将课本上抽象的知识具体化、形象化，增强学生的动手能力，大大提高教学质量和效果。

（第二中医临床学院　曾祥晶）

第 7 讲　康复评定学

一、教学设计阐述

康复评定学是研究关于功能障碍的理论和评估技能的一门学科，是康复医学的重要组成部分。它是本科康复治疗学专业的专业基础必修课程和核心课程。康复始于评定，终于评定。没有正确的评定，就无法准确发现患者的功能障碍，制定康复治疗计划，评价康复治疗的效果。

本课程内容繁多、涉及面广、理论及实践性强，有一定的教学难度。鉴于此，本教研室不断探索有效、科学的教学模式，强调对不同授课内容进行个性化的教学设计。本次授课内容为“单侧忽略的评定”，拟从以下几个方面进行教学设计方案的阐述。

（一）教学目标设计

本课程教学秉承“以学生为中心”的教学理念，注重对学生综合能力的培养。通过本课程的学习，使学生掌握以下能力。

1. 掌握功能障碍康复评定的原理和技能，学会运用评定技术对患者进行准确、有效的评估，为临床康复治疗方案的制定提供依据，为后续康复治疗学课程的学习和临床实践打下坚实的基础。

2. 具备探讨专业知识的意识，具有利用信息检索获取新知识、了解康复评定学的发展动态的可持续学习能力。

3. 具有较强的沟通、协调、组织能力，具有良好的医学人文素养及职业道德。

基于本课程的整体教学目标，本次课的教学目标分为知识目标、能力目标和情感目标。

1. 知识目标　掌握单侧忽略的定义、临床表现及常用评定方法，单侧忽略与偏盲的鉴别；熟悉单侧忽略的病因、损伤定位；了解单侧忽略的发生机制。

2. 能力目标　初步具备针对单侧忽略的康复评估思维及技能和追踪前沿的医学创

新意识。

3. 情感目标 激发学生探究问题的兴趣，使其产生求知的欲望，让学生站在医者与患者的两个角度思考康复临床问题，培养学生良好的医德与团队协作精神。

（二）根据学生发展水平确定教学起点设计

准确和客观的学情分析有助于确定和调整教学安排，因此需根据学生的发展水平确定教学设计的起点。本课程的授课对象为康复治疗学专业本科二年级学生，其共有的起点水平分为知识基础、认知特点和情感特点。

1. 知识基础 学生已经完成“人体解剖学”“生理学”“运动学”“康复医学导论”等课程的学习，正在学习“运动疗法技术学”等基本治疗技术，已具备理解本课程所必需的解剖生理知识及基本的康复观念，但尚未真正构建起康复诊疗思维，尤其对专业临床问题认知欠缺。因此，讲授该课时需在借鉴前期课程的基础上，补充部分后期专业课内容，结合各章节内容，运用多种教学方法及手段，使学生更好地理解和掌握相关评定方法及手段。

2. 认知特点 学生们求知欲望强，思维活跃，自学能力较强，授课过程中可充分调动其主动性。

3. 情感特点 学生即将进入暑假见习阶段，有强烈的求知欲和紧迫感，乐于思考，喜欢同学们一起讨论学习。

本次授课内容单侧忽略是脑损伤后临床上常见的知觉障碍之一，临床表现具有一定神秘色彩。但因为脑的高级功能较抽象，不易理解，结合以上学生共有起点水平及本次课的特点，可通过列举生活中的实例、运用大量生动的动画、视频帮助学生理解。此外，还可通过设问、研究数据等激发学生自主学习及对科研的兴趣。另外，也可通过案例等引导学生进行医学人文思考。

（三）教学内容设计

本课程主要包括三部分内容，总论、各项功能的评定和常见疾病的主要功能障碍。每部分内容侧重点不同，需进行针对性的教学设计，突出重点，讲清难点。

本次课的教学重点是单侧忽略的定义、临床表现、常用评定方法。教学难点：单侧忽略与偏盲的鉴别。

针对本节课内容，所选教材在临床表现、评定方法的描述上不是很详细，因此，教师在备课过程中需查阅和整合相关教材及文献资源，对教学内容进行重组及补充。比如，对临床表现的分类，可结合学生的知识结构，将前期所学的日常生活活动

（ADL）分类及后期所学课程“临床康复学”“作业疗法学”等相关知识进行整合，使学生先理解临床表现，再学习评定方法。另外，对于评定方法的讲授，可结合教材及查阅文献，尽量使教材上的方法详细、标准，且可采用启发式教学，使学生主动学习相关评定方法。

（四）教学时间设计

本课程总学时为 128 学时，理论和实践课时比为 1∶1。根据具体的教学内容进行教学时间安排。

本次授课以理论为主，重点内容授课时间约占 3/4，相对应配有 1 学时实践课程。本次授课的时间设计为：导入（1 分钟）→定义（2 分钟）→病因、病损及发生机制（4 分钟）→临床表现（12 分钟）→常用评定方法→（12 分钟）→单侧忽略与偏盲的鉴别（6 分钟）→问题探讨与课后作业（2 分钟）→课堂小结（1 分钟）。

（五）教学方法设计

本课程拟采用课堂讲授法、PBL 教学法、启发式教学法、情景式教学法、workshop 教学法相结合的方法，以加深学生对重点内容和难点内容的理解。在整个教学活动中，教师与学生共同学习和探究，相互提升教与学的能力。

本次授课以系列问题作为贯穿教学全过程的结构性导引，通过问题将教材中的定义、病因及发病机理、临床表现、评定方法等内容联系起来，环环相扣。同时，本次授课综合运用提问式、启发式、情景式、探讨式等方法加强师生互动，设计小游戏、进行角色扮演等，提高学生的学习主动性。另外，采用传统及现代教学手段相结合的方法，运用多媒体幻灯展示大量生动的图片、动画和视频，将抽象问题具体化；使用板书对重点内容进行归纳总结，便于学生掌握课堂内容脉络。

（六）教学评价设计

本课程的教学评价采取过程性评价与终结性评价相结合的方式，及时开展课上及课下评价。根据评价结果，不断优化教学设计与安排，提高教学效果。

本次授课的教学评价设计如下。

1. 课堂上，采用小游戏或者提问的方式与学生互动，考查学生对知识的掌握情况。

2. 本次课结束，指导学生课外自主复习，包括利用相关教学资源（如查找文献等）完成课后作业，下一次课前提问，同时配合实践课程，检查学生知识的掌握情况，检验教师的教学效果。

3. 利用课外活动时间，以学习小组为单位，定期对本课程内容进行小测试或分组演讲，学生自评和互评。如果自评、互评分数悬殊，教师再予点评。

4. 采用网络问卷形式，了解学生对教师教学效果的评价，提出教学建议，促进教学改进。

以上评价均计入形成性评价中。教师的教学效果评价结果，作为教学反思和改进教学的重要依据。

三、教学基本情况

教学基本情况见表 7-1。

表 7-1 教学基本情况

<table>
<tr><td>课程名称</td><td>康复评定学（128 学时）</td><td>授课对象</td><td colspan="4">康复治疗学专业本科二年级</td></tr>
<tr><td>课程类型</td><td>专业必修课</td><td>授课时间</td><td colspan="2">2018 年 5 月 31 日</td><td>学时</td><td>1</td></tr>
<tr><td>授课题目</td><td colspan="2">单侧忽略的评定</td><td>授课教师</td><td>周予婧</td><td>职称</td><td>助教</td></tr>
<tr><td>课程教材</td><td colspan="6">王诗忠，张泓 . 全国高等中医药院校教材——康复评定学 . 北京：人民卫生出版社，2012.</td></tr>
</table>

三、教学目标与大纲要求

（一）知识目标

1. 掌握 单侧忽略的定义、临床表现及常用评定方法；单侧忽略与偏盲的鉴别。
2. 熟悉 单侧忽略的病因、损伤定位。
3. 了解 单侧忽略的发生机制。

（二）能力目标

通过引导学生学习与单侧忽略相关的康复知识，培养学生归纳总结的能力；设计与教学内容相关的问题，扩展教材上的知识点，开展探索性学习，培养学生找寻问题、分析问题和综合运用相关知识解决临床实际问题的能力。

（三）情感目标

通过学习，激发学生探究问题的兴趣，使其产生求知的欲望。让学生站在医者与患者两个角度思考康复临床问题，培养学生良好的医德与团队协作精神。

四、教学背景与学情分析

（一）授课对象知识基础

授课对象为康复治疗学专业本科二年级学生，已经完成“人体解剖学”“生理学”“运动学”等课程的学习，已具备理解本课程所必需的解剖生理知识及基本的康复观念，但对专业临床问题的认知欠缺。本课程“康复评定学”作为基础知识与康复专业临床的桥梁课程，必会涉及一定的临床实践问题。因此，在讲授时，需补充部分后期专业课内容，同时可以借助生活中的例子，使学生更好地理解和掌握相关评定方法及手段。

（二）授课对象认知特点

单侧忽略是脑损伤后临床上常见的知觉障碍之一，临床表现具有一定的神秘色彩，教师可以结合学生强烈的好奇心与求知欲，激发学生的学习热情与探索欲望。

（三）授课对象学习风格

学生的好奇心强，不喜欢生硬呆板的内容，本节课通过大量生动的图片、视频，调动学生的学习兴趣，并开展课堂互动，使学生对所讲内容形成一个初步印象，快速进入本课的学习情境，调动其自学的积极性。

五、教学重点、难点分析与解决方法

（一）教学重点

1. 单侧忽略的定义、临床表现。
2. 常用评定方法。

解决方法：重点讲解；结合生动的图片、视频，帮助学生加深印象和理解记忆；开展课堂互动，启发学生主动思考，提供学生参与评定实践的机会。

（二）教学难点

单侧忽略与偏盲的鉴别。

解决方法：根据学生反应，把握讲解速度，注重语言艺术；回顾偏盲产生机制，结合对课堂导入视频的观察及启发式讨论，总结两者的鉴别要点。

六、教学策略与方法选择

（一）教学策略

1. 自主性学习教学策略 教学组织环节充分强调以学生为主体，通过设问、案例、讨论等方式提高学生的学习兴趣，引导学生对单侧忽略知识点的思考，加深学生对重点内容和难点内容的理解。课后提供参考资料及拓展学习资源，设计课后练习，鼓励学生通过自主学习，巩固课堂知识点，完成拓展学习。

2. 情景教学策略 通过模拟临床康复评定场景，让学生进行角色扮演，体验医者与患者两种角色，在提高学生理论水平和技能操作能力的同时，加强医学人文教育。

3. 促进学生创新学习的教学策略 鼓励学生通过网络平台进行信息检索和筛查，补充课堂教学内容，了解知识点的发展动态，激发其科研兴趣。

（二）教学方法与教学手段

1. 教学方法 课堂讲授法、PBL 教学法、启发式教学法、情景式教学法、workshop 教学法

2. 教学手段

（1）多媒体课件：作为主要授课工具，对于临床表现，观看相关图片、视频是直接有效的教学手段。

（2）板书：充分展示课程的内容框架，便于学生对重点内容进行概括，在课程总结时具有重要作用。

（3）图片、动画及视频：将抽象的问题形象化、具体化，便于课堂互动。

（4）设问与课堂讨论：采用提问方式导入课程，使学生带着问题学习，激发其学习兴趣；授课中进行适当的提问及讨论，增强师生互动，启发学生自主思考，培养学生分析问题和解决问题的能力。

（5）角色扮演：体验临床实践，培养学生良好的医德与团队协作精神。

七、教学过程

（一）教学内容与实践安排（40 分钟）

1. 导入 1 分钟。

2. 定义★ 2 分钟。

3. 病因、病损及发生机制 4 分钟。

4. 临床表现★　12 分钟。
5. 常用评定方法★　12 分钟。
6. 单侧忽略与偏盲的鉴别★　6 分钟。
7. 问题探讨与课后作业　2 分钟。
8. 课堂小结　1 分钟。

注：★为教学重点。

（二）教学安排（注：▲为现场授课部分）

教学安排见表 7–2。

表 7–2　教学安排

教学目的	教学内容	教学设计意图	时间（分钟）
▲用生活中的示例导入本堂学习内容	一、导入课程（拟用 1 分钟） 利用一段小狗进食的视频导入本课程的主要内容——单侧忽略（图 7–1） 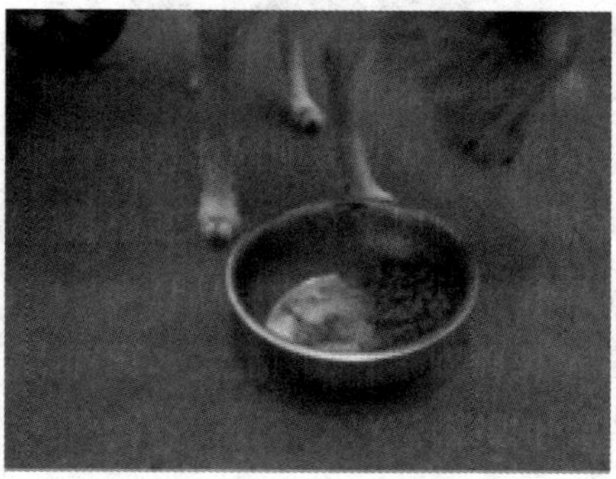 图 7–1　小狗进食的视频	因学生对专业临床内容的相对欠缺，采用多媒体展示偏生活化的视频，要求学生观察视频中小狗的异常，进而导入课程主要内容。这样既可激发学生的学习兴趣，又能紧密联系临床实际	1
▲掌握：讲述定义	问题 1：什么是单侧忽略 二、单侧忽略的定义（拟用 2 分钟） 定义：单侧忽略是脑损伤后常见的知觉障碍之一。患者的各种初级感觉（视觉、听觉、触觉等）完好无损，却不能对大脑损伤对侧身体或空间呈现的感觉刺激做出反应 三要素： ①病因：脑损伤 ②特征：对病灶对侧身体或空间不留意 ③前提条件：初级感觉完好无损 问题 2：为什么会发生单侧忽略	讲解定义，提炼定义要点。要求学生根据要点对定义进行记忆，加深学生对概念的理解	2

续表

教学目的	教学内容	教学设计意图	时间（分钟）
▲熟悉：单侧忽略的病因、损伤定位	三、单侧忽略的病因、损伤定位及发生机制（拟用 4 分钟） 1. 病因　脑损伤是单侧忽略的病因，包括脑血管病、脑外伤、脑肿瘤等。其中，脑血管病是最常见的原因。Barrett 等研究发现，右半球脑卒中患者单侧忽略发生率为 13%~80%，平均约 25% 2. 损伤定位　大多数单侧忽略由右侧半球损伤引起。损伤部位涉及皮质和皮质下结构。研究普遍认为，大脑右半球顶下小叶和颞叶上部是引起左侧忽略的重要损伤部位。左脑也可出现单侧忽略，但症状轻，且很少迁延至慢性期 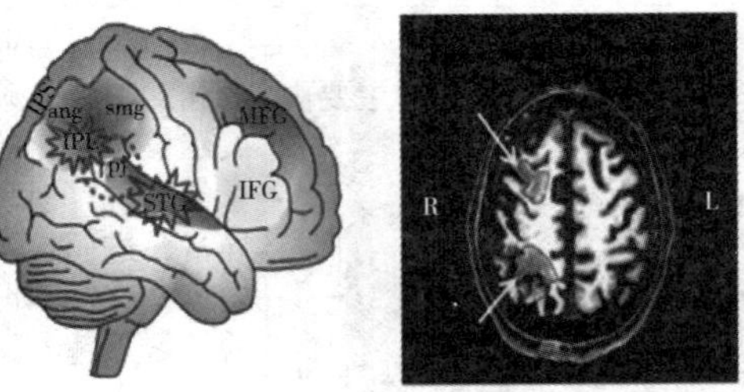 (Husain,2003) 图 7-2　脑部解剖、功能及临床影像图	根据定义对病因进行讲解举例，配合文献数据支持，培养学生的科学素养 从脑部解剖、功能，结合临床影像，使学生明白单侧忽略的损伤定位（图 7-2）	2
了解：单侧忽略的发生机制	3. 发生机制 （1）不注意假说 （2）动作意图障碍假说 （3）表象障碍假说 （4）自身障碍的认识能力缺陷假说 问题 3：单侧忽略的临床表现有哪些？与日常生活相关吗	整合文献，使学生了解目前学术上发生机制的多种假说，培养学生的批判性思维	2
▲掌握：单侧忽略的临床表现	四、单侧忽略的临床表现（拟用 12 分钟） 单侧忽略的症状表现不一，根据患者忽略的空间范围，由近及远可分为单侧身体忽略、近身空间忽略和身体外空间忽略，后两者属于对人与环境关系的认知问题。单侧忽略常常影响患者的日常生活，本课程主要以常见的左侧忽略为例介绍临床表现 1. 近身及身体外空间忽略的典型表现	通过图片、动画等展示、讲解，使学生理解单侧忽略的临床表现。为理解后面的评定作铺垫	12

续表

教学目的	教学内容	教学设计意图	时间（分钟）
	（1）进食：只吃盘子右边的菜（图 7–3） 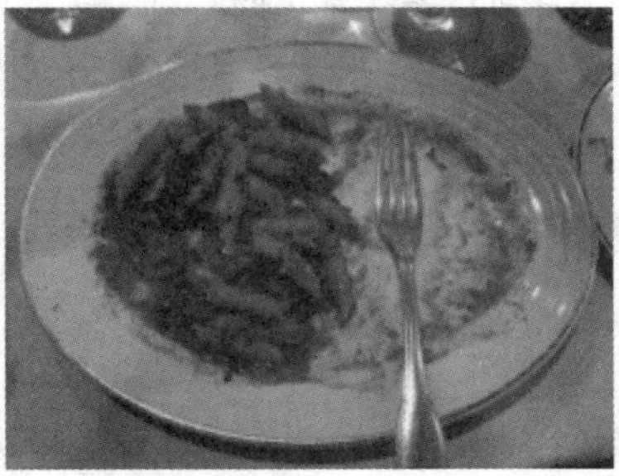 图 7–3　进食的空间忽略 （2）梳洗修饰：忽略左侧视野内的用品（图 7–4） 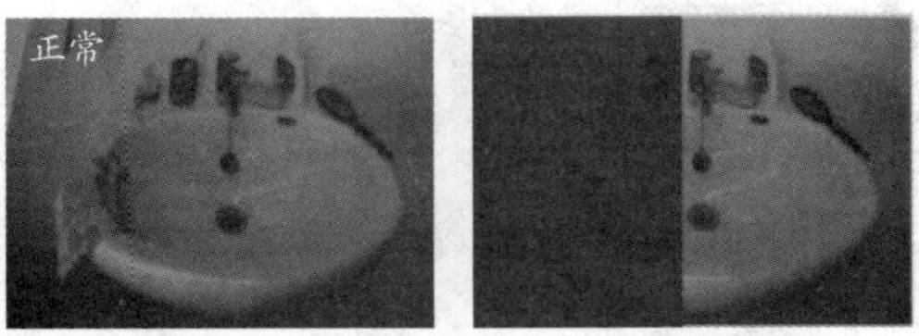 图 7–4　梳洗修饰的空间忽略 （3）转移：撞到左边视野的门框或家具（图 7–5） 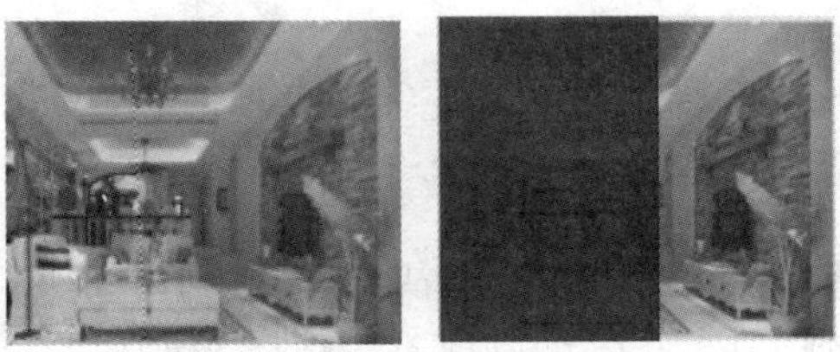 图 7–5　转移的空间忽略 （4）交流：不注意左边与其谈话的人（图 7–6） 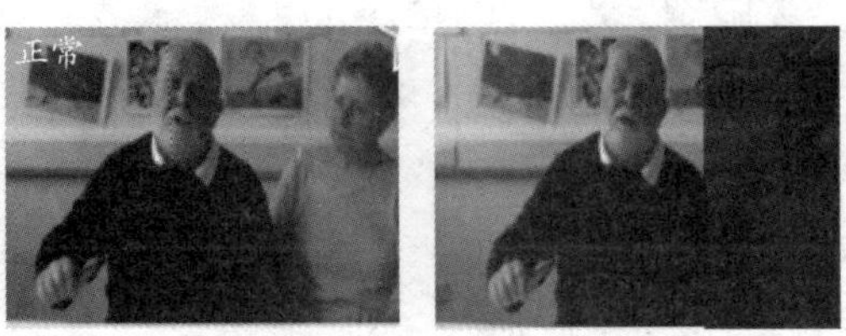 图 7–6　交流的空间忽略	重新整合教材内容，结合前期学习的日常生活活动（ADL）的知识，从忽略空间层次及 ADL 角度归纳临床表现	

续表

教学目的	教学内容	教学设计意图	时间（分钟）
	（5）阅读书写：仅从报纸或书中段落的右半开始读，或读错字；写字写在纸的右半部（图7-7、图7-8） 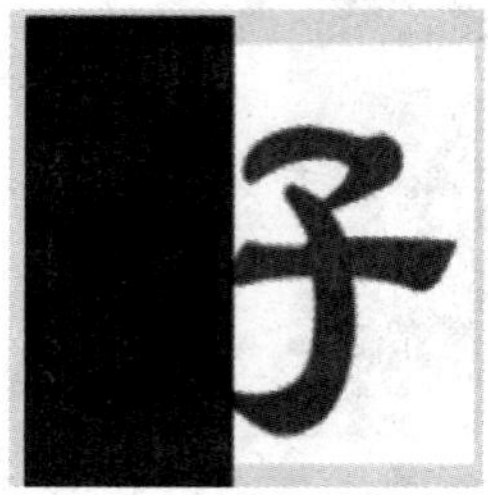 图 7-7　“好”字的单侧忽略 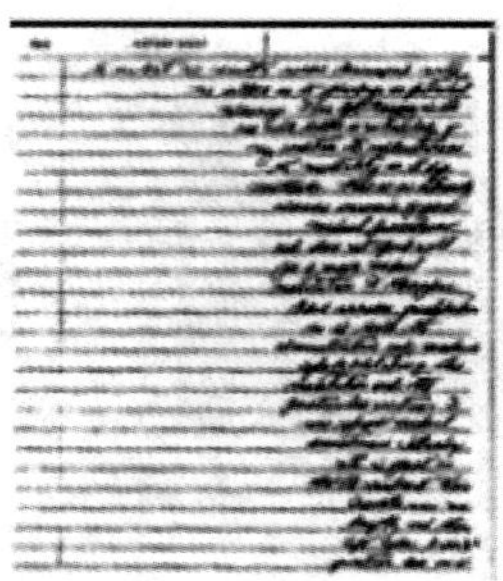 图 7-8　单侧忽略患者的阅读书写障碍 2. 单侧身体忽略 （1）坐位时，躯干向健侧倾斜 （2）进食：不用患侧的肢体 （3）穿衣：不穿患侧袖子 （4）梳洗修饰：仅梳右半边头发，刮右半边胡子 （5）转移：转移到椅子上时，仅坐在椅子左半边（图7-9） 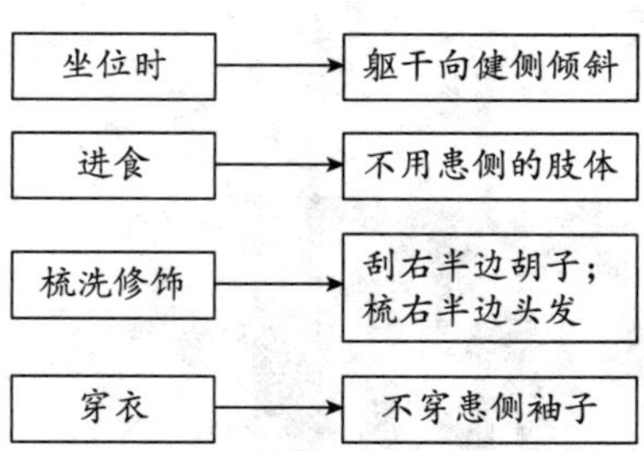 图 7-9　单侧身体忽略的表现	互动：用左右对称的“好”字，让学生体会单侧忽略患者的阅读障碍 采用自问自答的形式，结合动画连线，适时提问，给学生以听觉和视觉冲击，使其加深印象，促进理解	

续表

<table>
<tr><th>教学目的</th><th>教学内容</th><th>教学设计意图</th><th>时间（分钟）</th></tr>
<tr><td></td><td>
除此之外，单侧忽略患者的临床表现还有以下几个特点。
1. 再现性单侧忽略　指患者想象在一个熟悉的空间环境下时仍存在忽略情况。例如，要求患者在脑中想象并描画出一个熟悉的地方（如天安门）。首先让患者画出从天安门看向前门所见的景色，然后再要求患者从反方向想象这个景色。在两幅广场的景观中，左边的细节都被忽略（图 7–10）
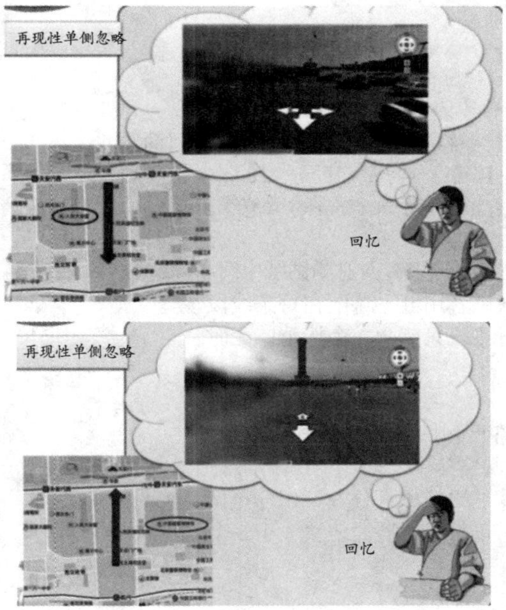

图 7–10　再现性单侧忽略图例
2. 消退与否认
（1）消退：单侧忽略症状较轻或处于恢复阶段时仅给损伤性病灶对侧以感觉刺激时可出现反应，但双侧同时给予刺激则表现刺激损伤灶同侧有反应，患侧则不能反应或不能快速反应
（2）否认
</td><td>结合地图及虚拟案例，让学生回忆熟悉的场景（如学校），更好地从患者的角度认识临床问题</td><td></td></tr>
</table>

续表

教学目的	教学内容	教学设计意图	时间（分钟）
▲掌握：单侧忽略的常用评定方法 （▲现场讲授二等分线段测验、划销测验、画图测验）	问题4：单侧忽略常用的评定方法有哪些 五、常用评定方法（拟用12分钟） 1. 二等分线段测验（图7-11） 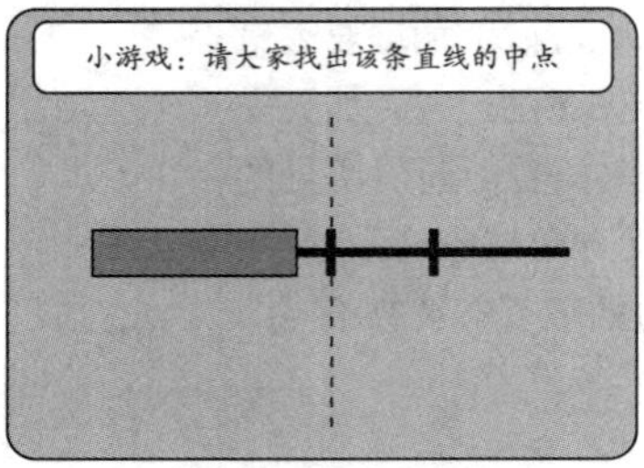 图7-11　二等分线段测验互动游戏 schenkenberg二等分线段测验 （1）工具：白纸上平行排列3组线段，每组6条，长度10cm、12cm、14cm、16cm、18cm、20cm不等。顶端和底部各有1条15cm的示范线，不做结果统计 （2）患者体位：坐位，让患者面对测试纸中间 （3）操作方法：嘱患者用健手持笔在每条线段的中点做一标记，每条线只能画一个标记。无时间限制 （4）评定标准 ①目测：通过粗略目测即可发现所画"中点"是否均偏向一侧，或漏掉标注线段中点（图7-12） ②定量测量：计算平均偏离百分数。切分点偏移全长的10%，或与正常组对照而偏移大于3个标准差为异常 $\text{偏离百分数}=\dfrac{\text{各线段标记“中点”与真正中点间的距离之和}}{\text{所有线段全长之和}}\times 100\%$ 较真正中点偏左 *x*cm 记为 –*x*cm，偏右 *x*cm 记为 +*x*cm 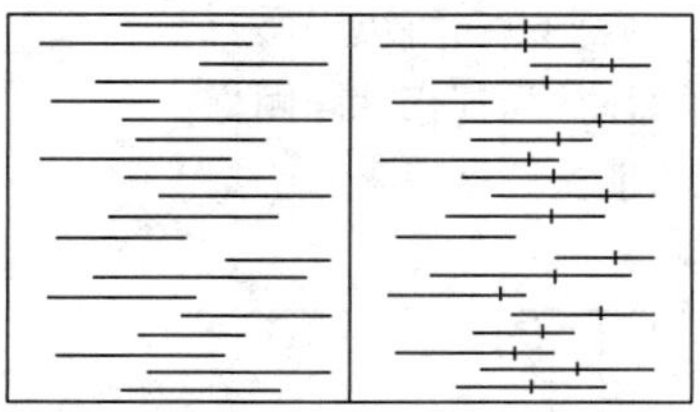 图7-12　schenkenberg二等分线段测验	互动：利用小游戏，既可以检测学生对所讲授知识的掌握情况，又可以引出临床上常用的schenkenberg法 简要介绍schenkenberg法要点，结合患者评定结果，使评定方法清晰明了 互动：学生角色扮演，进行模拟评定，可让学生站在医者与患者两个角度思考问题，贴合临床	12

续表

教学目的	教学内容	教学设计意图	时间（分钟）
	2. 划销测验　albert 线段划销测验（图 7-13） （1）工具：在一张 26cm × 20cm 的白纸上画 40 条线，每条线长 2.5cm，分 7 列，中间一行为 4 条线，其他 6 行为 6 条线 （2）操作方法：患者居中而坐，要求患者划销（删除）所看到的线 （3）评定标准：结束检测后分析患者漏删的线条数目及偏向。正常者可划销所有线段，无偏向；有左侧忽略者，左侧线段划销少，甚至不划（图 7-13）	提取评定要点，清晰明了	
	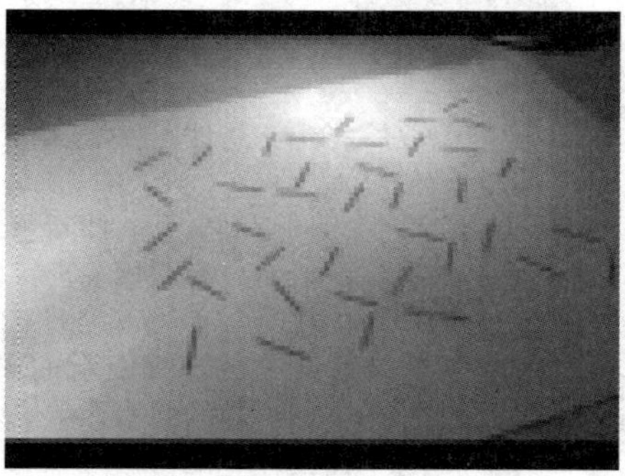 图 7-13　albert 划销测验视频	观看患者划销测验视频，使学生更直观地理解 albert 线段划销测验	
	除线段划销测验外，还可以划销字母、符号等 3. 画图测验　包括临摹画图和自由画图。病损对侧的画有缺失或较大扭曲均提示异常。有时患者可能只局限于在纸的健侧画画（图 7-14） 提问：自由画图测验易发现哪种单侧忽略患者 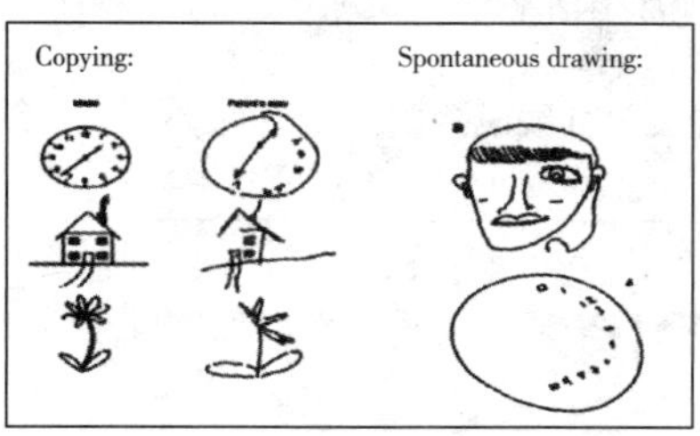 图 7-14　画图测验	用病例图片直观展示测验结果，并启发学生比较两种画图方法的不同，考查学生对前面临床表现的掌握程度，培养学生解决问题的能力	
	4. 双侧同时刺激检查 5.ADL 检查	简要总结归纳比较各评定方法	

续表

<table>
<tr><th>教学目的</th><th>教学内容</th><th>教学设计意图</th><th>时间（分钟）</th></tr>
<tr><td>掌握：单侧忽略与偏盲的鉴别</td><td>结合课堂开始的小狗视频，思考问题 5：偏盲与单侧忽略如何鉴别
六、单侧忽略与偏盲的鉴别（拟用 6 分钟）<table><tr><th>偏盲</th><th>单侧忽略</th></tr><tr><td>基于视觉感觉</td><td>基于注意机制</td></tr><tr><td>视觉通道障碍
（看不见）</td><td>大脑整合障碍
（视而不见）</td></tr><tr><td>知道自己看不见
常常代偿转头</td><td>不知道自己不注意
没有代偿意思</td></tr></table>鉴别两者的评定方法包括
1. 视野检查
2. 代偿动作检查</td><td>联系课堂开始时的小狗视频及基础解剖知识，采用提问探讨的方式，逐步引导学生得出单侧忽略与偏盲的鉴别要点

根据要点讲授具体鉴别评定方法</td><td>6</td></tr>
<tr><td></td><td>七、问题探讨与课后作业（拟用 2 分钟）
1. 根据患者进食时的空间障碍表现（图 7–3），思考患者最终能否把一盘意面吃完
2. 删除测验有没有改良方法</td><td>开放性问题，激发学生查阅相关资料，自学了解单侧忽略坐标系的问题，以及最新的删除测验方法，培养学生终身学习的能力</td><td>2</td></tr>
<tr><td>▲课堂小结</td><td>八、课堂小结（拟用 1 分钟）
1. 定义（明确三要素）　单侧忽略是脑损伤后常见的知觉障碍之一。患者的各种初级感觉完好无损，却不能对大脑损伤对侧身体或空间呈现的感觉刺激做出反应
2. 临床表现　临床表现多样，以左侧忽略常见，根据患者忽略的空间范围，由近及远可分为单侧身体忽略、近身空间忽略及身体外空间忽略，后两者属于对人与环境关系的认知问题。单侧忽略常常影响患者的日常生活活动，如进食、修饰、转移等
3. 评定方法　重点掌握二等分线段测验、划销测验、画图测验</td><td>通过课堂总结，让学生对本节课内容形成整体认识</td><td>1</td></tr>
</table>

八、主要参考资料与拓展学习资源

1. 谢斌 . 单侧忽略的评测［J］. 中国康复医学杂志，2005，20（12）：937–939.

2. Barrett A M，Buxbaum L J，Coslett H B，et al.Cognitive rehabilitation interventions for neglect and related disorders：moving from bench to bedside in stroke patients[J]. Journal of Cognitive Neuroscience，2006，18（7）：1223–36.

3. Husain M，Rorden C.Non–spatially lateralized mechanisms in hemispatial neglect[J].

Nature Reiview Neuroscience，2003，4（1）：26-36.

4. Magdalena C，Pia R，Humphreys G W. Neuroanatomical Dissections of Unilateral Visual Neglect Symptoms：ALE Meta-Analysis of Lesion-Symptom Mapping[J]. Frontiers in Human Neuroscience，2012，6（1）：230.

5. 王玉龙 . 康复功能评定学［M］. 北京：人民卫生出版社，2013.

6. 周士枋，丁伯坦 . 运动学［M］. 北京：华夏出版社，2012.

九、教学反思

本次课程的教学能够基本达到课前教学设计中预期的知识、能力、情感教学目标。根据本次授课的教学情况，从以下几方面进行反思。

（一）对教学对象进行反思

本课程的教学对象为康复治疗专业本科二年级的学生。通过学习，大多数学生在课堂互动中表现出极高的参与性，掌握并理解了单侧忽略的定义、临床表现及常用评定方法，熟悉了单侧忽略的病因、损伤定位，并对单侧忽略的发生机制有了一定了解。然而仍有一部分同学参与度不高，主动学习欲望不强，所以在以后的教学中应注意授课对象的个体差异，鼓励学生参与互动。

（二）对教学方法进行反思

课程当中采用的课堂讲授法、PBL 教学法、启发式教学法、情景式教学法、workshop 教学法适合本科二年级学生在该课程中的学习，本次课程利用大量生动的图片、视频等使教学重点更易理解。本次教学中发现，某些教学方法及手段上的使用还有待提高，如临床表现的展示时设问过多，模式相对单一，学生出现中途兴趣下降的情况。因此，在以后的教学中，需注意在同类知识点的讲授中要结合多种方法。另外，随着互联网技术的发展，可以尝试利用学校的智慧课堂，实施线上、线下互动教学，打破学习的时间、空间限制。

（三）对教学内容进行反思

本次授课以大纲为依据设置教学重点、难点，并根据重点、难点给出了相对应的解决方案。在备课过程中发现，教材上的知识点不是很详细，因此，教师应当引导学生利用网络数据库检索、学习相关内容，进行扩展学习。

（四）对教学环节进行反思

本课程教学以提高学生能力为出发点，采用单侧忽略视频导入，进而对单侧忽略的定义、临床表现进行剖析，层层深入，然后回到导入视频，采用研讨的方式，启发学生思考偏盲与单侧忽略的不同。为了体现康复专业教学中“改善功能、提高生活质量”的核心理念，在讲授临床表现时，从日常活动出发，使学生更好地理解教学内容。

本次教学因课时所限，安排的内容偏多，导致学生讨论展开的时间偏少，所以在以后的教学中可考虑调整教学时间安排，或通过课后自学与课后练习的形式予以弥补。

（五）对教学效果进行反思

从学生的课堂参与度、答题正确性和课后作业完成情况看，本次授课教学效果良好。从学生对老师的问卷星反馈建议看，教师上课时的语言艺术有待提高，要注意授课过程中语言的抑扬顿挫。

（针灸推拿学院　周予婧）

第 8 讲　中西医结合内科学

一、教学设计阐述

中西医结合内科学是临床医学中的一门基础课，与临床各科的关系极为密切，是临床其他课程的基础。

这门课最大的特点体现在两个方面：一是内容多且复杂。整个课程分为两个学期，共 192 学时，包括上篇 80 余个西医病种和下篇 23 个中医病证。第二个特点是课程内容特别重要。本课程的授课对象是大三下学期和大四上学期的学生。这些学生经过最后阶段的理论课学习后，在大五便要进入实习阶段，而且在整个实习过程中所需的专业知识绝大部分是来自这门课。因此，中西医结合内科学这门课的特点简而言之就是内容多且实用性强。

针对中西医结合内科学自身的特点，我们在整个教学过程中始终遵循两大原则。其一，我们相信“授之以鱼，不如授之以渔”，与其机械地讲解每一个内科疾病，不如重视方法的教授，即通过讲解教材中的常见病和多发病，让学生理解和掌握疾病发生发展的过程和治疗的总体方法，使学生能触类旁通，举一反三。其二，改变教学方法。我们在整个教学过程中改变传统的“老师讲、学生听”的填鸭式方法，取而代之的是“问题式引入”“案例引入”“团队合作”“雨课堂”等新型教学方法，培养学生的学习兴趣，变复杂枯燥的专业知识为生动活泼的互动课堂，让学生在学习的过程中通过角色转换，将自己当作看病的医生，而不是坐在下面听课的学生，为即将到来的实习阶段做好准备，奠定基础。

二、教学基本情况

教学基本情况见表 8-1。

表 8–1 教学基本情况

<table>
<tr><td>课程名称</td><td colspan="2">中西医结合内科学</td><td colspan="2">课程类型</td><td colspan="2">专业必修课</td></tr>
<tr><td>使用教材</td><td colspan="6">陈志强，杨关林 . 全国中医药行业高等教育“十三五”规划教材——中西医结合内科学 . 北京：中国中医药出版社，2016.</td></tr>
<tr><td>授课内容</td><td>阿尔茨海默病（alzheimer 病）</td><td>章节</td><td>第九章</td><td>课时</td><td colspan="2">两学时</td></tr>
<tr><td>教学对象</td><td colspan="2">中西医结合五年制</td><td>授课形式</td><td colspan="3">课堂讲授</td></tr>
</table>

三、教学目标

（一）知识目标

1. 掌握 阿尔茨海默病的临床表现、诊断、中医治疗、西医治疗。
2. 熟悉 阿尔茨海默病的病因。
3. 了解 阿尔茨海默病的概念、流行病学、西医病机、中医病因病机、鉴别诊断。

（二）技能目标

1. 培养学生观察问题、分析问题、解决问题的能力，培养学生强烈的责任感，能运用所学知识对阿尔茨海默病进行诊断和处理。

2. 使学生掌握阿尔茨海默病的防治要点，正确进行健康宣教。

（三）学习态度目标

1. 根据中西医结合专业的特点，结合预期目标，教师认真备课，将前期知识，如中医基础理论、中医诊断学、中药学贯穿于整个教学之中，并密切结合临床，激发学生的学习兴趣，客观地引导学生，整合知识并符合知识结构、逻辑关系，使学生顺利完成学习计划。

2. 教师做好表率，既教书又育人，言传身教，以身作则，工作一丝不苟，教学态度诚恳，用教师的人格魅力感染学生，使其自觉地融入“教”与“学”的和谐氛围中，具有积极向上的学习态度。

（四）价值观目标

1. 通过师生之间教学活动的交流，使学生认识知识的重要性，树立掌握知识、服务患者、建功立业的决心。

2. 使学生认识阿尔茨海默病防治的重要性。

3. 使学生体会到作为医护工作者在疾病防治中的重要责任，促使学生树立掌握扎实的理论知识和熟练运用知识处理临床疾病的恒心。

四、大纲要求

1. 阿尔茨海默病概述（阿尔茨海默病的概念、发病情况、流行病学资料、中医病名）。

2. 病因病机（西医病因及发病机理、中医病因病机）。

3. 临床表现（五个知识点）。

4. 辅助检查（脑脊液、脑电图、影像学、神经心理学、基因检测）。

5. 诊断与鉴别诊断（诊断标准、鉴别诊断）。

6. 治疗（治疗原则、西医治疗、中医治疗）。

7. 预防与调护。

五、教学背景与学情分析

（一）大纲分析

根据《中西医结合内科学教学大纲》，本课程属于中西医结合专业本科生的专业必修课，本章节内容授课时数为两学时（80 分钟）。

（二）教材分析

本节内容为教材中“神经系统疾病”的重要内容之一，对于中西医结合专业学生而言，需重点掌握阿尔茨海默病的临床表现、诊断、中医治疗和西医治疗。

（三）学生分析

1. 教学对象为中西医结合临床医学五年制学生。他们已学习了中医和西医两套医学的基础理论，即将进入临床实习阶段，对于本课程所需的医学知识具有一定的理解能力，所欠缺的是临床思维和临床实践能力。

2. 学生处于临床实习前期，思维活跃，自学能力强，预习过程中能看懂知识点，但临床思维相对欠缺，不喜欢生硬呆板的内容，遇到没有兴趣的知识点容易走神。

因此，在教学过程中，针对疾病的疗效和预后要客观反映各自的优势，而不能偏废某一方，要充分预计在这个阶段的学生，对于中医还是西医有很大程度上受个人兴趣爱好因素的影响。作为教师一定要正确引导，使学生不要偏离自己的专业方向。在教学过程中注重理论联系临床，以启发式教学为主，培养学生运用知识解决问题的能力。

教学预测：通过对本章的学习，学生能基本掌握阿尔茨海默病的概念、病理、临床特点、预测诊断、鉴别诊断、治疗等内容。课堂上适度临床应用，气氛活跃，较好地调动学生的积极性。可能存在的在难点是阿尔茨海默病的病机、鉴别诊断及治疗，可以在临床实习时通过接触病人而加深印象。

六、教学重点难点分析与解决方法

（一）教学重点

阿尔茨海默病的病因、临床表现、西医治疗与中医治疗。

重点突破：分清主次，详略得当；围绕重点进行必要补充，以求课堂讲授内容具体、深入、明确，使重点更加突出、丰满；在教学时间的安排上予以切实保证，使重点部分得以讲清讲透。

（二）教学难点

阿尔茨海默病的西医发病机理、中医病因病机、西医治疗与中医治疗。

难点突破：通过微信朋友圈常见事例，引导学生思考，合作交流，加深印象，尝试解题，总结形成体验。

七、教学策略与方法选择

1. 本节教材开篇，通过大家熟知的微信朋友圈现象导入，使学生对将讲授的内容形成一个初步印象，充分调动学生的学习兴趣，使其快速进入本课程的学习情境当中。

2. 阿尔茨海默病的西医发病机理、中医病因病机、西医治疗与中医治疗是难点，难以理解，设计简单、清晰、明了的示意图，提高学生的学习兴趣。

3. 整个课程以问题为主线，让学生带着问题听课，讲授过程中注意临床思维的培养，注重理论联系实际，通过临床实例与学生互动，使其在讨论中学习和掌握知识。

4. 教学以讲授为主，借助多媒体演示，将文字信息与视频、图片等相结合；借助板书使教学内容条理化、清晰化；重点部分配合举例、启发式提问进行详细讲解；难点部分结合实例讲解和分组讨论；自学部分结合任务驱动教学法。

八、教学过程

教学过程见表 8–2。

表 8-2　教学过程

时间分配	内容	时间（分钟）	备注
根据《中西医结合内科学教学大纲》，本章节内容授课时数为两学时（80 分钟）	1. 新课导入		以微信朋友圈走失老人事例导入
	2. 概述	2	
	（1）阿尔茨海默病的概念	1	
	（2）阿尔茨海默病的发病情况	1	
	（3）流行病学资料	1	
	（4）中医病名	1	
	3. 病因病机		
	（1）西医病因及发病机理	10	
	（2）中医病因病机		
	4. 临床表现	10	
	5. 辅助检查	15	
	6. 诊断与鉴别诊断	5	
	7. 治疗	10	
	（1）治疗原则	1	
	（2）西医治疗	10	
	（3）中医治疗	10	
	8. 预防与调护	1	
	9. 总结、布置作业	2	

教师活动	教学内容	学生活动	教学互动设计思路
事例导入	一、新课导入 1. 引入　以微信朋友圈走失老人事迹引入阿尔茨海默病（图 8–1） 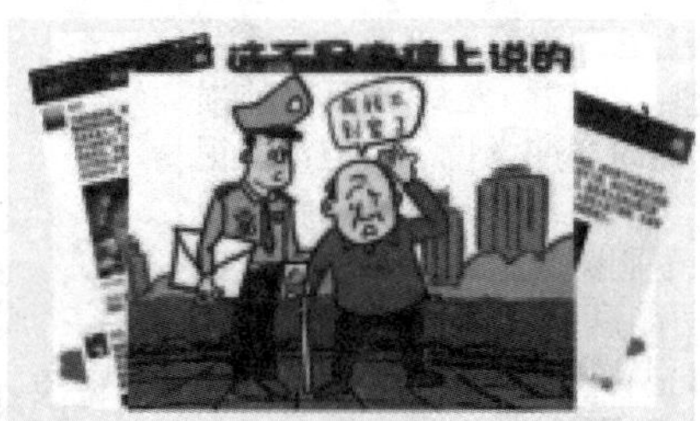 图 8–1　朋友圈走失老人事例 2. 看动画图	观看动画图	1. 通过相关图片、数据及微信朋友圈事例，引入阿尔茨海默病，进而引出课程。目的是使学生产生好奇心，提高学习兴趣，让学生认识将要学习的知识，更好地体会作为医者防治疾病的责任，促进学生树立掌握扎实的理论知识和熟练运用知识处理临床疾病的恒心
启发提问	二、启发式提问 1. 什么阿尔茨海默病 2. 阿尔茨海默病有什么危害 3. 哪些人、哪种情况下容易得阿尔茨海默病 三、展示课堂教学目标及重点难点 1. 掌握　阿尔茨海默病的临床表现、诊断、中医治疗、西医治疗 2. 熟悉　阿尔茨海默病的病因、并发症		

续表

教师活动	教学内容	学生活动	教学互动设计思路
	3. 了解　阿尔茨海默病的概念、流行病学、西医病理、中医病因病机、鉴别诊断 4. 重点　阿尔茨海默病的病因、临床表现、西医治疗与中医治疗 5. 难点　阿尔茨海默病的西医发病机理、中医病因病机、西医治疗与中医治疗	思考和回答问题 划记重点、难点	2. 展示课堂教学目标及重点、难点，让学生能分清主次，有的放矢，有目的地进行学习
幻灯显示 讲述	四、进入教学环节，讲授课程内容 1. 概述 （1）阿尔茨海默病的概念：阿尔茨海默病是一种起病隐匿的进行性发展的神经系统退行性疾病，临床上以记忆障碍、失语、失用、失认、视空间技能损害、执行功能障碍，以及人格和行为改变等全面性痴呆表现为特征，病因迄今未明 （2）阿尔茨海默的发病情况 （3）属中医学“痴呆”“呆病”范畴 2. 病因病机 （1）西医病因 ①家族史：绝大部分流行病学研究都提示，家族史是该病的危险因素 ②某些躯体疾病：如甲状腺疾病、免疫系统疾病、癫痫等，曾被作为该病的危险因素研究 ③头部外伤：头部外伤指伴有意识障碍的头部外伤，脑外伤为该病的危险因素已有较多报道 ④其他：免疫系统的进行性衰竭、机体解毒功能削弱及慢病毒感染等，以及丧偶、独居、经济困难、生活颠簸等社会心理因素可成为发病诱因 （2）西医发病机理：本病的发病机理有脑损伤学说、炎症学说、淀粉样变学说等，但都能很好地解释本病的发生。一般认为，海马和新皮层胆碱乙酰转移酶及乙酰胆碱显著减少可引起皮层胆碱能神经元递质功能紊乱和新皮层胆碱能神经元减少，同时伴有甲肾上腺素（NE）、多巴胺（DA）和 5- 羟色胺（5-HT）等减少，进而引起本病发生	听课	教与学互动，活跃课堂气氛 通过举例，让学生明白中医病名的依据，同时解释疾病的特点 拓展新知识：简要介绍脑损伤学说、炎症学说、淀粉样变学说，引起学生浓厚的兴趣，对本病的发病机理有一定的了解，让学生课后查找资料，拓宽知识面
播放动画 讲述	（3）中医病因病机：本病多因年老体虚、精气不足、久病耗损、七情内伤，致气、血、痰、瘀等为患 ①年迈体虚：年迈肾亏，髓海空虚，神机失控，灵机记忆减退，而成愚呆；或肾阴不足，虚火上炎，心肾不交，灼伤心阴，神明失主所致；或阴不制阳，上扰清窍，化风动血而致瘀阻脑络 ②久病累及：久病伤肾，肾亏髓空而为病；或伤及脾胃，气血化生乏源，心气虚衰，精血不足，神明失养而为病	积极思考 观看动图	动画展示胆碱乙酰转移酶及乙酰胆碱的转移途径，拓展新知识，让学生从视觉感官上更直接地认识其发病机理

续表

教师活动	教学内容	学生活动	教学互动设计思路
提问	③七情内伤：忧愁思虑，肝失疏泄，气滞而血瘀，蒙蔽清窍；或木郁土壅，化湿生痰，痰浊蒙窍；或因暴怒，肝阳上亢，血随气逆，溢于脉外，瘀阻脑络而致		
举例	脑为元神之府，灵机出于此，故本病病位在脑，与心、肝、脾、肾功能失调有关。肾主髓，髓通于脑，肾亏则脑空，故与肾关系尤为密切。其基本病机为髓减脑消，神机失调，以肾精亏虚为本，痰浊瘀血内阻为标，虚实夹杂		让学生课余时间查阅资料，拓宽知识面，促使学生由被动学习转为主动学习
幻灯显示	3. 临床表现 ①第一阶段（1~3 年）：为轻度痴呆期。表现为记忆减退，对近事遗忘突出；判断能力下降，患者不能对事件进行分析、思考、判断，难以处理复杂问题；工作或家务劳动漫不经心，不能独立进行购物等，社交困难；即使仍能做一些已熟悉的日常工作，但对新的事物表现出茫然难解，情感淡漠，偶尔激惹，常常多疑；出现时间定向障碍，对所处的场所和人物能定向，对所处的地理位置定向困难，复杂结构的视空间能力差；言语词汇少，命名困难 ②第二阶段（2~10 年）：为中度痴呆期。表现为远近记忆严重受损，简单结构的视空间能力下降，时间、地点定向障碍；在处理问题、辨别事物相似点和差异点方面有严重损害；不能独立进行室外活动，在穿衣、个人卫生及保持个人仪表方面需要帮助；不能计算；出现各种神经症状，可见失语、失用和失认；情感由淡漠变为急躁不安，常走动不停，可见尿失禁	请学生总结回答痴呆的病位、病性	通过趣味实例、小故事及现场提问等激发学生的学习兴趣，使其加深记忆和理解
讲述	③第三阶段（8~12 年）：为重度痴呆期。患者完全依赖照护者，记忆力严重丧失，仅存在片段记忆；日常生活不能自理，大小便失禁，呈现缄默、肢体僵直，查体可见锥体束征阳性，有强握、摸索和吸吮等原始反射。最终昏迷，一般死于感染等并发症 4. 辅助检查 （1）神经心理学测验简易精神量表（MMSE）、日常生活能力评估（ADL）量表、神经精神症状问卷（NPI）和 cohen-mansfield 激越问卷（CMAI） （2）血液学检查 （3）神经影像学检查：头 CT（薄层扫描）和 MRI（冠状位）检查 （4）脑电图（EEG）AD 的 EEG 表现为 α 波减少、θ 波增高、平均频率降低的特征 （5）脑脊液检测	回答：危害：行为障碍、生活能力逐渐下降	通过图表简单归纳阿尔兹海默病的发病时间及辅助检查方法，使学生加深理解与记忆

续表

教师活动	教学内容	学生活动	教学互动设计思路
幻灯显示	（6）基因检测可为诊断提供参考 5. 治疗 （1）西医治疗：①抗焦虑药。②抗抑郁药。③抗精神病药。④作用于神经递质的药物。⑤脑代谢赋活药物 （2）中医辨证治疗 ①髓海不足证 症状：智力下降，神情呆滞，记忆力和计算力下降，懈怠思卧，齿枯发焦，腰酸腿软，头晕耳鸣，舌体瘦，质淡红，脉沉细弱 治法：补精填髓养神 方药：七福饮加减。可酌加紫河车、鹿角胶等填髓益智 ②脾肾两虚证 症状：表情呆滞，行动迟缓，记忆力减退，失认失算，口齿不清，腰膝酸软，食少纳呆，少气懒言，流涎，舌淡体胖，苔白，脉沉弱 治法： 方药： 6. 预后 本病病程为5~10年，少数患者可存活10年或更长时间，多死于肺部及泌尿系感染、压疮等并发症 （1）预防：加强锻炼，注重思维能力和记忆力锻炼，减少铝等重金属摄入，戒烟等 （2）护理：对患者的护理要高质有效，关键在于为患者营造一个积极、安全和富有感情色彩的环境。提倡居家为主，结合社区、社会设施的护理模式 ①心理护理：根据患者的心理状态，进行心理调护 ②日常生活能力训练：如做饭、进餐、穿衣、洗刷、沐浴、购物等，先叙述，后模仿 ③逻辑思维与表达能力训练：如提问与生活密切相关的问题，并进行简单的数字计算 ④环境记忆能力训练：问患者现在所处的地点、家庭住址、工作单位	预防：加强锻炼，注意思维能力和记忆力的锻炼	通过对该病治疗的讲述，启发学生自己找出本病的预后特点，以拓宽其思维，增强学习能力，提高解决临床实际问题的能力 用图表展示，清晰明了，便于学生理解
提问	五、总结与思考题 1. 总结本节课所学内容，回顾重要知识点。回到本节课开始时给出的微信朋友圈事例，让学生自己总结阿尔茨海默病有什么危害？怎样做能够避免 2. 提出思考题 （1）阿尔茨海默病有何临床表现 （2）简述本病实验室检查有何特征表现 （3）中医如何进行辨证论治		通过提问检查学生预习情况，并激发学生参与课堂学习的积极性

九、课后作业

1. 建立班级师生共享“雨课堂”，借教学平台搭建教学辅导答疑，了解学生课外自主学习遇到的困难，并及时引导和解难。

2. 将自主学习的案例发到平台，激发学生的创造性思维。

3. 指导学生登录《中西医结合内科学》教学数字资源平台进行自主学习、自我测试，随时掌握自己的学习动态，进行实时自主评价，合理调整自己的学习方法，合理分配学习时间。

4. 分组讨论阿尔茨海默病典型病案。

十、教学反思

1. 课堂上多数时间仍是对教材内容的讲授，讲授仍停留在概念阐述、原理解释层面，今后应在内容的创新性和教学形式多样化方面予以改进。

2. 教学过程中发现，学生对阿尔茨海默病的病机病理理解参差不齐，考虑可能与前期基础课知识的掌握程度有关。拟对学生进行期中考试，使学生加深对知识的理解和记忆。

附：板书设计

第九章　神经系统疾病

第十一节　阿尔茨海默病

一、概述

1. 概念

2. 流行病学资料：国内、国外

3. 中医病名

二、病因病机

1. 西医病因

2. 发病机理

3. 中医病因病机

①年迈体虚

②久病累及

③七情内伤

三、临床表现
- 第一阶段（1～3年）
- 第二阶段（2～10年）
- 第三阶段（8～12年）

四、辅助检查

1. 神经心理学测验简易精神量表（MMSE）、日常生活能力评估（ADL）量表、神经精神症状问卷（NPI）和cohen-mansfield激越问卷（CMAI）。

2. 血液学检查。

3. 神经影像学检查：头CT（薄层扫描）和MRI（冠状位）检查。

4. 脑电图（EEG）AD的EEG表现为α波减少、θ波增高、平均频率降低的特征。

5. 脑脊液检测。

6. 基因检测可为诊断提供参考。

五、治疗

六、预后

（中西医结合学院　胡琦）

第 9 讲　中西医结合骨伤科学

一、教学设计阐述

下面我将从教学任务及对象、教学目标、教学策略、教学过程、教学评价这五个方面向大家阐述我们对中西医结合骨伤科学这门课程的教学设计。

中西医结合骨伤科学是湖南中医药大学中西医结合临床医学专业必修课，授课对象为本专业四年级本科生。这个阶段的学生已经完成了医学基础和大部分医学临床课程的学习，具备一定的理论基础，但是其思维模式大多停留在课本上，临床思维与临床实践能力欠缺。比方说，对于一个病，教材往往从定义、流行病学特点、病因病机、临床表现、诊断要点等方面进行介绍，而临床思维注重的是病史、症状体征、辅助检查、诊断及鉴别诊断。中西医结合骨伤科学是一门桥梁课，是书本知识与临床实践之间的一座桥梁。骨伤科的图片及影像学资料清晰明了，病例生动形象，有助于引导学生顺利完成从书本知识向临床实践的过渡，帮助学生建立临床思维模式。另外，处于这个阶段的学生往往对所学专业会有所思考，且存在一定的困惑，即什么是中西医结合？中西医结合的出路在哪里？我个人认为，骨伤科学是中西医结合最完美的学科之一，有着相对完备的理论体系和实用价值，这点已得到学界的印证（举例：骨伤科学经历了从 AO–BO–CO 的转变。AO 学派注重骨折的解剖对位、坚强内固定。BO 学派作为生物接骨学强调生物学的、生理的和合理的接骨术。CO 则是强调“内外兼治、筋骨并重、动静结合、医患合作”的中国接骨学。它吸取传统中医之精华，并紧密结合现代科学技术，代表了骨折治疗的最新方向）。本课程旨在以中西医结合骨伤科学为依托，站在学科的高度，帮助学生坚定走中西医结合之路的信心与决心。

从教学目标来看，无外乎知识、能力、情感三个方面。其实又可分为两个层次，一个在技术层次，一个在精神层次。我们希望通过对知识的传授，引导学生积极参与其中，充分调动他们的主观能动性，使其逐渐具备解决临床问题的能力，建立中西医结合的临床思维。同时通过教师的言传身教，潜移默化地帮助学生树立良好的职业道德操守，毕竟手术做得再好，如果没有扎实理论、丰富经验、高尚医德的支撑也只能是一个手术匠。

《中西医结合骨伤科学》教材分上、中、下三篇，教学总学时数为 86 学时，其中课堂教学 62 学时，临床见习 24 学时。我们的教学策略是根据教材各章节内容的特点安排的，结合研究进展、前沿动态进行讲解，改变常规讲授方式，充分展示中西医结合的优势，从临床典型案例引入或从收集的流行病学资料导入，通过教师引导逐步实现学生主动学习的转变。上篇总论，主要讲骨伤科的基础知识及基本操作。此部分内容比较抽象、枯燥，但是学习骨伤科学的基础，非常重要。为提高本章节的教学效果，达到预期的教学目的，我们从以下几方面入手：①充分活跃课堂氛围，调动学生的积极性，激发学生的兴趣，教师走下讲台，与学生融为一体，相互讨论，各抒己见，最后对照课本，梳理知识，总结要点。②充分利用教具、示意图，让抽象的知识变得具体、直观，学生容易掌握。③充分发挥多媒体的优势，播放真实的图片、解剖学图片、视频、临床案例等。中篇损伤，主要讲述骨伤科常见损伤的诊治要点，内容相对直观，易于理解，操作性强，授课采用 PPT 课件配合讲解和具体操作、模型及实物耗材、影像学图片等，结合临床病例讨论和临床见习，采取师生互动模式，使学生身临其境，掌握骨伤科常见损伤的诊断及治疗。下篇筋骨关节疾病，主要讲述骨伤科常见病、多发病的诊治要点。其中，临床诊断及鉴别诊断是重点。本篇内容病因病机复杂，症状复杂多变，学生难以理解，故授课不能照本宣科，拟通过各疾病的特征性表现提取关键词，帮助学生理解和记忆诊断要点，抓住病理本质；采用师生互动、病案导入等方式，帮助学生掌握重点，攻克难点。

整个教学过程始终坚持以教师为主导、以学生为主体的原则，根据课程特点，充分运用情景教学法、直观教具法、对比教学法、图示教学法、趣味教学法等诸多教学方法，力求使课堂教学更加丰富，更贴近临床，让学生轻松学习，在不知不觉中掌握。例如在讲授骨折的整复手法、固定方法时，采用情景教学法，课堂上演示操作，充分调动学生的积极性，以攻破难点，提高教学效果。又如在讲授颈椎病分型诊断时，颈椎病分为颈型、神经根性、脊髓型、椎动脉型、交感神经型，如何理解这些类型呢？我们采用直观教学法，借助脊柱模型进行教学，如果椎体后方正中央增生、黄韧带肥厚或钙化，可以压迫椎管中脊髓形成脊髓型颈椎病。如果椎体侧后方增生、钩椎关节后方增生、关节突关节前缘增生，可以压迫椎间孔中的神经根，形成神经根型颈椎病。如果钩椎关节侧方增生，压迫椎动脉，可形成椎动脉型颈椎病。再比方讲授腰椎间盘突出症与腰椎管狭窄症鉴别诊断时，根据发病年龄、起病缓急、主要症状、体征特点及影像学检查等鉴别要点制成简表进行对比，使学生能够轻松记住这两个疾病的特点，同时培养学生诊断和鉴别诊断的思维方法。

本课程的教学评价从以下两方面设计。

1. 对教师的评价　各章节教授之后制作针对该章节的问卷，从教学态度、教学内容、教学方法和教学效果等方面进行调查，了解学生对知识点的掌握情况，通过对学生意见的总结，不断改进教学模式。

2. 对学生的评价　采取理论考试（60%）+ 平时成绩（40%）的方法进行评价，其中平时成绩包括课堂参与（10%）、课后作业（10%）和见习考核（20%），重视学生的参与程度，调动他们的学习积极性，力求达到教学相长的目的。

二、教学基本情况

教学基本情况见表 9–1。

表 9–1　教学基本情况

<table>
<tr><td>课程名称</td><td colspan="2">中西医结合骨伤科学</td><td>课程性质</td><td colspan="2">必修</td></tr>
<tr><td>教材版本</td><td colspan="5">詹红生，刘献祥 . 全国中医药行业高等教育“十三五”规划教材——中西医结合骨伤科学 . 北京：中国中医药出版社，2016.</td></tr>
<tr><td>授课内容</td><td>腰腿痛</td><td>章节</td><td>第十一章</td><td>课时</td><td>3 学时</td></tr>
<tr><td>教学对象</td><td colspan="2">中西医结合临床医学本科四年级学生</td><td colspan="2">授课形式</td><td>课堂讲授</td></tr>
</table>

三、教学目标与大纲要求

（一）知识目标

1. 掌握　腰椎间盘突出症、腰椎管狭窄症的病因病机、临床表现、诊断、鉴别诊断及常用治疗方法。

2. 熟悉　腰肌劳损、第三腰椎横突综合征、梨状肌综合征的诊查要点和治疗方法。

3. 了解　常见腰腿痛疾患的预防及调护。

（二）能力目标

通过学习，使学生初步掌握常见腰腿痛疾患的基本理论、诊断要点和治疗原则，为日后进入临床实习打下基础。

采用多媒体与现场教学演示的方法，使学生掌握体格检查、理筋手法、封闭及针灸治疗等操作。

通过本课程网络数字资源的辅助学习功能，使学生对常见腰腿痛疾患的定义、病因病机、诊查要点等的理解进一步提高，在巩固前期课程知识的基础上，掌握常见腰腿痛疾患的特点。

（三）学习态度目标

1. 遵守各项规章制度，工作严谨，严守操作规程，严防教学及医疗事故，出现问题及时报告。

2. 语言文明，遵守医务人员职业道德规范，尊重老师。

3. 思想上积极上进，学习自主性强，富有创新能力，胆大心细，与人沟通能力强。

4. 注意与患者及家属沟通，耐心倾听患者疑问，各项操作前均向患者解释操作目的，操作过程动作轻柔，态度和蔼。

5. 认真学习，虚心向老师请教，做好笔记，积极发言。

（四）价值观目标

教导学生要时时刻刻将医生道德规范牢记在心，以公平心对待患者，自己也要具备良好的品格。只有良好的价值观才能成为一名合格的医生，而其核心就是生命高于一切。

（五）大纲要求学时安排

大纲要求学时安排见表 9–2。

表 9–2　大纲要求学时安排

<table>
<tr><th>腰腿痛</th><th>学时（共 3 学时）</th></tr>
<tr><td>腰椎间盘突出症</td><td>1.5</td></tr>
<tr><td>腰椎管狭窄症</td><td>0.75</td></tr>
<tr><td>腰肌劳损</td><td rowspan="3">0.75</td></tr>
<tr><td>第三腰椎横突综合征</td></tr>
<tr><td>梨状肌综合征</td></tr>
</table>

四、教学背景与学情分析

本课程的教学对象是湖南中医药大学中西医结合临床医学五年制本科生。作为大学四年级的学生，他们已经系统学习了中医和西医两套医学理论，即将进入临床实习，具备理解本课程必需的医学基础知识，欠缺的是临床思维和临床实践能力。在教学过程中，针对疾病的疗效和预后要客观反映各自优势，而不能偏颇某一方。要充分考虑这个阶段的学生无论对中医还是西医很大程度上都受个人兴趣爱好的影响。因此作为教师，一定要很好地引导，使学生不偏离其专业方向。

中西医结合骨伤科学是中西医结合临床医学专业的主干课程，非骨伤方向的学生学习起来会存在较大困难。其一，由于学生将来从事的是非骨伤职业，处理急性损伤（骨折、脱位等）和创伤急救等的机会很少，故学习兴趣不高。但就慢性筋骨关节疾病而言，学生则有较多的学以致用的机会，如本章所讲的腰腿痛。其二，中西医结合骨伤科学不同于其他中西医临床学科，着重的是对局部解剖结构的掌握和实践技能的培训，故学习难度较大。为此，我们将适当调整授课重点，适度降低难度，加强师生互动，提高课堂教学质量。

作为一门临床学科，中西医结合骨伤科学无论是体查、手法还是手术，均需要有较强的动手能力，这就要求病案的设计应紧扣临床操作技能，进行针对性较强的教学。在设计病案时，要时刻注意与所授内容的一致性，使病案确能为授课内容服务，并起到引子作用，而不是哗众取宠。要让授课内容和抽象的理论在真实的病例中得以体现，寓理论于案例中，使学生在直观的形象教学中理解相关理论，掌握基本的技术操作。采用多种教学方法，使学生对所学课程产生兴趣，激发其求知欲望。只有乐学，才能使学生全身心地投入，取得好的学习效果，提高教学质量。

临床上很多骨伤疾患，如颈椎病、腰椎间盘突出症等，采用中西医结合思维及诊疗方法优势明显，疗效突出，教学中注意多联系临床实际，帮助学生建立中西医结合临床思维模式。

五、教学重点、难点分析与解决方法

（一）教学重点

常见腰腿痛疾患：如腰椎间盘突出症、腰椎管狭窄症、腰肌劳损、第三腰椎横突综合征、梨状肌综合征的定义及其病因病理（病因病机）。

腰椎间盘突出症的临床表现。

腰椎间盘突出症的诊断要点：腰痛并下肢放射痛、麻木，腰前屈活动受限，脊柱侧弯、椎旁压痛及向下肢放射痛，直腿抬高试验阳性、加强试验阳性。

（二）教学难点与解决方法

1. 腰椎间盘突出症的定位诊断是本章的难点，拟采用图表法分别列出 $L_{3\sim4}$、$L_{4\sim5}$、$L_5\sim S_1$ 椎间盘突出所影响的神经体表定位，以利于学生理解与记忆。

2. 腰椎间盘突出症与腰椎管狭窄症的鉴别诊断是本章的难点，拟采用归纳法，结合图表，对两者的异同点进行比较，使学生有直观印象，方便记忆。

六、教学策略与方法选择

（一）教学策略

坚持教师为主导、学生为主体的原则，采用互动式、换位式等方法进行教学，从临床典型案例引入或从流行病学资料导入，提高教学效果。

1. 活跃课堂氛围，调动学生的积极性，激发学习兴趣，让学生轻松学，在不知不觉中学，不拘泥于“教师讲、学生学”。教师走下讲台，与学生融为一体，相互讨论，各抒己见，最后对照课本，梳理知识，总结要点。例如，在学习本章重点腰椎间盘突出症之前，让学生合上课本，思考身边的人是否患以上疾病？他们的临床表现有哪些？采取过什么样的治疗？无论学生回答正确与否都要鼓励，最后打开课本和课件进行系统学习，给出正确解答。

2. 充分利用教具、示意图，让抽象的知识变得具体、直观，使学生容易掌握。如讲解第三腰椎横突综合征时，可以画简图，直观讲解。

3. 充分发挥多媒体的优势，播放真实的图片、解剖学图片、视频、临床案例等，如讲解腰椎间盘突出症的临床表现时，可以采用真实的患者图片，让学生如亲眼所见。

（二）教学方法

1. 图示教学法　在教学过程中提供直观的示意图，以使抽象的内容具体化、形象化，便于学生理解。本章主要用于第三腰椎横突综合征、梨状肌综合征中相关解剖学知识的讲解。

2. 直观教学法　将真实的影像学资料、教学模型带入课堂，激发学生的好奇心和兴趣，调动学生的学习积极性，提高学习效率，活跃课堂氛围，拉近课堂与临床的距离。本章主要用于腰椎间盘突出症和腰椎管狭窄症影像学特征等方面的讲解。

3. 多媒体教学法　多媒体教学是目前常用和流行的教学方式，因为多媒体教学具有很强的直观性和交互性，容量大，信息多，故有助于开阔学生视野，也适合中西医结合骨伤科学的教学特点。本章的教学内容中，一些较复杂的体格检查仅靠教师讲解和演示学生往往难以理解，如直腿抬高试验、加强试验、屈颈试验、屈腰试验、梨状肌紧张试验等，讲解中插入视频，在放视频的同时讲解要点，这样一目了然，有助于学生领会和掌握相关知识点。另外，多媒体课件与板书结合。把幻灯作为主要授课工具，一些典型的临床表现和案例，可通过图片、视频和演示使学生加深理解。板书在对课程重点内容的概括、总结时具有重要作用。

4. 情景教学法　腰腿痛疾患的体格检查一直是本课程的教学难点，采用课堂演示，结合临床见习，对真实病例进行专科检查，帮助学生攻破难点，提高教学效果。

（三）板书设计

将黑板一分为二，左侧为教学提纲板书区，右侧为配合课件临时板书区。

主板书区 （教学提纲板书区）	副板书区 （配合课件临时板书区）
标题： 一、概念（解剖） 二、病因病机 三、诊查要点 四、鉴别诊断 五、治疗 六、预防和调护	知识点详解 画图 课堂知识延伸 其他

七、教学过程

教学过程见表 9-3。

表 9-3　教学过程

第一节　腰椎间盘突出症				
	教学步骤	教学内容	教学形式与手段	时间（分钟）
教学过程	1. 课程导入	通过视频动画导入今天的课程——腰椎间盘突出症	使用视频动画进行导入，初步介绍该疾病	3
		讲述腰椎间盘突出症的定义和关键词：退行性病变、坐骨神经痛、腰腿痛		

续表

第一节　腰椎间盘突出症				
	教学步骤	教学内容	教学形式与手段	时间（分钟）
教学过程	2. 讲述定义及解剖	结合图示讲述椎间盘（图 9–1）的解剖：椎间盘→腰椎间盘→腰椎间盘突出→腰椎间盘突出症 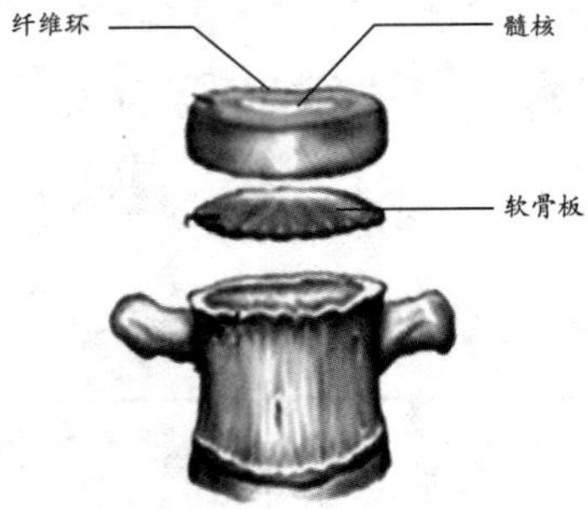 图 9−1　椎间盘示意图 坐骨神经（图 9–2）：由腰 4、腰 5 和骶 1、骶 2、骶 3 五条神经根的前支组成 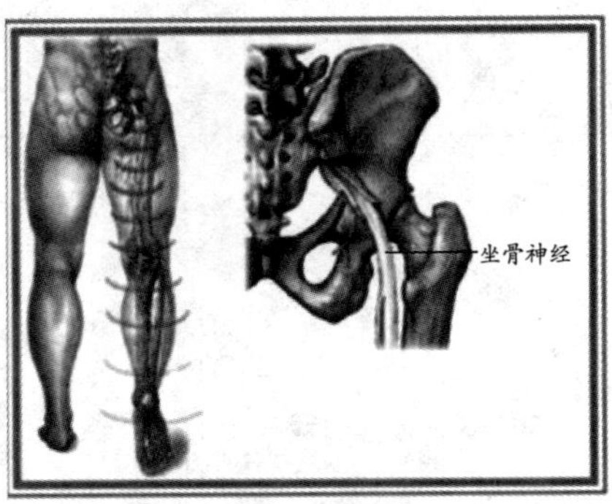 图 9−2　坐骨神经示意图	通过图片演示，使学生进一步理解腰椎间盘突出症的概念。结合提问，使学生加深印象	5
	3. 病因病机	讲述腰椎间盘突出症的发生机制（三个学说） 外因 内因 中医病机：本虚、标实	通过讲解及肢体语言、图片演示，使学生理解腰椎间盘突出症发生机制	5
		痛：包括腰痛及下肢放射痛 麻：单侧、双侧下肢麻木，甚至影响会阴区 畸形：代偿性侧弯：肩上型或腋下型，结合现场演示进行讲解 受限：腰部、下肢		

续表

<table>
<tr><th colspan="5">第一节　腰椎间盘突出症</th></tr>
<tr><th></th><th>教学步骤</th><th>教学内容</th><th>教学形式与手段</th><th>时间（分钟）</th></tr>
<tr><td rowspan="3">教学过程</td><td>4. 诊断要点</td><td>肌力，减弱，甚至肌肉萎缩
感觉：出现障碍
反射：减弱
特殊检查：结合图片及现场演示
难点：定位诊断
此处结合 PPT 的自制图表进行讲述，帮助学生加深印象（表 9–4）

表 9–4　常见腰椎间盘突出的定位特点
<table><tr><th>突出部位</th><th>受累神经根</th><th>肌力障碍</th><th>反射障碍</th><th>感觉障碍</th></tr><tr><td>腰 3/4</td><td>腰 4</td><td>胫前肌受累、足背伸、内翻力量</td><td>膝跳反射减弱</td><td>小腿及足内侧皮肤感觉障碍</td></tr><tr><td>腰 4/5</td><td>腰 5</td><td>趾伸肌受累，伸趾力量减弱或者障碍</td><td>无</td><td>小腿外侧及足背皮肤感觉障碍</td></tr><tr><td>腰 5/ 骶 1</td><td>骶 1</td><td>腓骨长短肌受累，足外翻力量减弱甚至消失</td><td></td><td>足外侧皮肤感觉障碍</td></tr></table>
影像学检查</td><td>教学重点、难点，采用诙谐的语言归纳腰椎间盘突出症的症状特点，予肢体语言演示，结合归纳法对定位诊断进行讲解</td><td>20</td></tr>
<tr><td>5. 鉴别诊断</td><td>腰椎管狭窄症
梨状肌综合征
腰椎结核
椎弓根峡部裂或脊柱滑脱
强直性脊柱炎</td><td>通过临床病例、典型图片展示，总结归纳不同的疾病的不同之处，加深记忆</td><td>10</td></tr>
<tr><td>6. 治疗</td><td>（1）一般治疗：卧床休息为主（卧硬板床）
（2）牵引治疗
（3）手法治疗：①循经按揉法。②穴位点压法。③脊柱斜扳法。④拔伸按腰法。⑤屈膝屈髋法。⑥俯卧扳腿法。⑦直腿抬高法。⑧坐位旋转法
（4）针灸治疗
（5）封闭治疗
（6）药物治疗：①非甾体抗炎镇痛药。②中枢性肌肉松弛剂。③神经营养药
（7）中医辨证施治
（8）功能锻炼：如腰背肌功能锻炼法等
（9）手术治疗：适应证：病程超过半年，反复发作，经 2~3 个月保守系统治疗无效者；或急性髓核突出，虽初次发作但症状较重，出现马鞍区麻木等马尾神经症状并影响生活或工作者（补充最新进展——椎间孔镜技术）</td><td>通过与学生互动，了解学生对既往所学习内容的掌握程度，并结合西医学的新进展进行讲解</td><td>15</td></tr>
</table>

续表

第一节 腰椎间盘突出症				
	教学步骤	教学内容	教学形式与手段	时间（分钟）
教学过程	7. 总结	课堂总结 如何鉴别腰椎间盘突出症与腰椎管狭窄症（微信平台发布，计入平时成绩）	采用启发式提问，学生共同回答，全面回顾所学内容，让学生对本节课内容形成整体认识	2

第二节 腰椎管狭窄症				
	教学步骤	教学内容	教学形式与手段	时间（分钟）
教学过程	1. 课程导入	通过一个实际病案导入今天的课程——腰椎管狭窄症	讲述临床病例，激发学生的学习兴趣，紧密联系临床实际	2
	2. 讲述定义及解剖	讲述腰椎管狭窄症的定义及解剖特点：是指腰椎椎管、神经根管及椎间孔狭窄或变形而引起的以长期反复腰腿疼痛、间歇性跛行为主要症状的病证（图 9–3） 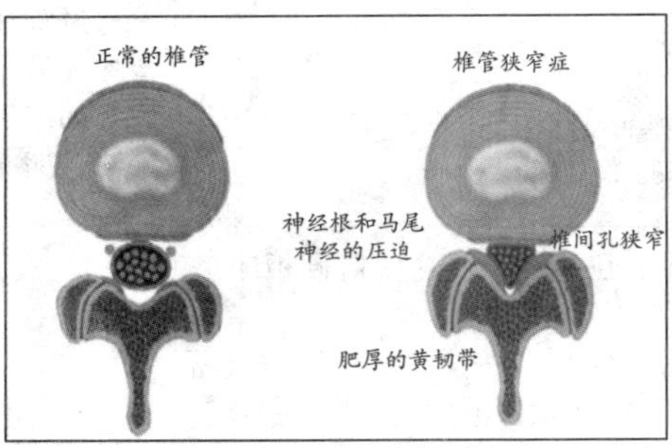 图 9–3 正常椎管与狭窄椎管 结合幻灯，了解腰椎椎管的各切面形状	通过图片演示，使学生进一步理解腰椎管狭窄症的概念，结合提问，使学生加深印象	3
	3. 病因病机	讲述腰椎管狭窄症的发生机制 原发性（先天性或发育性） 继发性（以退变为主） 混合性（临床多见） 中医病机：肾虚、邪阻	通过讲解及肢体语言、图片演示，使学生理解腰椎管狭窄症发生机制	3
		（教学重点、难点） 病史、症状体征及影像学检查的特点：跛、子、痛（图 9–4）	教学难点，采用诙谐的语言归纳腰椎管狭窄症的症状特点，并予肢体语言演示	

续表

<table>
<tr><th colspan="5">第二节　腰椎管狭窄症</th></tr>
<tr><th></th><th>教学步骤</th><th>教学内容</th><th>教学形式与手段</th><th>时间（分钟）</th></tr>
<tr><td>教学过程</td><td>4. 诊断要点</td><td>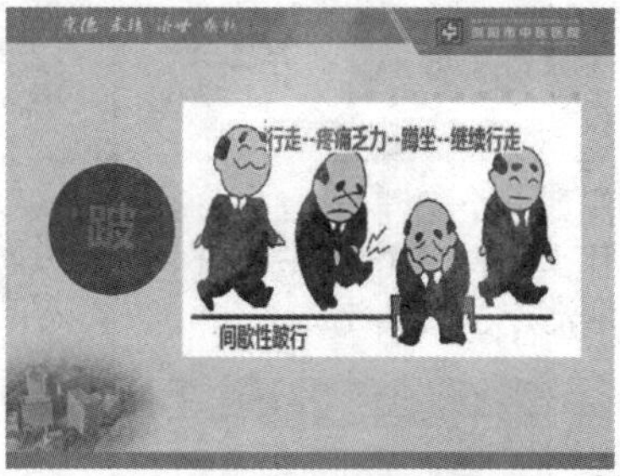

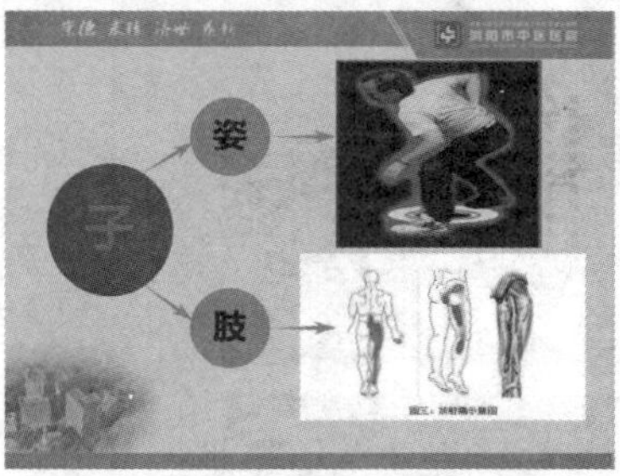

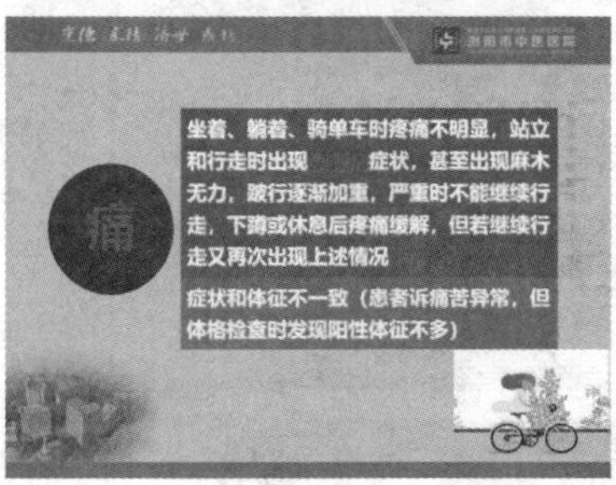

图 9-4　腰椎管狭窄症的特点</td><td></td><td>8</td></tr>
<tr><td>教学过程</td><td>5. 鉴别诊断</td><td>腰椎管狭窄症与腰椎间盘突出症鉴别见表 9-5
表 9-5　腰椎管狭窄症与腰椎间盘突出症的鉴别
<table>
<tr><th>鉴别要点</th><th>发病年龄</th><th>起病缓急</th><th>主要症状</th><th>体征特点</th><th>影像学检查</th></tr>
<tr><td>腰椎间盘突出症</td><td>多见于青壮年</td><td>起病较急</td><td>腰痛和放射性腿痛</td><td>脊柱侧弯、平腰畸形，下腰部棘突旁压痛并向一侧下肢放射，直腿抬高试验和加强试验阳性</td><td rowspan="2">结合 CT、MRI 等资料可资鉴别</td></tr>
<tr><td>腰椎管狭窄症</td><td>多发于 40 岁以上中老年人</td><td>起病缓慢</td><td>腰腿痛和马尾神经间歇性跛行（站立行走时症状加重，卧床、下蹲时症状减轻）</td><td>腰部后伸受限并引起小腿疼痛。症状及体征往往不一致（症状多体征少）</td></tr>
</table></td><td>总结不同疾病的临床特点，抓住鉴别要点，结合典型病例，加深记忆</td><td>6</td></tr>
</table>

续表

<table>
<tr><th colspan="5">第二节　腰椎管狭窄症</th></tr>
<tr><th></th><th>教学步骤</th><th>教学内容</th><th>教学形式与手段</th><th>时间（分钟）</th></tr>
<tr><td rowspan="3">教学过程</td><td></td><td>②血管源性间歇性跛行（板书：踩单车）
③腰椎椎管内肿瘤</td><td></td><td></td></tr>
<tr><td>6. 治疗</td><td>结合图片提问：假如一个肥胖的人必须通过一个狭窄的门，有什么选择呢（瘦身——保守治疗，拆墙——手术治疗，图 9-5）
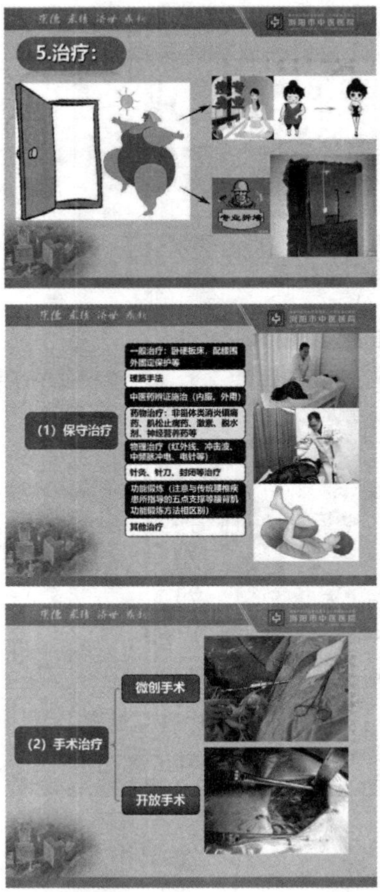

图 9-5　腰椎管狭窄症的治疗</td><td>通过讲解治疗方法，使学生对腰椎管狭窄症的治疗有整体的认识</td><td>6</td></tr>
<tr><td>7. 总结</td><td>课堂总结
腰椎管狭窄的临床特点如何概括（随机抽取花名册中学生，需学生即时回答，计入平时成绩）</td><td>采用启发式提问，学生共同回答，全面回顾所学内容，让学生对本节课内容形成整体认识</td><td>2</td></tr>
</table>

续表

第三节　慢性腰痛				
	教学步骤	教学内容	教学形式与手段	时间（分钟）
		腰肌劳损		
教学过程	1. 课程导入	用问句导入今天的课程——腰肌劳损 喜欢运动的同学可能经常听说腰肌劳损，或自己正在经历腰痛的困扰，那么什么是腰肌劳损呢？腰痛是不是就是腰肌劳损呢	采用基于问题的教学法，激发学生的学习兴趣，紧密联系临床实际	1
	2. 讲述概念	腰肌劳损是指腰骶部肌肉、筋膜等软组织的慢性损伤致腰部持续性疼痛，病程缠绵，弯腰、劳累及阴雨天气症状明显加重，适当休息可缓解，又称功能性腰痛或腰背肌筋膜炎等。多见于青壮年，男性多于女性	用图片让学生直观认识骨关节炎	1
	3. 病因病机	急性腰肌损伤 慢性积累性损伤 脊柱外伤 局部结构缺陷 风寒湿痹阻	用图表及图片形式讲解病因病机	1
	4. 诊断要点	（1）症状：疼痛（腰背部或腰骶部） 体征：压痛（压痛点较为广泛，多在竖脊肌、腰骶部棘突旁或棘突间、腰椎横突、髂嵴等处） （2）辅助检查：多无特殊异常	采用图片方式展示腰肌劳损的常见压痛部位；采用图表形式归纳诊断流程	2
	5. 鉴别诊断	（1）第三腰椎横突综合征 （2）臀上皮神经损伤（略）	采用案例式教学法，说明腰肌劳损或误诊为第三腰椎横突综合征	1
	6. 治疗	强调“防重于治” （1）手法治疗 （2）针灸治疗 （3）封闭治疗 （4）中药治疗（内外用药） （5）小针刀疗法 （6）功能锻炼 （7）其他	（1）回顾性教学：复习药物内外治法的相关知识 （2）案例式教学法：串联知识点	2
	7. 总结	（1）重点知识回顾 （2）腰肌劳损的诊断与治疗流程	总结回顾，突出重点	1

续表

第三节　慢性腰痛				
	教学步骤	教学内容	教学形式与手段	时间（分钟）
	第三腰椎横突综合征			
教学过程	1. 课程导入	用一张描述第三腰椎横突综合征的简图导入今天的课程——第三腰椎横突综合征（图 9–6） 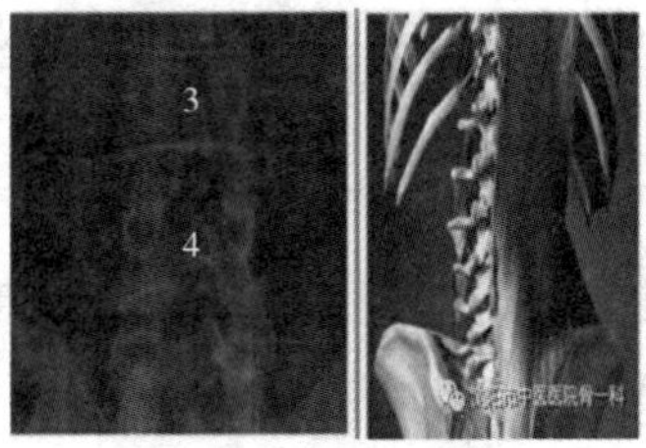 图 9–6　第三腰椎横突综合征	通过简图，帮助同学们回忆腰椎的局部解剖，同时直观展示第三腰椎横突综合征	1
	2. 讲述概念	第三腰椎横突综合征是以第三腰椎横突明显压痛为特征的慢性腰痛，又称腰三横突周围炎或腰三横突滑囊炎，多见于青壮年，男性多于女性	用图片让学生直观认识骨关节炎	1
	3. 病因病机	腰椎横突→腰背筋膜的附着点 腰三横突最长，附着肌肉多→腰部肌肉收缩运动的重要支点 急性损伤或慢性劳损	用图表及图片形式讲解病因病机	1
	4. 诊断要点	（1）症状：腰部一侧或两侧疼痛，程度不一，休息后减轻，疼痛可沿下肢放射（臀部、大腿外侧或膝外侧），但与腹压增高无关 （2）体征：第三腰椎横突尖端有局限性压痛，有时可触及纤维性硬结 （3）辅助检查：X 光片可见第三腰椎横突过长	采用图片方式展示第三腰椎横突综合征的压痛部位；采用图表形式归纳诊断流程	2
	5. 鉴别诊断	（1）腰椎间盘突出症 （2）梨状肌综合征	采用案例教学法，举例说明第三腰椎横突综合征或误诊为腰椎间盘突出症	1
	6. 治疗	（1）手法治疗 （2）针灸治疗 （3）封闭治疗 （4）小针刀疗法 （5）中药治疗（内外用药） （6）手术治疗	（1）回顾性教学：复习药物内外治法的相关知识 （2）案例式教学法：串联知识点	2
	7. 总结	（1）重点知识回顾 （2）第三腰椎横突综合征的诊断与治疗流程	总结回顾，突出重点	1

续表

<table>
<tr><th colspan="5">第三节　慢性腰痛</th></tr>
<tr><th></th><th>教学步骤</th><th>教学内容</th><th>教学形式与手段</th><th>时间（分钟）</th></tr>
<tr><td></td><td colspan="4">梨状肌综合征</td></tr>
<tr><td rowspan="3">教学过程</td><td>1. 课程导入</td><td>用一张具有视觉冲击的美臀图导入今天的课程——梨状肌综合征（图 9–7）
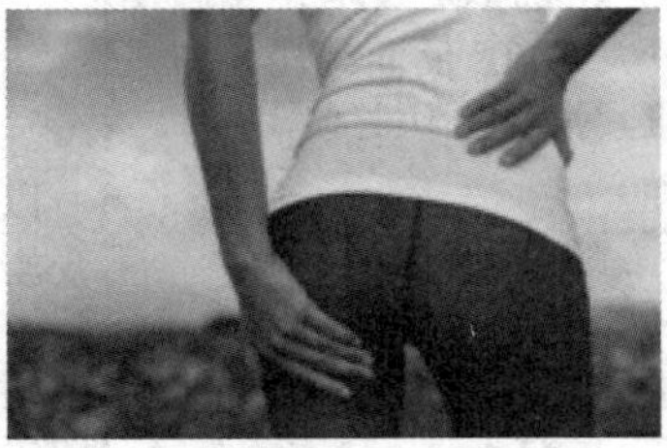
图 9–7　梨状肌综合征的典型姿势</td><td>用一张性感的美臀图吸引学生的注意力，在笑声中开始对该病的讲解</td><td>1</td></tr>
<tr><td>2. 讲述概念及解剖</td><td>梨状肌→坐骨神经→梨状肌综合征（图 9–8）：因梨状肌损伤、炎症，刺激或压迫坐骨神经引起的臀腿痛
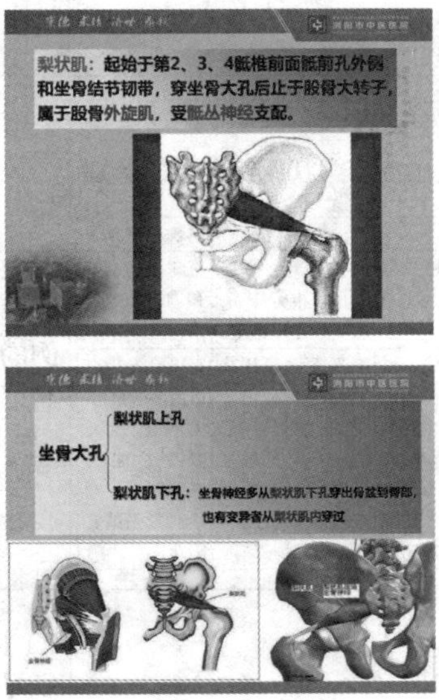

图 9–8　解读梨状肌与坐骨神经</td><td>以图片配合讲解，让学生直观认识梨状肌综合征</td><td>3</td></tr>
<tr><td>3. 病因病机</td><td>多由间接外力所致
其他因素：梨状肌变异、坐骨神经行程变异、坐骨切迹的退变畸形、骶髂部病变致臀肌痉挛等
气滞血瘀，痹阻经络</td><td>用图表及图片形式讲解病因病机</td><td>1</td></tr>
</table>

续表

<table>
<tr><th colspan="5">第三腰椎横突综合征</th></tr>
<tr><th></th><th>教学步骤</th><th>教学内容</th><th>教学形式与手段</th><th>时间（分钟）</th></tr>
<tr><td rowspan="5">教学过程</td><td colspan="4">梨状肌综合征</td></tr>
<tr><td>4. 诊断要点</td><td>（1）症状：臀腿痛
（2）体征：①梨状肌肌腹压痛，可触及条索状隆起的肌束或痉挛的肌肉。②直腿抬高在60°以内疼痛明显，大于60°反而减轻，加强试验阴性。③梨状肌紧张试验阳性（图 9–9）
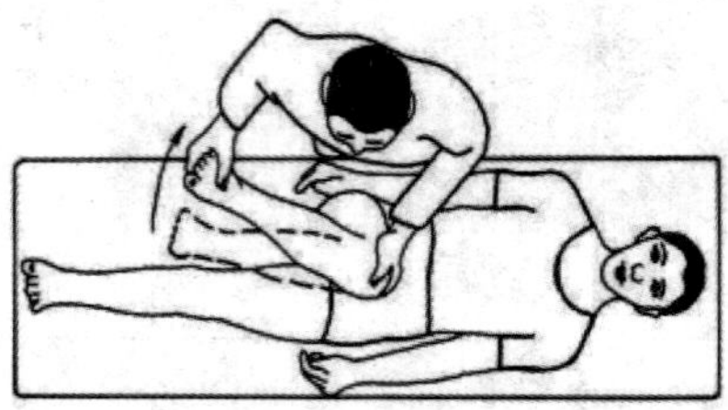
图 9–9　梨状肌紧张试验
（3）肌电图协助诊断</td><td>以图片、讲解与现场演示相结合的方法，帮助学生直观理解梨状肌综合征，以图表形式总结归纳诊断流程</td><td>3</td></tr>
<tr><td>5. 鉴别诊断</td><td>腰椎间盘突出症与梨状肌综合征鉴别见表 9–6
表 9–6　腰椎间盘突出症与梨状肌综合征的鉴别<table><tr><th>鉴别要点</th><th>主要症状</th><th>一般体征</th><th>特殊检查方法</th></tr><tr><td>腰椎间盘突出症</td><td>腰、腿痛：腰痛和放射性腿痛</td><td>脊柱侧弯、平腰畸形，椎旁压痛，感觉、运动改变</td><td>直腿抬高试验和加强试验阳性</td></tr><tr><td>梨状肌综合征</td><td>臀、腿痛：臀部疼痛，可向小腹部、大腿后侧及小腿外侧放射，疼痛多发生于一侧臀腿部，髋内收、内旋活动时疼痛加重，严重者自觉臀部有“刀割样”或“烧灼样”疼痛</td><td>腰部无明显压痛或畸形，活动不受限。梨状肌肌腹压痛，可触及条索状隆起的肌束或痉挛的肌肉</td><td>直腿抬高在60°以内疼痛明显，大于60°反而减轻，加强试验阴性，梨状肌紧张试验阳性</td></tr></table></td><td>以图表形式展示鉴别要点，结合典型病例的讲解，加深理解和记忆</td><td>2</td></tr>
<tr><td>6. 治疗</td><td>（1）手法治疗
（2）针灸治疗
（3）封闭治疗
（4）中药治疗（内外用药）
（5）物理治疗
（6）手术治疗</td><td>（1）回顾性教学：复习药物内外治法的相关知识
（2）案例式教学：串联知识点</td><td>1</td></tr>
<tr><td>7. 总结</td><td>（1）重点知识回顾
（2）梨状肌综合征的诊断与治疗流程</td><td>总结回顾，突出重点</td><td>1</td></tr>
</table>

八、课后作业

1. 什么是腰椎间盘突出症？

2. 腰椎间盘突出症的诊断要点是什么？

3. 腰椎管狭窄症的诊断要点是什么？

4. 如何鉴别腰椎间盘突出症、腰椎管狭窄症和梨状肌综合征。

在已建立的班级骨伤科学习微信群中留一个病案，以已分配的临床见习小组为单位进行讨论，教师进行引导及点评。

以上课后作业均计入平时成绩。

九、教学反思

1. 本课程的教学对象为本科四年级中西医结合临床医学专业学生。他们虽已系统学习了中医和西医两套理论，但知识较为零散，缺乏整体构架。虽然他们即将进入临床实习阶段，但关注点仍停留在书本，缺乏临床思维。中西医结合骨伤科学作为一门临床专业课，应更注重中西医临床能力的培养。我们以骨伤科疾病诊断为核心，以病史、症状体征和辅助检查为主线，梳理相关知识点，结合每个疾病的特点，分析主要鉴别诊断，使学生从中西医结合的角度掌握诊治原则，顺利实现从书本知识向临床实践的过渡。

2. 直观教学法将腰腿痛疾患中许多抽象、难以描述和理解的内容通过标本、模型、多媒体等方式加以形象化、直观化，不仅能够提高学生的学习积极性，也有利于教师突破重点和难点，提高教学质量。

3. 对于腰腿痛疾患的专科体检，采用课堂演示相关操作，并配合临床见习予以强化。这样既能活跃课堂氛围，提高学生的积极性，又能将课本上抽象的知识具体化、形象化，提高学生的动手能力，提高教学效果。

4. 本章所讲授的腰腿痛疾患为骨伤科常见病、多发病，教学前让学生描述或讨论这些疾病，使之有参与感。同时课前以提问方式复习所学内容，课后及时总结本次课内容，通过教学互动，使学生加深印象，增强记忆，最终达到掌握的目的。

5. 中西医结合骨伤科学是一门理论性和实践性很强且多学科密切结合的课程，对教师来说，要上好这门课必须拥有扎实的理论基础和丰富的临床经验，同时必须具备良好的素养，要能将临床实践与课堂讲授紧密结合。对学生来说，必须拥有扎实的解剖学基础、一定的力学知识、较强的立体思维和动手能力。要让课堂紧贴临床，最直接且有效的方法就是将临床搬进课堂，这也将直接影响教学效果。因此，我们不能单从学生的卷面考试成绩来评定教学效果，还应包括平时课堂参与、课后作业完成情况及临床见习等方面；不能满足于达到讲授的目的要求，而要使绝大多数学生掌握所学内容，注重培养学生的临床思维，提高学生的临床诊疗能力，为日后进入临床打下坚实基础。

（附属第二中西医结合医院　吴宽）

第 10 讲　外科护理学

一、教学设计阐述

外科护理学是护理专业的主干课程，是护理专业学生必修的专业理论课。外科护理技能是护理岗位必备的技能之一。“外科护理学”属临床专业课，在护理专业课程中具有重要意义。本课程的目的是培养高素质的护理人才，在现代护理理念的指导下，运用科学的护理方法，对外科疾病患者实施整体护理，以促使患者早日康复，减轻痛苦，提高生命质量。

本课程教学使用的教材是人民卫生出版社出版的“十三五”规划教材《外科护理学》。课程内容与外科学紧密相连，分总论和各论两部分。总论主要涉及基础医学、外科学和护理学的基本理论与技术，包括休克、感染、损伤等外科基础疾病的护理。各论部分包括普通外科、颅脑外科、胸外科、泌尿外科、骨关节外科等常见疾病患者的护理。本课程从第 5~6 学期起开设，总学时 128 学时，其中理论教学 104 学时，实践教学 24 学时，每周 5 学时。

教学的整体思路以整体护理为核心，以护理程序为框架，按照病因、病理生理、临床表现、辅助检查、治疗原则、护理评估、护理诊断 / 问题、护理目标、护理措施、护理评价、健康教育等 11 个方面开展教学，让学生在掌握“疾病学基础”的前提下，再去研究患者护理，即从疾病的发生发展、临床表现、诊疗方法进行探究。

具体的教学内容由理论课程、实验课程、见习课程、实习课程四个部分组成。其中课堂讲授要求教师对课程内容在充分备课的基础上，结合多媒体课件、挂图、模型等进行讲解，可采用多种教学方法，包括案例教学、启发式教学、互动式教学、问题式教学。实验室训练是教师指导学生通过对自身或对实验室模拟人进行的基本操作技术训练，步骤包括用物准备、简单理论讲述、示范操作、分组训练、讨论答疑、考核总结。临床见习是通过患者的临床访视增强对课堂所讲疾病的感性认识，并通过教师的指导和总结，将感性认识上升为理性认识，步骤包括确定病例、床边讲解、演示指导、分组讨论、老师点评。最后阶段为临床实习，要求学生在临床老师的指导下，通过对外科患者实行系统的整体护理，将学到的理论知识和技能用于临床实践，培养学生独立的外科护理能力。步骤包括选择病例、了解病情、汇报病例、床旁查房、提出难点、讨论分析、点评总结。

课程评价由考核与评价两部分构成。考核包括学习各环节的考核和期末考试。评价包括督导组评价和学生评价。督导组通过听课与督查，从教学态度、内容、方法及效果四个方面进行评价。学生评价通过课后问卷调查、座谈会、走访及课下交流等方式进行，了解学生对教学的满意度。

二、教学基本情况

教学基本情况见表 10–1。

表 10–1 教学基本情况

<table>
<tr><td>课程名称</td><td>外科护理学</td><td>总课时</td><td>学时</td><td>本章节课时</td><td>6 学时</td></tr>
<tr><td>授课对象</td><td colspan="2">护理专业本科生</td><td>课程类型</td><td colspan="2">必修课</td></tr>
<tr><td>授课章节</td><td colspan="5">第十六章第五节、第六节——胸部疾病患者的护理</td></tr>
<tr><td>使用教材</td><td colspan="5">彭晓玲 . 外科护理学 .2 版 . 北京：人民卫生出版社，2016.</td></tr>
</table>

三、教学目标与大纲要求

（一）理论知识目标

1. 食管癌患者的护理

（1）掌握食管癌的临床症状与体征、术前、术后的护理要点。

（2）熟悉食管癌的病因、分类、病理类型。

（3）了解食管癌的辅助检查及治疗原则。

2. 心脏疾病患者的护理

（1）掌握体外循环的病理生理变化、治疗原则和护理。

（2）熟悉先天性心脏病、心脏瓣膜疾病、冠状动脉粥样硬化性心脏病的临床表现和治疗原则。

（3）了解心脏疾病的特殊检查与护理。

（4）学会按照护理程序对心脏疾病患者实施整体护理。

（二）学习效果目标

1. 通过学习，使学生掌握心胸外科患者的临床护理要点，熟悉食管癌及心脏疾病的病因、病理生理、临床症状及体征。

2. 通过学习，培养学生的临床思维，使学生主动形成与所学知识进行联系的能力，因本章涉及的胸腔引流管和胃管护理在“基础护理学”和“外科护理学”前的有关章节有所提及。

3. 通过学习，加深学生对整体护理观念的认知，能够从疾病的临床特点及病理生理联系到临床护理，将整体观念贯穿于护理工作，认识并掌握疾病相关知识对护理工作的重要性。

4. 主动思考问题，积极回答问题，完成课前的病例讨论及课后资料查询。

（三）情感态度目标

通过学习，加深学生对护理工作的理解和认同感，培养学生整体思维能力，使学生知其然更知其所以然，提高学习护理知识的兴趣。对患者有悲悯之情，将人性化护理贯穿其中，使学生热爱生活，关注健康，关心他人。

四、教学背景与学情分析

（一）知识基础

授课对象为 2015 级护理专业本科学生，经过临床见习，学生对胸部疾病患者的护理和心胸外科 ICU 工作模式有了一定了解，对临床护理工作产生了浓厚兴趣，但认识还不深刻，整体护理思维尚未形成，大部分知识点仍停留在死记硬背阶段。

（二）认知特点

学生思维活跃，处于人生记忆力强、创造力旺盛的黄金时期，对临床相关知识充满好奇，有一定的学习兴趣，但对于疾病基础知识的学习热情不够，整体思维能力有待提高。

（三）学习风格

学生乐于在生动活泼、平等开放、充满时代气息的课堂氛围中学习，但护理基础理论相对枯燥，教学过程中学生的注意力难以持续集中，所以将通过案例分析、问题导入、讨论、实践操作、教具展示等方式吸引学生的注意力，提高其自主学习的兴趣。

（四）可能出现的问题与解决预案

学习这两节内容时，学生对于胸腔引流管和胃管的护理已有一定了解，本堂课重复的内容难以引起学生兴趣，课堂纪律及注意力不好把控。

解决预案：结合临床案例和疾病基础知识，分析护理不当会导致的严重后果，强调个性化护理和人性化护理的概念，让学生在学习书本知识的同时，对患者的痛苦感同身受，怀有悲悯之情，将人文关怀融入工作中，培养学生的临床思辨能力。

五、重点难点分析与解决方法

（一）重点

1. 食管癌的病理生理、临床症状及体征。
2. 食管癌患者术前、术后主要的护理问题、护理措施及健康指导。
3. 体外循环后的病理生理变化、治疗原则和护理。

（二）难点

1. 食管癌术后胃肠减压护理措施的重要性及并发症的观察与判断。
2. 体外循环的护理评估、主要护理问题及护理措施。
3. 复杂性先天性心脏病术后的观察要点。

（三）解决方法

1. 课前布置预习内容，要求学生查阅参考书。
2. 课上教师采用启发引导式教学法，注重知识的推导，结合案例分析，使学生深入理解教学内容，掌握重点，解析难点。
3. 课后布置思考题，指导学生阅读相关参考书和文献，促进对知识的理解。

六、教学策略与组织方法

（一）教学组织形式

1. 以提问互动及案例分析开始，导入本单元教学内容，以问题为线索，贯穿整个教学过程，以学生为主体，以教师为引导，形成师生间的良好互动。

2. 综合运用提问互动、案例式、引导式教学法等组织教学。

3. 本单元设计以课堂讲授为主，采用板书与多媒体相结合的形式组织教学。

4. 以多媒体课件为主，合理应用图片与表格，结合板书展示教学内容。

（二）组织方法

1. 食管癌患者的护理

（1）教师讲授（结合 PPT、视频、模型、实物及临床案例）110 分钟：①简述食管的解剖生理构造 5 分钟。②食管癌的病因、分类、病理类型 10 分钟。③着重介绍食管癌的临床表现 15 分钟。④重点强调术前、术后护理要点及并发症的观察 40 分钟。

（2）分组讨论 8 分钟：根据教材所提供的案例分析，分四组讨论食管癌的主要临床表现、辅助诊断及护理要点，要求根据案例中患者的实际情况（年龄、职业、经济状况、病史）给出整体护理方案，并提出针对性的健康教育指导。

（3）总结两分钟。

2. 心脏外科患者的护理

（1）教师讲授（结合 PPT、视频、模型、实物及临床案例）110 分钟：①体外循环 40 分钟。②先天性心脏病 40 分钟。③心脏瓣膜疾病 15 分钟。④冠状动脉粥样硬化性心脏病 15 分钟。

（2）分组讨论 15 分钟：分成四组讨论体外循环实施的原理，结合人体血流动力学知识，分析体外循环后的病理生理变化，总结肾、肺等重要脏器受损的原因及导致的危害，从而提出如何针对该种损伤采取的具体护理措施。

（3）总结 5 分钟。

七、教学设计

（一）食管癌患者护理

1. 导入　由流行病学知识开始，导入此次授课内容，强调食管癌是一种恶性程度较高的上消化道肿瘤，治疗后的生存质量不高。这一认识在授课过程中应加以强调，让学生对食管癌患者的痛苦感同身受，体会人性化护理的重要性，并以篇首病案分析为例，引导学生在听课过程中积极思考相关问题。

2. 展开

（1）基础知识（图 10–1）：教学活动与设计意图：分享基础知识，学习食管的解剖生理特点，从解剖结构分析导致食管癌发生的主要原因，简述食管癌的病因、病理分型、临床表现、辅助检查及治疗方法，强调食管癌早期及中晚期的主要临床表现。

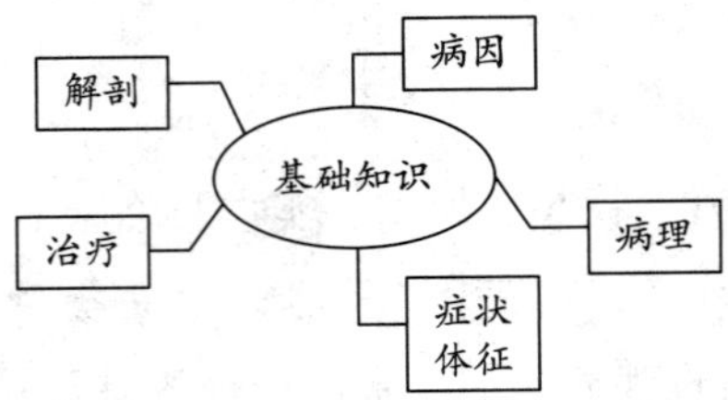

图 10–1　食管癌相关基础知识

（2）临床护理（图 10–2）：教学活动与设计意图：结合实际病例，分析食管癌主要的护理问题，应贴近实际，护理问题主次分明，尤以影响到患者术后恢复及出院生活质量的护理问题为重点；以护理问题为切入点，分析临床采取的主要护理措施，并评价效果。

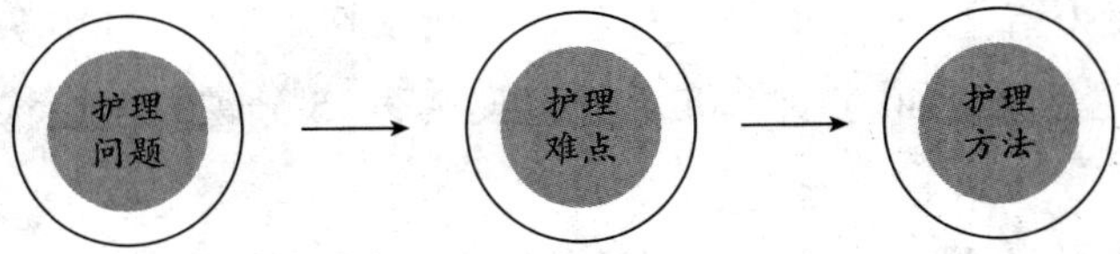

图 10–2　食管癌患者护理知识点

（3）重点内容分析（图 10–3）：教学活动与设计意图：食管癌手术在临床分属心胸外科，术后护理大部分与心胸外科疾病患者相同，但是胃肠道减压的护理尤为关键。教材中，课程的次序是先讲授护理措施，再分析食管瘘这一并发症。文字较为枯燥，学生不能很好地将两者进行联系及分析，容易造成脱节。对此稍作调整，先强调胃管是食管癌术后的生命之管，主要目的是为了防止食管瘘的发生。然后由食管瘘的发生、表现及处理逐一分析如何实施胃肠道护理，这样交叉记忆，加深印象。

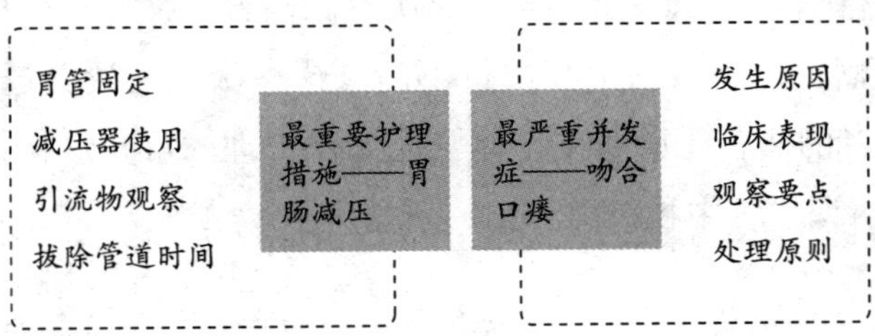

图 10–3　食管癌术后主要并发症及护理要点

（4）特色治疗及健康教育：教学活动与设计意图：主要分享在治疗及护理过程中所应用的中医特色治疗及效果，分析患者及家属健康教育及疾病相关知识点的缺乏处，针对薄弱环节进行健康教育。

（二）心脏疾病患者的护理

1. 导入　由学习主要内容综合图形入手，先系统向学生说明上课的内容，穿插心胸外科体外循环术后患者的图片，吸引学生的注意力，从实际病例图片入手，逐一讲解今日课程重点内容。

2. 展开

（1）基础知识：教学活动与设计意图：分享基础知识，学习心脏的解剖生理概要，复习体循环、肺循环路径，从解剖结构图分析室间隔缺损、房间隔缺损、法洛氏四联症及瓣膜疾病发生的部位，结合血流动力学，分析畸形导致的后果。同时简述特殊检查及相关护理措施。

（2）临床护理：教学活动与设计意图：从疾病特点入手，结合体外循环相关知识点，分析术前、术后存在的护理问题，提出护理措施，逐步实施护理要点。同时，分析各心脏疾病术后主要的和严重的并发症，逐一学习实际病例，以主要护理问题为切入点，分析临床采取的主要护理措施，并评价效果。

（3）重点内容分析（图 10–4）。

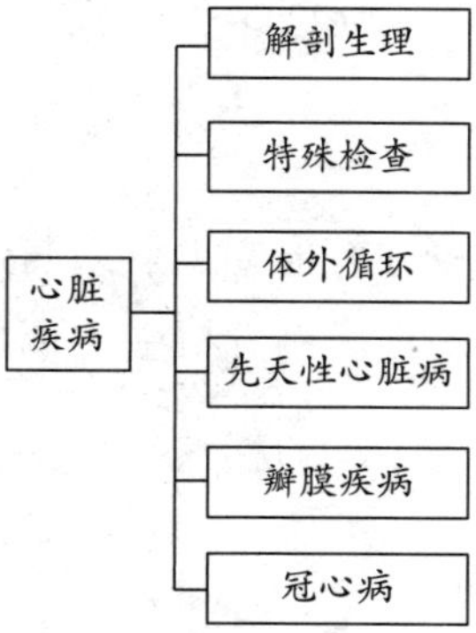

图 10–4　心脏疾病章节主要内容

教学活动与设计意图：复杂先天性心脏病由于患儿发病年龄小、发育不良、体重轻，术后血流动力学的改变对其生命体征影响很大，极易发生病情改变；再加上术后并发症一旦发生，将对患儿造成不可估量的损害，故此术后护理措施非常具体，要求护士具备扎实的专业基础、敏锐的观察力及迅速的处理能力。学习该部分内容时，学生只能根据书本上的知识强记，很少能结合解剖生理及血液循环等基础知识理解。故此，学习此章节时，只有先将解剖生理等相关知识讲透，才能让学生由此联想到疾病的病理改变及临床表现，从而推断出重要的护理措施（图 10-5）。

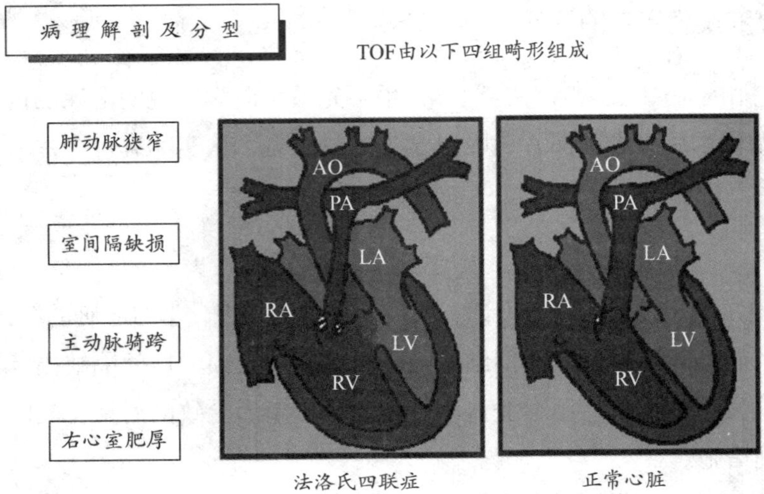

图 10-5 法洛氏四联症病理解剖与分型

（4）特色治疗及健康教育：教学活动与设计意图：分享在护理过程中所应用的中医特色技术及效果，分析患儿家属健康教育及疾病相关知识点的缺乏处（强调患儿的护理要点必须由其家属掌握理解），详细讲解术后如呼吸道护理、饮食护理等具体方法，针对薄弱环节开展健康教育。

（三）总结

教学活动与设计意图：在讨论中补充知识点遗漏处，同时增加基础知识及医疗知识的学习，让学生在讨论中自我检查病例分析中的不足，以加深印象，掌握更多的知识点，理解护理措施实施的依据。

（四）课堂提问举例说明

提问 1：从食管的解剖生理特点分析术后发生吻合口瘘的主要原因是什么？手术方式上可采取何种方法减少吻合口瘘的发生？

讨论：食管具有消化管典型四层结构，由黏膜、黏膜下膜、肌膜和外膜组成。整个食管管壁较薄，仅 0.3~0.6cm 厚，容易穿孔；食管无浆膜层，是术后发生吻合口瘘的原因之一。食管的血液供应来自不同的动脉，血液供应并不丰富，所以术后愈后能力较差。

对于外科医生来说，与手术有关的原因是吻合过程中黏膜对合不良，使黏膜缺失；采用外翻缝合可减少以上情况的发生（对学生示例）。

提问 2：PPT 中提到，患者术前必须学会正确的咳嗽方法，除了预防呼吸道问题外，还有什么意义？

讨论：因为咳嗽所造成的压力可高达 180mmHg，咳嗽方法不正确会造成吻合口张力大，从而导致吻合口瘘。这也是学会咳嗽的重要意义。

讨论：室间隔缺损最严重的并发症是 Eisenmenger 综合征，该并发症会导致怎样的血流动力学改变？

回答：1897 年首次报道了一例 32 岁的男性患者，尸检发现存在室间隔缺损。这是首次描述先天性室间隔缺损与肺高压之间的关系。

艾森曼格综合征严格的意义上并不能称为先天性心脏病，而是一组先天性心脏病发展的后果。如先天性室间隔缺损持续存在，可由原来的左向右分流。由于进行性肺动脉高压发展至器质性肺动脉阻塞性病变，出现右向左分流，从无青紫发展至有青紫时，即艾森曼格综合征。

其他如房间隔缺损、动脉导管未闭等也可有类似情况。因此，本征也可称之为肺动脉高压性右向左分流综合征。在先天性心脏病手术尚未普及时临床上本征较多见，近年来已逐渐减少。

八、课后作业

（一）课后思考题

1. 食管癌患者的主要临床症状与体征有哪些？
2. 食管癌患者术后最严重的并发症是什么？如何处理？
3. 体外循环术后主要的护理问题及护理措施有哪些？
4. 复杂先天性心脏病术后低心排综合征的观察要点有哪些？

（二）案例分析题

患者，男性，55 岁。因进食后异物感伴胸骨后烧灼样疼痛 4 月余并进行性吞咽困难两月余来院就诊。入院诊断：食管下段新生物，食管癌？

完善术前检查及准备后，于 5 月 11 日在全麻气管插管下行食管癌切除 + 纵隔淋巴结清扫 + 食管胃胸膜顶吻合术。术后予以持续监护、抗感染、补液、持续胃肠减压、营养支持等对症治疗。

5月15日，患者出现烦躁不安并气促，发热，继而出现右侧胸痛并向肩背部及上腹部放射。体查：患者躁动，呼吸浅快，体温波动于38.5~39.2℃之间，呼吸28次/分，心率108次/分，右上肺叩诊呈鼓音，右下肺叩诊呈实音，听诊右肺呼吸音减低，双肺可闻及湿啰音。

提问：

1. 患者可能出现了哪种术后并发症？有什么临床表现，如何诊断？

2. 该并发症发生的原因有哪些？

3. 临床上，该并发症的主要处理方法及护理措施是什么？

（三）自主学习资源

1. 参考书籍与文献

（1）李乐之，路潜．外科护理学［M］．北京：人民卫生出版社，2016.

（2）食管癌2015NCCN指南第1版中文解读．

（3）李妍，石玉慧，贾兰萍．采用双工型鼻贴固定胃管及肠内营养管的护理效果观察[J].中日友好医院学报，2017，31（2）：128.

（4）朱希燕，纪颖，王书彩，等．持续质量改进降低食管癌患者术后胃管非计划性脱管的实践效果[J].河北医药，2017，39（14）：2217–2219.

2. 网络资源

（1）中国知网 https：//www.cnki.net

（2）国家精品课程资源网 https：//www.jingpinke.com

（3）万方数据知识服务平台 https：//www.wanfangdata.com.cn/

4. 国家核心期刊 《中华护理杂志》《中国实用护理杂志》《护士进修杂志》。

九、教学反思

本次授课综合采用了案例式教学、引导式教学、启发式教学等教学方法，以问题为导向，激发学生思考及解决问题的欲望，并从解决问题中获得成就感和自信心，通过师生互动，达到良好的教学效果。根据课后交流及问卷调查分析，授课过程中学生还存在某些问题，具体表现为以下几方面。

1. 部分学生对前期知识掌握不够，例如，不能很好地联系基础护理学中已讲过的相关内容，对整体护理思维不能很好地接受和理解。

解决方法：教师授课过程中多注意复习和联系以前章节的相关内容，特别要注重对整体护理思维方法的引导和培养，多举例说明，结合医案加以引导和特别强调。

2. 绝大部分学生能积极参与教学互动，但个别学生积极性不高。

解决方法：教师课后找学生谈话，了解其想法，特别要了解是否学习中遇到什么困难，加以指导和帮助，在课堂提问等环节予以特别关注，使其逐步融入课堂。

3. 案例教学法激发了学生的学习热情和探索精神，通过引导式、启发式教学等方法注重知识的推导，突出了学生的主体地位。同时，在开放平等的课堂环境中进行师生互动，使学习过程成为学生心灵愉悦的主动认知过程，提高了教学效果。同时应反复强调将患者作为一个整体去照护，以中医整体护理观念及辨证施护原则为指导，提倡人文关怀。

（第一中医临床学院　王婷婷）

第 11 讲 护理学基础

一、教学设计阐述

（一）教学任务与对象

1. 课程概述 护理学基础是护理专业的主干课程和专业必修课，共 10 个学分，分两个学期授课，总学时为 164 学时。其中实践课 98 学时，理论课 66 学时，实践：理论 =1.5：1，突出了实践教学的重要性。

2. 课程定位与作用 顾名思义，护理学基础是护理学的基础，是护理专业最基本、最重要的课程之一，是重要的临床专业课，是内、外、妇、儿等专科护理学的必备前期课程。

3. 教学任务 此次教学任务是《护理学基础》第八章第四节——呼吸的评估与护理（1）：促进呼吸功能的护理技术——氧气疗法，共 4 学时。

4. 授课对象 护理专业 2016 级本科学生。

（二）教学目标

教学目标紧扣“增长知识”“拓展技能”“培养情感”三位一体的主线。

1. 知识目标 在知识方面，要求学生掌握护理学的基本理论、基本知识和基本技能。

2. 能力目标 在能力方面，培养学生的评判性思维能力、沟通能力、评估与观察能力、动手能力。

3. 情感目标 在情感方面，注重培养学生良好的职业道德和职业情感。

（三）教学策略

教学策略上实现三个融合。

1. 专业理论教材与实践操作教材的两书融合。

2. 理论授课教师与实践操作教师的两师融合。

3. 理论授课场地与技能操作场地的两地融合。

（四）教学过程

总学时为 4 学时，180 分钟，分五个阶段进行。

1. 准备阶段　课前准备自主学习。

（1）教师上传电子任务单、学习资料、视频。

（2）学生分组：分为 5 组（每组 10~12 人），将任务分配给各组。

A 组：血气分析指标解读。

B 组：缺氧的类型及血气指标的变化。

C 组：缺氧程度的判断与氧疗适应证。

D 组：不同类型氧疗方法。

E 组：鼻导管给氧的操作要点与注意事项。

（3）学生自主学习，通过以下方式完成。

①问卷星在线测试。②小组讨论汇报任务。③教师微信群、QQ 群在线答疑，就难点、疑点进行解惑。

2. 课堂教学阶段（2 学时）

（1）创设情境，导入新课（5 分钟）：案例导入，并设计抢答连线题，激发学生的竞争意识。

（2）翻转课堂——PBL 教学法（45 分钟）。

①分组汇报任务（共 30 分钟，每组 6 分钟）。②设疑解惑（15 分钟），教师针对每组汇报任务，通过动画、操作、视频展示难点和要点。

（3）教师主导课堂（40 分钟）：理论授课教师与实践操作教师同步讲解和示范操作技能。

（4）课堂小结（5 分钟）。

3. 课后练习阶段　开放实训室，课外练习，培训小老师。

（1）分组指派一个操作动手能力强的学生充当操作小老师。

（2）培训小老师，实践操作教师对各组小老师进行现场培训。

（3）组员之间通过小老师指导→自拍自查→上传展示→教师指导，达到对操作技能的掌握。

4. 考核阶段（90 分钟）　操作技能过关考试，分 5 组进行，每组小老师交叉考核各组组员，实践操作教师考核 5 位小老师。

（五）教学评价

每位学生的成绩由完成任务得分（10%）、问卷星理论测试得分（40%）、课堂表现得分（10%）、操作考核得分（40%）四个部分组成。

二、教学基本情况

教学基本情况见表 11–1。

表 11–1　教学基本情况

<table>
<tr><td>课程名称</td><td>基础护理学</td><td>课程性质</td><td colspan="3">专业必修（√）专业选修（　）</td></tr>
<tr><td>授课对象</td><td colspan="2">2016 级护理本科生</td><td>授课时间</td><td colspan="2">2017 年 6 月 22 日</td></tr>
<tr><td>教学内容</td><td colspan="3">第八章生命体征的评估与护理：第四节——呼吸的评估与护理（1）促进呼吸功能的护理技术——氧气疗法</td><td>学时数</td><td>4 学时</td></tr>
<tr><td>教材版本</td><td colspan="5">李小寒，尚少梅 . 基础护理学 . 北京：人民卫生出版社，2013.</td></tr>
</table>

三、教学目标与大纲要求

（一）知识目标

1. 掌握　正确叙述氧疗的定义；缺氧的分类和氧疗适应证；氧疗的操作程序、方法、注意事项。

2. 熟悉　正确描述判断缺氧程度的指标值；氧浓度的计算公式；不同供氧装置的组成和维护。

3. 了解　氧疗的监护；家庭供氧方法。

4. 知识拓展　高压氧治疗。

（二）能力目标

1. 能运用所学知识对缺氧患者实施正确氧疗。

2. 培养学生评估患者、观察病情和快速反应的应变能力。

（三）情感目标

1. 通过学习，培养学生严谨、认真的学习态度和敏锐、细致的工作作风。

2. 注重慎独精神培养，操作规范，操作中体现对患者的人文关怀。

四、教学背景与学情分析

（一）教学背景

本课程由基础理论和技能操作两部分组成。基础理论部分回顾与本节内容相关的理论知识，如血气分析指标解读，缺氧的类型，缺氧程度的判断指标，氧疗的定义、方法、适应证等，要求学生通过翻转课堂 +PBL 教学法能够正确运用血气分析的几种常用指标，即动脉血氧分压（PaO_2）、动脉血氧饱和度（SaO_2）、动脉血氧含量（CaO_2）、二氧化碳分压（PCO_2）、二氧化碳结合力（CO_2CP），为进一步学习氧疗操作技术打下基础。同时将氧疗与临床案例、研究新进展紧密联系起来，使学生认识到氧疗技术与临床护理实践、急救技术息息相关，激发学生的学习兴趣与主动学习的动力。

（二）学情分析

授课对象为护理学专业大二学生，已学过医学基础课程，如正常人体解剖学、生理学、病理学等；以及护理学科的基础课程，如护理学导论、基础护理学、护理管理学、护理人际沟通等，具备一定的专业基础知识，且对护理学有较全面的认识。学习该课程内容时可进行有关知识的迁移，结合已学知识进行知识拓展。同时，该年级学生也具备了一定的观察分析能力和动手能力，能适应操作技能教学进度。

五、教学重点、难点与解决方法

（一）教学重点与对策

1. 重点

（1）准确评估患者。

（2）熟练掌握氧疗的操作流程与注意事项。

（1）操作过程中遵循安全操作原则。

2. 对策　分清主次，详略得当；课堂讲授配合演示、情景模拟、角色扮演等方式使重点更加生动、突出；在教学时间的安排上予以切实保证，使重点部分得以清晰展示。

（二）教学难点与对策

1. 难点

（1）血气分析指标的解读。

（2）各种类型缺氧的血氧变化特点。

2. 对策　通过翻转课堂 +PBL 教学法，让学生在所提问题的引导下自学教科书内容及查阅相关资料，正确解读血气分析各项指标，然后根据缺氧类型判断指标的变化方向。通过案例讨论或问题的提出，引导学生自主学习→归纳比较→思维导图→形成判断。

六、教学策略与方法选择

（一）教学策略

1. 总策略：自主学习、讲授 + 演示为主。自主学习采取翻转课堂方式，讲授 + 演示采取一位教师讲授，主导教学，另一位操作者配合演示操作流程。同时借助多媒体，将文字信息与音频、视频、图片等有机结合。

2. 重点部分配合举例讲解和启发式提问。

3. 难点部分通过案例，借助 PBL 教学法、思维导图等方式引导学生自主探索，形成判断。

4. 借助板书使教学内容条理化、清晰化。

5. 自学部分：血气分析指标的解读、各种类型缺氧其指标的变化，采用翻转课堂进行教学。

（二）教学方法

1. 理论课采取讲授、案例教学、PBL 教学、情景模拟、翻转课堂、小组讨论形式。

2. 实训课采取示教、演示、小组练习、开放实训、综合考核形式。

七、教学过程

教学过程见表 11–2。

表 11–2　教学过程

教学内容	设计思路
PART–I 新课导入 问题的提出：生命中什么物质最重要——氧气、水、食物（图 11–1） 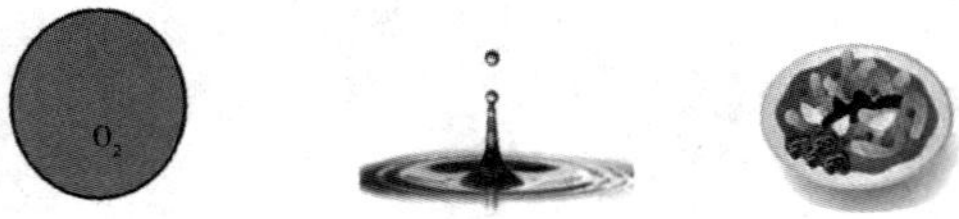 图 11–1　氧气、水、食物	1. 设问：选择题“生命中什么最重要？”引出氧气与人类的关系这一主题（1 分钟）

续表

教学内容	设计思路
人类耐受缺氧时间为 4~6 分钟，耐受缺水是几天？耐受缺食物的时间是否更长 science 医学新突破：氧疗治疗癌症（图 11-2） 东北大学新英格兰炎症与组织保护研究所和匹兹堡大学的一项研究表明，更多的氧气吸入可能促进免疫细胞攻击癌症。这一振奋人心的研究结果发表在 3 月 4 日 Science Translational Medicine 杂志上 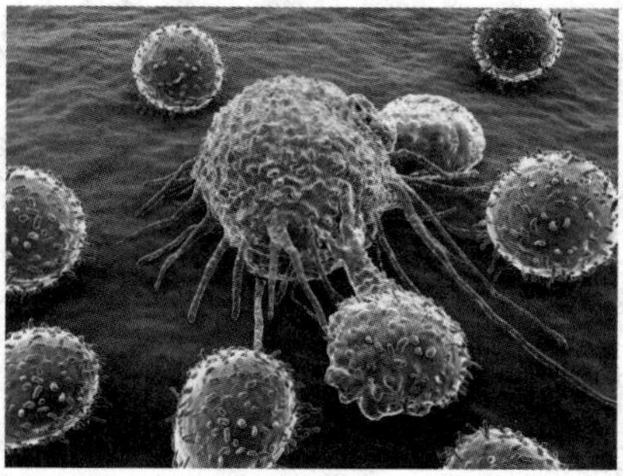 图 11-2　氧疗——癌症治疗新发现	2. 通过研究新进展"Science 医学新突破：氧疗治疗癌症"的文献报道吸引学生的注意力，激发学生对于本章课程内容——氧疗的兴趣和好奇，并产生强烈求知欲和学习的意愿（1 分钟） 3. 启发式教学。启发学生根据氧气与生命的关系，提出问题"缺氧时如何满足机体对氧的需求？"目前存在氧疗不合理现象，进而引发本堂课内容——氧疗法（1 分钟）
PART- Ⅱ诱导式提问，引出学习内容 氧气与生命的存在和生命质量的提高都息息相关，那么氧气是怎样被人体利用的？当人体缺氧或利用氧气的能力降低时，我们能够通过什么方式满足机体对氧的需求呢 氧疗的现状：住院患者最普遍应用的治疗；＞ 50% 的住院患者没有医嘱接受氧疗，85% 的患者没有得到充分的监测 带着这样一些疑惑我们要开始学习氧疗这一节的内容 PART- Ⅲ氧气疗法 一、氧疗的定义 氧气疗法是指通过给氧，提高动脉血氧分压、动脉血氧饱和度，增加动脉血氧含量，纠正各种原因造成的缺氧状态，促进组织的新陈代谢，维持机体生命活动的一种治疗方法	4. 概念讲授，将氧疗的概念进行分解和剖析，帮助学生厘清思路，能用自己的语言复述（2 分钟）
二、缺氧的分类和氧疗的适应证 （一）血气分析指标解读 PO_2　动脉血氧分压是指血浆中溶解的 O_2 所产生的张力，正常值 83~108mmHg，PO_2 ＜ 55mmHg 提示有呼吸衰竭，PO_2 ＜ 30mmHg 即有生命危险 PCO_2　动脉血二氧化碳分压是指溶解于血浆中的 CO_2 所产生的张力，既是血气指标，又是酸碱指标。动脉血 PCO_2 是衡量肺泡通气量适当与否的一个最好的指标。正常值：35~45mmHg。PCO_2 ＜ 35mmHg 时，为低碳酸血症，提示肺通气过度，存在呼吸性碱中毒或代偿后的代谢性酸中毒。PCO_2 ＞ 45mmHg 时，为高碳酸血症，提示存在肺通气不足，结局是 CO_2 潴留，发生呼吸性酸中毒或代偿后的代谢性碱中毒 $SO_2\%$　动脉血氧饱和度，血标本中血红蛋白带氧的百分比（即在一定 PO_2 下，占全部 Hb 的百分比）。正常值：95%~98%	5. 翻转课堂 +PBL 教学法（共 45 分钟），课前 1 周布置任务，全班分 5 组，每组 10~12 人，选 1 名组织能力较强的学生为组长。小组成员在所提问题的引导下自学教科书内容及查阅相关文献资料，寻找所提问题的答案。然后以 PPT 形式汇报，每小组就所述问题派 1~2 名成员上台展示并发言，允许其他成员补充

续表

教学内容	设计思路

O_2CT　动脉血氧含量是指 100mL 血液中 Hb 实际携带的氧量加上物理溶解的氧量，以 100mL 表示，其值由 PO_2 和 Hb 含量来决定。减少见于 Hb 总量不够或血液携带能力降低，如 CO_2/CO 中毒，氧饱和度或氧分压降低，氧含量正常并不排除组织缺氧；增高说明血液携带氧能力强

（二）缺氧的类型（图 11-3）

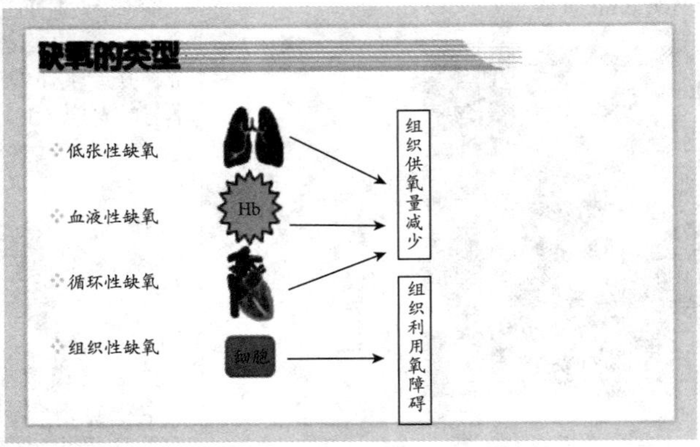

图 11-3　缺氧的类型

6. 翻转课堂 +PBL 教学学生展示阶段：5 组学生代表分别上台展示本组课件。以 PPT+ 音频 / 视频等方式，要求充分展示几种不同的血气分析指标和缺氧类型，其他成员能辨析属于何种形式的缺氧，说出两种以上常见疾病，每小组展示时间控制在 6 分钟以内（30 分钟）

（三）氧疗的适应证

ACCP 美国胸科医师协会、国家心肺血液研究所一致推荐

- 心跳呼吸骤停
- 低氧血症（$PaO_2 < 60mmHg$，$SaO_2 < 90\%$；新生儿，$PaO_2 < 50mmHg$ 或 $SaO_2 < 88\%$）
- 低血压（SBP < 100mmHg）
- 低心输出量及代谢性酸中毒（$HCO_3^- < 18$ mmol/L）
- 呼吸窘迫（RR > 24bpm）
- 创伤或其他急性病，CO 中毒，严重贫血，围术期
- 应用抑制呼吸的药物，如吗啡、芬太尼

7. 翻转课堂 +PBL 教学评价阶段：每个同学为另一组打分，计算得分，平均分为该团队所有成员均分，评选出优胜方，在班上展示，并记录平时成绩，作为形成性评价的一部分（7 分钟）

（四）各型缺氧其血氧指标的变化方向（表 11-3）

表 11-3　各型缺氧其血氧指标的变化方向

各型缺氧的血氧变化特点缺氧类型

缺氧类型	动脉氧分压	血氧容量	动脉血红蛋白氧饱和度	动静脉血氧含量差
低张性缺氧	下降	不变	下降	下降或不变
血液性缺氧	不变	下降或不变	不变	下降
循环性缺氧	不变	不变	不变	上升
组织性缺氧	不变	不变	不变	下降

三、缺氧程度的判断

缺氧程度的判断见图 11-4

8.PBL 教学法教师总结与检验阶段：①设疑解惑：教师针对每组汇报任务，通过动画、操作、视频等展示重点和难点。②引导学生根据已有的知识结构，辨析不同类型缺氧的血氧指标变化方向（8 分钟）

续表

<table>
<tr><th>教学内容</th><th>设计思路</th></tr>
<tr><td>

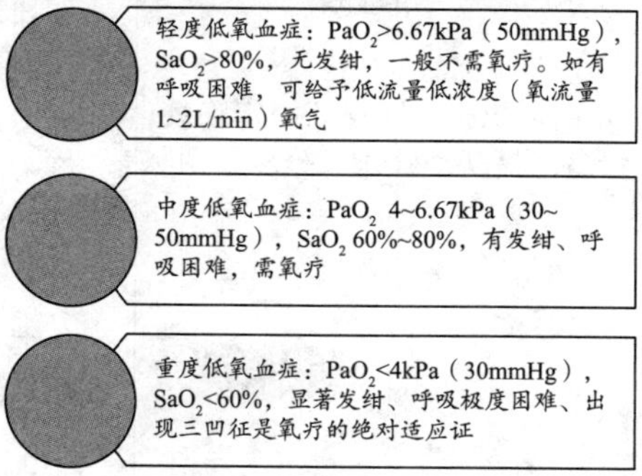

图 11-4　缺氧程度的判断

</td><td>9. 以讲授的方式展现轻、中、重 3 种缺氧程度的判断标准（3 分钟）</td></tr>
<tr><td>

四、供氧装置

1. 氧气筒及氧气压力表装置（图 11-5）

装表口诀：一吹二上三紧四查

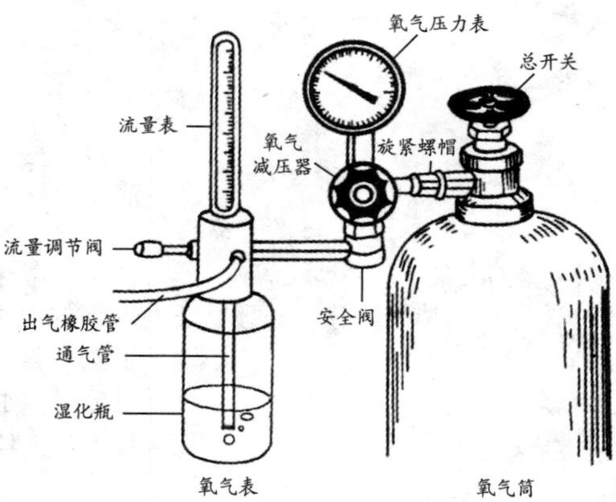

图 11-5　氧气筒及氧气压力表装置

</td><td>10. 以图片 + 实物 + 演示的方式展示氧气筒、压力表各部分的构造，以及装表方法、装表口诀便于记忆（3 分钟）</td></tr>
<tr><td>

2. 中心供氧装置（图 11-6）

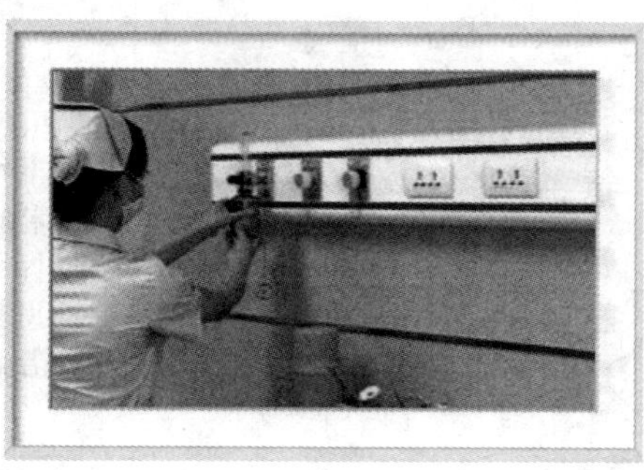

图 11-6　中心供氧装置

</td><td>11. 通过图片 + 视频演示，展示中心供氧装置的构成及连接方法（2 分钟）</td></tr>
</table>

续表

<table>
<tr><th>教学内容</th><th>设计思路</th></tr>
<tr><td>

五、氧疗方法

（一）鼻导管给氧法——重点

1. 定义、目的　指将鼻导管前段插入鼻孔内约 1cm，导管环固定稳妥，即可通过给氧，纠正各种原因造成的缺氧状态，提高动脉血氧分压、动脉血氧饱和度，增加动脉血氧含量

2. 操作技能解析（图 11–7）

</td><td>

12. 讲授鼻导管给氧法的定义和目的（2 分钟）

</td></tr>
<tr><td>

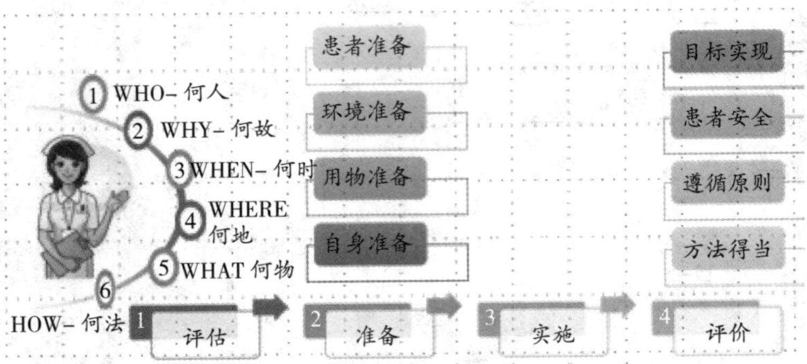

图 11–7　操作技能图解

</td><td>

13. 技能解析：本堂课的重点内容为操作技能——氧疗技术的教学，运用六何分析法将操作程序进行分解（2 分钟）

</td></tr>
<tr><td>

3. 操作程序（图 11–8）

■ 评估与准备阶段评估

评估：

5W 之何人——评估患者：转抄医嘱，双人核对

5W 之何故——床旁评估患者意识、生命体征、病情、治疗、心理状态、合作程度

5W 之何时——上氧时间的选择

5W 之何处——环境评估，四防：防震防热防火防油

5W 之何物——设备与用物的评估

准备：操作者准备——患者准备——环境准备——用物准备

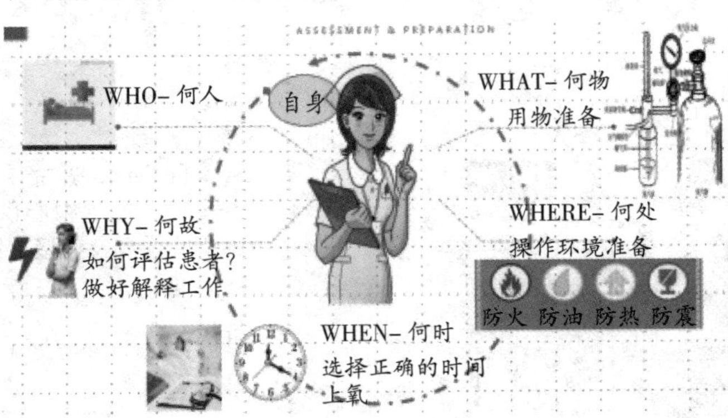

图 11–8　操作程序

</td><td>

14. 通过讲解、操作者演示、图片展示、与动作分解、情景模拟、角色扮演等手段展示操作流程的三个阶段，重要手法和操作中的难点通过分解动作、图片等强化记忆（15 分钟）

15. 分组讨论：要求学生根据技能学习规律，分 5 小组讨论鼻导管上氧技术的效果、安全性、合理性，培养学生的评判性思维，提出更好的改进措施

</td></tr>
</table>

续表

教学内容	设计思路
■ 实施阶段（图 11-9） 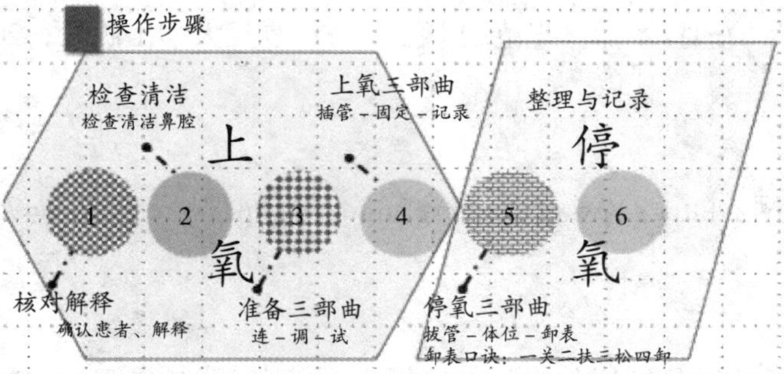 图 11-9　操作步骤	
■ 评价阶段 ❖ 目标是否实现 ❖ 患者是否安全 ❖ 要点与小结 ■ 操作是否合理 ❖ 用氧前，检查氧气装置有无漏气，是否通畅 ❖ 严格遵守操作规程，注意用氧安全，切实做好“四防” ❖ 使用氧气时，应先调节流量后应用 ❖ 停用氧气时，应先拔出导管，再关闭氧气开关 ❖ 中途改变流量，先分离鼻导管与湿化瓶连接处，调节好流量再接上。以免一旦开关出错，大量氧气进入呼吸道而损伤肺部组织 ❖ 常用湿化瓶有冷开水、蒸馏水 ❖ 急性肺水肿用 20%~30% 乙醇，具有降低肺泡内泡沫的表面张力，使肺泡泡沫破裂、消散，改善肺部气体交换，减轻缺氧症状的作用。 ❖ 氧气筒内氧勿用尽，压力表至少要保留 0.5mPa（5kg/cm^2），以免灰尘进入筒内，再次充气时引起爆炸 ❖ 对未用完或已用尽的氧气筒，应分别悬挂“满”或“空”的标志，既便于及时调换，也便于急用时搬运，为抢救赢得时间 ❖ 用氧过程中，应加强监测	16. 通过总结要点，加深学生对重点知识的记忆（3 分钟）
❖ 卸表口诀：一关二扶三松四卸	17. 口诀法，帮助学生记忆操作流程（2 分钟）
■ 学生操作回放 ■ 操作点评：学生点评、教师点评	18. 抽一个学生进行操作回放，老师和另外两名学生点评，以巩固学习效果（10 分钟）
PART–IV 章节回顾和作业布置 PBL 教学法作业布置：高压氧治疗 PART–V 参考资料书籍 1. 主导教材　李晓寒，尚少梅 . 基础护理学 [M]. 北京：人民卫生出版社，2016. 2. 辅助教材　高荣花，彭祝宪 . 护理技术操作手册 [M]. 北京：科学技术文献出版社，2008. 徐淑秀，谢晖 . 护理操作技术图谱 [M]. 北京：人民卫生出版社，2011.	19. 课后自学内容：高压氧治疗；一方面让学生自学相关知识，另一方面培养学生查找文献、收集信息的能力（3 分钟）

八、课外阅读

（一）书籍

蒋红，高秋韵，顾妙娟 . 护理技术操作规范 .2 版 . 上海：复旦大学出版社，2012.

（二）网址

中国职业教育视频课程网：https：//www.iskill.org.cn/index.php?c=product&id=75

（三）科研论文

1. 江灿，邓平 . 自带收纳盒吸氧装置的设计与应用 [J]. 护理实践与研究，2018，15（1）：11.

2. 刘天品，钟海，袁红，等 . 自制口鼻双通道面罩在无痛胃镜中的应用 [J]. 中国内镜杂志，2018，24（2）：6–9.

3. 李林，季梅丽，俞颖 . 无湿化中低流量吸氧在心血管病患者中的应用效果 [J]. 广西医学，2018，40（1）：102–103+115.

4. 彭俊，陈羽青，叶健鸿，等 . 经鼻高流量吸氧对预充氧及安全窒息时限的影响 [J]. 中山大学学报（医学版），2018，39（2）：263–268.

5. 贾恩霞，刘伟，赵亚 . 家庭氧疗对农村肺心病患者预后及生活质量的影响 [J]. 实用临床医药杂志，2018，22（1）：136–138+142.

6. 吕喆，谭斌，王耀辉，等 . 经鼻高流量氧疗在成人急诊患者中的应用进展 [J]. 中国中西医结合急救杂志，2018（1）：108–110.

九、教学反思

（一）对教学对象进行反思

护理专业本科二年级学生在知识方面已掌握了正常呼吸的生理变化和异常呼吸的评估与护理，在技能方面已学会了呼吸的测量，深呼吸、叩背、咳嗽排痰的技巧，本堂课以操作技能为主，技能学习的关键一是动手，二是模仿，三是重复，所以要求学生课上积极主动参与，课后加强练习。

（二）对教学方法进行反思

1. 教法 采取任务驱动法、讲授法、案例教学法、PBL 教学法、情景模拟法、小组讨论法、示教法、演示法等多种教学法相结合的方式。不足之处：PBL 教学过程中部分学生对资料的整合能力有限，需要给予相关指导，才能精准掌握。

2. 学法　采用自主探讨、模拟演示、合作研讨、小组练习、开放实训、综合考核等形式。不足之处：本次课讨论时间把握得不是太好，需要进一步调整，以达到更好的效果。

（三）对教学内容进行反思

1. 理论知识部分　从生活中、临床中感悟，实现抽象内容生活化，充分利用信息技术，提高学生的学习兴趣。不足之处：在血气分析指标解读和缺氧类型两个生理知识点的回顾方面仍存在不足，生理基础薄弱的学生难以快速做出反应。

2. 技能学习阶段　通过流程图对技能进行分解，引入管理学上的六何分析法（5W+1H）。这是为学生传授操作技能的学习工具，学生只有掌握了自我学习的工具，才会真正将被动的“要我学”变为主动的“我要学”。

（四）对教学环节进行反思

1. 准备阶段有充分的课前预习，教师上传电子任务单、学习资料和视频，进行问卷星在线测试　，通过微信群、QQ 群进行在线答疑。

2. 两位一体的 PBL 教学法，做到以学生为主体，教师为主导。不足之处：PBL 小组准备阶段，小组成员的参与度和贡献度不均衡。PPT 展示环节，性格内向的学生参与度不高，应通过加强沟通，关注并多为其创造机会。

3. 活跃的课堂学习和探讨，多维互动的课堂，以小组活动、组间互动、在线答疑等多种形式，促进生生互动、师生互动。

（五）对教学效果进行反思

1. 成功　课前、课中、课后三位一体，实现教学目标；合理利用信息化技术，优化教学；巧设思考题，加强专业渗透。

2. 不足　个别学生知识运用能力有待提高，教师应多加关注和引导。

（附属中西医结合医院　朱海利）

第 12 讲　精神病学

一、教学设计阐述

精神病学是西医学的一个重要组成部分，主要研究精神障碍的病因、发病机理和临床表现，以及预防、诊断、治疗等问题，是心理学专业的一门必修课，也是从基础理论过渡到临床实践的桥梁课。

目前，精神病学的教学主要在心理学教研室，针对的是应用心理学专业大三的学生，年龄 21 岁左右。这个年龄段的学生在本专业领域有一定的知识储备，对进入临床的疾病症状、诊断及治疗充满好奇心。本课程的目的是使学生对前期学习的基础知识进行一个全面回顾和相应对接，将大量的基础理论知识运用到临床实践中，掌握精神状况的检查、诊疗及量表应用等知识，为后续学习储备理论知识和操作技能。精神病学作为一门必修课和桥梁课程，在人才培养中至关重要，对前期和后续课程均起着非常重要的作用。

整个课程设计由浅及深，循序渐进地将知识、能力、素质三方面的目标结合起来，将理论与实践相结合，最终形成四大板块和三阶段。

（一）四大板块

1. 总论部分，包括症状学及分类诊断标准。
2. 各常见精神疾病的临床表现及特点。
3. 治疗部分，包括躯体治疗和心理治疗。
4. 其他章节自学，如性心理、司法鉴定。

（二）三阶段

1. 三阶段　包括初级阶段、中级阶段和后期阶段，相当于基础知识→疾病识别→疾病治疗。教学以教师的 PPT 讲解为主，同时采用任务模式，采用以学生为中心的启发式教学，并综合运用视频教学、角色扮演、分组讨论、案例分析、PBL 等教学法。教学手段以复合式为主，如多媒体 PPT、板书、图片、视频等。

2. 教学评价　包括对学生的考核及对教师的考核。

（1）对学生的考核：① 40% 形成性评价：包括学生到课统计、课堂提问、课堂小测验、课后作业、见习报告。② 60% 终结性评价：以理论考试为主，采用期末考试形式。

（2）对教师的考核：①教师的自我评价。②教学后学生评价打分并提意见，促进教学水平提高。③教研室同行听课评价。

3. 教学目的　通过合理的教学设计，提高教师的教学能力和学生的学习效率。

二、教学基本情况

教学基本情况见表 12–1。

表 12–1　教学基本情况

课程名称	精神病学		课程性质		必修课	
教材版本	赵幸福，张丽芳 . 精神病学 . 北京：中国医药科技出版社，2016.					
授课内容	神经症性障碍及分离（转换）性障碍	章节	第十章	课时	4 学时	
教学对象	应用心理学专业本科大三学生	授课形式		课堂讲授		

三、教学目的与大纲要求

（一）知识目标

1. 了解　各临床亚型神经症性障碍的病因及发病机理；分离（转换）性障碍的心理病理机制。

2. 熟悉　各临床亚型神经症性障碍的治疗方法；分离（转换）性障碍的治疗方法。

3. 掌握　神经症性障碍的概念与共同特征；分离（转换）性障碍的概念；常见神经症的临床亚型及分离（转换）性障碍的临床亚型；常见神经症性障碍的临床亚型及分离（转换）障碍的临床表现、诊断原则。

（二）技能目标

1. 熟练掌握神经症性障碍各临床亚型及分离（转换）性障碍的病史采集要点。

2. 掌握神经症性障碍的临床亚型、分离（转换）性障碍的临床表现及诊断原则。

3. 培养常见神经症性障碍及分离（转换）性障碍的临床思维方法。

4. 学会搜索论文、指南等相关资料，获得、整合有价值信息的方法，以及论文的文字组织。

5. 激发学生的好奇心，逐步培养学生自主探究学习的能力，尊重学生的学习需求，使其自主学习、终身学习能力均得到发展。

（三）学习态度目标

1. 培养学生课前预习、课中认真做笔记、课后复习的好习惯，主动学习的学习态度。

2. 根据神经症性障碍及分离（转换）性障碍的内容特点，教师认真进行教学设计，通过视频教学、角色扮演等不同形式和各种课堂活动呈现生动有趣的教学内容，将各个神经症性障碍亚型讲得风趣幽默，让学生听起来有吸引力，对疾病的亚型表现感兴趣，由兴趣带动能力，使新的东西应用起来产生价值（可以是实际的奖励，也可以是精神上的鼓励），进一步激发其学习动力，培养积极向上、努力学习的态度。

3. 通过课上的一些简单提问和一些小的互动讨论，培养学生的学习自信。

4. 进行一些临床案例分享，在课上进行小组活动和小组讨论，鼓励学生间或学生与老师之间交流观点和学习体会，培养学生勇敢表达观点、挑战权威、勇于探索新知的态度。

5. 授课教师要以身作则，言传身教，教学一丝不苟，踏踏实实做人，扎扎实实做事，既教书又育人，用教师的人格魅力感染学生、影响学生，使学生融入“教”与“学”的和谐氛围中，培养学生一丝不苟、踏实做事、积极向上的学习态度和求真务实的求学态度。

（四）价值观目标

1. 培养学生在诊疗过程中“以人为本”，有爱、有责任心的价值观。

2. 师生间通过教学活动的交流，使学生明确“价值”是由“能力”体现的，“能力”是以“知识”为基石的，使学生能正确对待学习，懂得只有掌握好科学知识才能实现服务人民、实现自我的梦想。

四、教学背景与学情分析

（一）教学背景

将郝伟主编的《精神病学》教材换成张亚林主编的，页码减少了，案例和图片减少了，内容则更精练了，对心理学专业的学生来说自学难度更大了。如何让本章节的疾病和症状更加形象化，更加吸引人，需根据学生的特点进行教学。

（二）学情分析

1. 学生特点　教学授课对象是应用心理学专业大三学生，年龄 21 岁左右。这个段的学生对学习充满好奇心，学习积极性较高。

2. 知识基础　本次授课对象已经学过心理学相关课程，以及医学类课程诊断学、医学心理学，具备一定的专业基础知识。本学期的精神病学课程，已学习过精神障碍症状学、精神障碍的分类与诊断标准、检查与诊断的整体思路及病历书写要点、器质性精神障碍、精神活性药物所致的精神障碍、精神分裂症、双相障碍、抑郁障碍等，对精神疾病的诊断及治疗思路已有了明确的认识。学习神经症章节，可将前面所学的知识进行相应的迁移，结合症状学中焦虑、恐惧等内容进行本章节的学习。要让学生感到虽然看起来内容多，但不过是之前所学内容的迁移，学习时可以举一反三，从而学习提高效率，达到事半功倍的目的。

3. 学习风格、学习能力　经过前面章节的学习，学生已开始尝试用 ICD-10 的诊断标准，根据症状、时间、严重程度、排除诊断、鉴别诊断的整体思路进行疾病的诊断分析。当学生看到某个疾病时，会自然地想到“这个病的症状是什么？多长时间了？有没有因为这个病影响到他的日常生活或者社会功能？能够排除器质性疾病、吸毒、喝酒、精神分裂症、抑郁症吗？”真正达到学生自主学习的目的。

4. 学习态度　大多数学生学习态度端正，98% 的学生能够在教师的指导下和学习委员的提醒下进行课堂内容复习，完成课后作业等。

5. 学习特点　学生偏好的教学风格为视觉型、触觉型和体验型，不喜欢照本宣科式教学法，学习新知识时喜欢以幽默有趣、形象的方式予以呈现。

6. 信息技术能力　所有学生均能熟练使用手机问卷、手机上的“跟谁学”“凯歌健康”上课软件、手机“心优雅”做题软件，以及电脑观看老师提供的视频资料。

五、教学重点、难点分析与解决方法

（一）教学内容

1. 神经症性障碍的共同特征、分类及治疗原则。
2. 恐惧症的病因与发病机理、临床表现、诊断与鉴别诊断及治疗。
3. 惊恐障碍的病因与发病机理、临床表现、诊断与鉴别诊断及治疗。
4. 广泛性焦虑障碍的病因与发病机理、临床表现、诊断与鉴别诊断及治疗。
5. 强迫障碍的病因与发病机理、临床表现、诊断与鉴别诊断及治疗。
6. 躯体形式障碍的病因与发病机理、临床表现、诊断与鉴别诊断及治疗。
7. 神经衰弱的病因与发病机理、临床表现、诊断与鉴别诊断及治疗。
8. 分离（转换）性障碍的病因、临床表现、诊断与鉴别诊断及治疗。

（二）教学重点

1. 神经症性障碍的共同特点。
2. 常见神经症性障碍亚型的临床表现及诊断原则。

（三）教学难点

1. 神经症性障碍各亚型的临床表现，如恐惧症、惊恐障碍、广泛性焦虑障碍、强迫障碍、躯体形式障碍、神经衰弱、分离（转换）性障碍。
2. 分离（转换）性障碍的临床表现。

（四）解决重点难点的方法与措施

1. 课前布置预习内容，要求学生查阅参考书。
2. 课上教师运用视频教学法、角色扮演法、案例教学法等学生感兴趣的教学方法，使学生对神经症性障碍各亚型产生想了解的想法，在此基础上通俗易懂地讲解教学重点和难点。
3. 课后布置学生观看神经症性障碍各亚型视频，以加深印象；也可在身边寻找可能类似的患者，与同学们探讨；也可在下节课课前 10 分钟与老师讨论有疑问的地方。
4. 做一些本章节的练习题，尤其是案例分析题，了解常见症状特点对应的相应神经症性障碍和分离（转换）性障碍。
5. 制作思维导图，帮助学生梳理思路。

六、教学策略与方法选择

（一）教学策略

坚持以学生为中心、以能力为重点、以学生为主体、以教师为引导、理论联系实际的教学理念，教学设计着眼于激发学生兴趣，培养学生能力，不仅注重学生掌握知识，更重视培养其用精神病学的思维分析问题和解决问题的能力，始终贯彻让学生快乐学习的教学理念。

（二）教学方法

1. 以提问互动方式进行前章节复习，以视频资料或实际案例导入本单元的教学内容，以问题为线索贯穿整个教学过程，以学生为主体，以教师为引导，形成师生间良好互动的班级授课。

2. 综合使用提问互动、案例式、引导式、讨论式、探究式等教学法，以问题为导向，激发学生思考及解决问题的欲望及兴趣；以兴趣为导向，让学生从解决实际问题中获得成就感和自信心，产生自我价值感，带动学生更有兴趣地学习，从而形成良性循环，提高教学效果。

3. 本单元设计以课堂讲授为主，采用多媒体、图片、视频，以及板书、思维导图、视觉导图等多种教学手段组织教学。

七、教学过程

教学内容与设计理念、方法。

（一）复习提问，导入新课

教师介绍教学进度、重点、难点，复习提问，承上启下，导入新课。

对上节课的作业做出简单点评，对学生多多鼓励。

随机分别提问“抑郁障碍的三低是什么”“三无又是什么”“诊断抑郁症的病程需要多久”“抑郁障碍与双相障碍是什么关系”。通过提问，了解学生对上节课内容的掌握程度。肯定学生的努力，根据回答问题情况进行适当的学习反馈，并调整教学方法。

教学活动与设计意图：课堂随机对学生进行上节课内容提问，并用一句中国人的口头禅“你有神经病啊”进行新课导入。提出人神经症的概念。那神经症是什么呢?

承上启下，引出神经症的定义及特征。

（二）问题探究，讲授新课

第一节 概述

定义：神经症是一组主要表现为焦虑、抑郁、恐惧、强迫、疑病症状或神经衰弱症状的精神障碍。

教学活动与设计意图：通过视频，让学生认识典型的神经症是怎样的，使学生对本章节的新内容产生好奇感。通过图片，让学生知道可能的神经症有哪些，为接下来阐述神经症的特征进行铺垫。

1. 神经症的共性

○ 起病常与心理社会因素有关。

○ 患病前常有一定的易患素质和人格基础。

○ 症状以没有相应的器质性病变为基础。

○ 社会功能相对完好。

○ 一般没有明显或持续的精神病性症状。

○ 一般自知力完整。

教学活动与设计意图：采用讲授法，结合实际小案例讲解，并与精神疾病进行比较，以帮助识记。

2. 神经症的分类。

3. 根据 ICD–10 诊断标准划分。本章节主要阐述：①恐惧症。②惊恐发作。③广泛性焦虑障碍。④强迫障碍。⑤躯体形式障碍。⑥神经衰弱。⑦分离（转换）性障碍。

教学活动与设计意图；简单讲解，用一句话概括一种疾病，并提示学生后面将会重点提到。

4. 神经症的流行病学资料。

5. 神经症的诊断和鉴别诊断。

教学活动与设计意图：采用讲授法，用国内外最新数据说明流行病学情况，重点讲解神经症诊断及鉴别诊断；让同学们回忆既往所学的知识点并提问诊断的思路、诊断的优先等级，如诊断包括症状学、病程、严重程度、排除诊断等（图 12–1）。

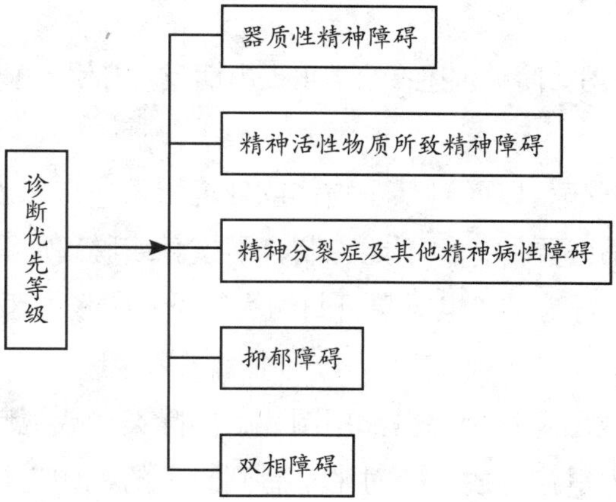

图 12-1　诊断优先等级

6. 神经症的治疗　药物治疗与心理治疗联用是治疗神经症的最佳办法。

（1）心理治疗。

（2）药物治疗：主要是对症治疗。

教学活动与设计意图：根据神经症的特征进行教学。采用讲授法为主，结合板书。

第二节　恐惧症

恐惧症的定义：恐惧症是一种以过分和不合理地惧怕外界客体或处境为主的神经症。患者明知没有必要，但仍不能防止恐惧发作，恐惧发作时往往伴有显著的焦虑和自主神经症状。

患者极力回避所害怕的客体或处境，或是带着畏惧去忍受。

恐惧的对象可能是单一的或多种的，如动物、广场、闭室、登高或社交活动等。

患者明知其反应不合理，却难以控制而反复出现。以青年人、老年人发病居多，女性多见。

教学活动与设计意图：首先观看恐惧的小视频，让学生对恐惧的表现有形象的了解。提出这样的情形大家是否看到过？其实这种情况在我们每个人生当中或多或少地出现过，如有的人怕蛇，有的人怕打雷，有的人怕坐飞机，有的人怕到人多的地方。那我们能不能因此就诊断为恐惧症呢？接下来我们慢慢寻找答案。

（一）病因与发病机理

病因未明，可能与下列因素有关。

1. 遗传因素。

2. 性格特征。

3. 精神因素。

教学活动与设计意图：简单讲述，给学生提出期望，希望大家以后有机会可以突破。

（二）临床表现

恐惧症通常急性起病，以面对某一物体或处境爆发一次焦虑发作为先驱，患者虽知这种恐惧是过分和不必要的，但不能克制，不接触或脱离所恐惧的对象时则表现正常，因此，常伴有回避行为。恐惧对象可归纳为三类：①场所恐惧症。②社交恐惧症。③单纯恐惧症。

教学活动与设计意图：每种恐惧都用图片、实际案例或视频资料或教师扮演的方式进行说明。如场所恐惧症，放一个对密室感到恐惧的视频进行说明。社交恐惧，顾名思义是对社会交往的恐惧，但要注意与正常人不敢上台表演进行区分。单纯恐惧症可用玩具蛇、玩具狗进行现场演示，以使学生加深印象。

（三）诊断与鉴别诊断

1. 符合神经症的共同特征。

2. 以恐惧症状为主要临床表现，并符合以下各项：①对一些东西有强烈的恐惧，恐惧程度与实际不符合。②发作时有焦虑和自主神经症状。③有反复回避行为。④知道这种恐惧没必要，但是自己无法控制。

3. 对恐惧情景和事物的回避必须是现在或者曾经最突出的症状。

教学活动与设计意图：在前面定义部分已经详细讲过，本部分只以通俗的语言进行简单总结。

（四）治疗

1. 行为治疗 行为矫正是主要治疗方法之一，常用的方法有系统脱敏疗法、骤进的暴露疗法、计划实践法和生物反馈疗法。

2. 药物治疗 抗焦虑药与抗抑郁药能消除患者的焦虑和抑郁情绪，有利于行为矫正，常用的有苯二氮䓬类抗焦虑药。

教学活动与设计意图：通过教师扮演怕蛇的女士，演示治疗中最常用的方法系统脱敏疗法。其他治疗方法简述。

第三节、第四节 焦虑障碍、惊恐障碍、广泛性焦虑症

1. 定义 焦虑障碍是以发作性或持续性情绪焦虑和紧张为主要临床相的神经症，常伴有头昏、头晕、胸闷、心悸、呼吸困难、口干、尿频、出汗、震颤和运动不安等明显的躯体症状。其紧张或惊恐程度与现实情况不符。

2. 流行病学特点 教学活动与设计意图：让大家想象自己考试之前的那几天都有些什么感受？会不会觉得紧张、担心、着急、心跳加快，有时候还会出现头晕、头部

绷紧、失眠等感觉呢？同学们或多或少出现过这种状态。这就是一种焦虑的状态。当然焦虑状态并不是今天我们要学习的惊恐障碍和广泛性焦虑障碍。通过想象考试前的感觉是让大家体会焦虑症患者的感受，那个感受比这个更加强烈，更加持久，引导学生进行新知识的学习，引导学生以共情的心理状态去体会将来作为心理医生患者可能有的感受。

（一）病因与发病机理

目前本病的病因未明，不同的学派有不同解释。

1. 遗传因素。

2. 病前性格特征。

3. 精神因素。

4. 生物学因素。

教学活动与设计意图：简单讲述，给学生提出期望，希望大家以后有机会可以突破。

（二）临床表现

1. 惊恐发作 又称急性焦虑症，以突然出现强烈恐惧、伴有自主神经功能障碍为主要临床表现。患者突然恐惧，犹如“大难临头”或“死亡将至”“失去自控能力”的体验而尖叫逃跑、躲藏或呼救。可伴有呼吸困难、心悸、胸痛或不适、眩晕、呕吐、出汗、面色苍白、颤动等。每次发作可持续数小时，1 个月可数发，间歇期可无明显症状。

教学活动与设计意图：讲述自己工作中典型的惊恐发作患者的求医过程，以此说明惊恐发作时患者的感受和采取的行为，帮助学生理解。

2. 广泛性焦虑症

临床表现

（1）精神焦虑症状：精神容易紧张、担心、着急，总害怕会发生事情。

（2）躯体焦虑症状：涉及多个系统，表现为心慌、胸闷、气促、尿频尿急、口干、便秘、腹泻。

（3）运动性不安：坐立不安、搓手顿足、肢体发抖。

（4）睡眠障碍：入睡困难、容易醒。

教学活动与设计意图：播放一段广泛性焦虑症患者的视频，让学生倾听和观察视频中的患者有什么特点。视频播放后让学生说说这个病有什么特点，教师根据学生反馈进行简单总结。

（三）诊断依据与鉴别诊断

1. 广泛性焦虑症的诊断依据 ①症状标准。严重标准。③病程标准。④排除标准。

2. 惊恐发作的诊断依据　①症状标准。②严重标准。病程标准。④排除标准。

教学活动与设计意图：诊断依据中，抓住这两种疾病的最主要特征，因为其属于神经症，所以一定会符合神经症的基本特征，根据诊断标准，满足症状学、病程、严重程度的诊断标准。基本诊断思路同前。

3. 鉴别诊断　①与心脏疾病相鉴别。②与甲状腺功能亢进相鉴别。③与躯体转换障碍相鉴别。④与抑郁障碍相鉴别。

教学活动与设计意图：鉴别诊断需重点提醒学生一定要记住前面多次提到一个信息，就是先要排除器质性病变，如心脏疾病、甲亢等。一旦误诊，后果很严重。

（四）治疗

1. 心理治疗　以支持性心理治疗为主，使患者认识疾病的本质，消除心理负担，增强治疗信心。辅以各种形式的松弛训练，尤以系统松弛治疗方法。其中，气功是自我松弛治疗的方法之一。

2. 药物治疗

（1）抗焦虑药既能稳定患者情绪，又有助于心理治疗，以苯二氮类最常用。

（2）亦可选用具有抗抑郁和抗焦虑双重作用的抗抑郁药。

（3）非苯二氮䓬类：丁螺环酮。

教学活动与设计意图：治疗有两种方法，一种是心理治疗，老师放一段轻松的音乐，帮助学生在紧张的学习中做稍稍的放松（建议两节课之间播放，不占用课上时间）。二是药物治疗，注意抗焦虑药物的应用。

第四节　强迫症

强迫洗涤见图 12–2。

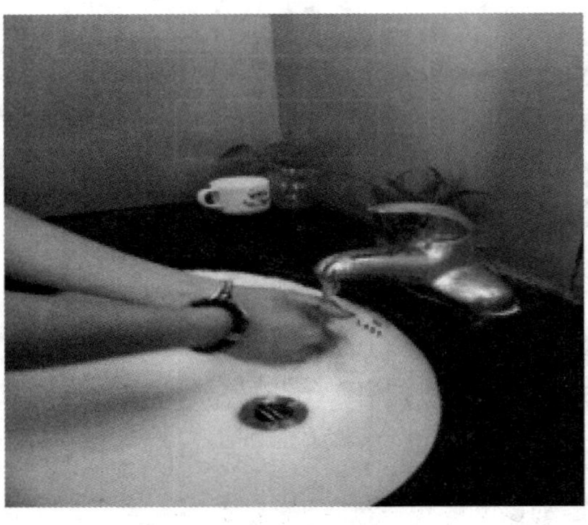

图 12–2　强迫洗涤

（一）定义及流行病学

1. 定义

（1）强迫症是以强迫观念和强迫动作为主要表现的一种神经症。

（2）以有意识的自我强迫与有意识的自我反强迫同时存在为特征。

（3）患者明知强迫症状的持续存在毫无意义且不合理，却不能克制地反复出现，越是企图努力抵制，反而越感到紧张和痛苦。

（4）病程迁延者可以仪式性动作为主要表现，虽精神痛苦显著缓解，但社会功能已严重受损。

2. 流行病学特点　教学活动与设计意图：通过视频中的反复计数、反复关门让学生对强迫症有一个初步认识。并提问：你们有没有过类似行为？如果有类似行为是否算疾病？比如，我每天下班的时候总担心门没有锁，有时走到半路也要回去看一下。这种行为属不属于强迫症呢？还有医生朋友也总是问我，你说我每天洗那么次手算不算病呢？接下来，我们一起来看看这个疾病吧。

（二）病因与发病机理

目前，强迫症的病因未明，遗传因素、强迫性性格特征及心理社会因素均在强迫症发病中起着重要作用。可能的病因有：①遗传因素。②性格特征。③精神因素。

教学活动与设计意图：采用讲授法，结合案例进行讲授。目前本病病因未明，主要针对几个比较确定的强迫障碍影响因素进行讲授。如强迫症患者的工作过分紧张、过分要求严格、谨小慎微、反复思考担心未来。

（三）临床表现

1. 强迫观念　即某种联想、观念、回忆或疑虑等顽固地反复出现，难以控制。

（1）强迫联想。

（2）强迫回忆。

（3）强迫疑虑。

（4）强迫性穷思竭虑。

（5）强迫对立思维。

教学活动与设计意图：采用讲授法 + 视频教学法 + 现场习题案例演练方式进行教学。

2. 强迫动作和行为　①强迫洗涤。②强迫检查。③强迫计数。④强迫仪式动作。

3. 强迫情绪　一种不必要的担心。

教学活动与设计意图：采用讲授法 + 视频教学法 + 现场习题案例演练方式来进行教学。

（三）诊断与鉴别诊断

符合神经症的共同特征。符合以下之一即可明确诊断：强迫观念、强迫情绪、强迫动作、知道强迫想法源于自己。

教学活动与设计意图：前面各节均有关于神经症共同特征的描述，这里不再做详细描述。

（四）治疗

1. 心理治疗　以支持性心理治疗为主，对强迫动作可进行行为治疗，以反应阻抑法的疗效较佳。

2. 药物治疗　氯米帕明、SSRI 类、抗焦虑药。

3. 其他　电抽搐治疗适用于强迫观念强烈，并伴有浓厚消极情绪者。

教学活动与设计意图：采用讲授法进行讲授，主要采用列表、关系图形式进行比较学习。

第六节　躯体形式障碍

（一）定义与流行病学

1. 定义　躯体形式障碍是一种以持久地担心或相信各种躯体症状的优势观念为特征的精神障碍，主要特征是患者反复陈述躯体症状，不断要求给予医学检查，无视反复检查的阴性结果，不相信医生的无躯体疾病的再三保证。

2. 流行病学　教学活动与设计意图：首先询问学生是否听说过这个疾病。通过两到三张典型图片简要说明躯体形式障碍是什么？并讲述大多数人对这类患者的看法。用自己写这个病的科普文章经历告诉同学们，这类患者被别人不能理解有多严重。患者痛苦程度较高，希望以后遇到类似患者，要给予更多的关心、关爱和耐心。

（二）病因与发病机理

1. 心理社会因素（因病获利，“神经质”个性）。

2. 生物学因素（遗传、环境因素、脑干网状结构滤过功能失调）。

3. 症状复杂、多样，未找到明确的器质性依据。

4. 反复检查和治疗效果不好，影响医患关系。

5. 诊断名称含糊、多样（非精神科医师识别率低）。

教学活动与设计意图：采用讲授法进行讲授，结合医院案例进行说明。

（三）各类躯体形式障碍的临床表现

1. 躯体化障碍　多见于女性，常在成年早期出现。临床表现多种多样，反复出现，时常变化，查无实据等至少两年。

2. 未分化躯体形式障碍　患者自诉有一种或多种躯体症状，症状多变，临床表现不典型，部位不泛化，病程半年以上，两年以下。

3. 疑病障碍　患者担心或相信患有一种或多种严重躯体疾病的持久先占观念，自诉躯体症状，反复就医，虽经反复医学检查阴性，医生解释没有相应疾病证据也不能打消其顾虑，常伴焦虑或抑郁。

4. 躯体形式的自主神经功能紊乱　主要表现为自主神经兴奋症状，如心悸、出汗、脸红、颤抖等。常常诉说部位不定的疼痛、烧灼感、沉重感等。

5. 躯体形式的疼痛障碍　一种不能用生理过程或躯体障碍进行合理解释的疼痛。女性多见，多发生于 30~50 岁。

6. 其他躯体形式障碍　主诉集中于局部。

教学活动与设计意图：采用讲授法进行重点讲授，结合案例教学法和板书，通过列表、思维导图等方式进行系统、比较学习，区分各种类型。

（四）诊断要点与鉴别诊断

1. 诊断要点

（1）躯体化障碍。

（2）疑病证。

（3）躯体形式的自主神经紊乱。

教学活动与设计意图：采用讲授法进行简单讲授。

2. 鉴别诊断

（1）与躯体疾病相鉴别。

（2）与抑郁障碍相鉴别。

（3）与精神分裂症相鉴别。

（4）与广泛性焦虑障碍相鉴别。

（5）与分离（转化）性障碍相鉴别。

（五）治疗

最好的治疗方法是药物治疗结合心理治疗。

1. 药物治疗　对症治疗。

2. 心理治疗　让患者了解所患疾病，改变其错误观念。可采用认知行为疗法、精神分析等。

教学活动与设计意图：采用讲授法进行讲授，主要讲授与心理学就业相关的认知行为治疗方式。简单讲授药物治疗。心理学专业的学生对于心理治疗比药物治疗更有兴趣。其专业特征是今后无法做医生开药治疗，只能做心理咨询或心理治疗。

第七节 神经衰弱

（一）神经衰弱

1. 定义：神经衰弱是指精神容易兴奋和脑力容易疲劳，常伴有情绪烦恼和一些心理生理症状的一种神经症。

2. 发病机理。

教学活动与设计意图：采用讲授法 + 案例教学法，进行有趣的导入。

（二）临床表现

1. 衰弱症状 包括脑力与体力均易疲劳。

2. 情绪症状 情绪容易兴奋，可因小事而烦躁、忧伤，易激惹或焦急苦恼，事后又懊悔不已。一般早晨情绪较好，晚上差。

3. 兴奋症状 精神容易兴奋，可表现为回忆和联想增多，控制不住，但无言语和运动增多。

4. 紧张性头痛或肢体肌肉酸痛 时轻时重。

5. 睡眠障碍 睡眠节律失调，夜晚入睡困难，睡眠浮浅，多噩梦，易早睡，醒后感到不解乏，头脑不清醒。有时表现为日间昏昏欲睡，傍晚反而精神振作等睡眠觉醒节律变化。

6. 自主神经功能紊乱 主要表现为：①心血管系统。②胃肠道症状。③泌尿生殖系统症状。

教学活动与设计意图：采用案例教学法 + 讲授法 + 图片等综合教学法，对每一个症状进行讲授，使学生加深对症状的理解。鼓励学生关注自己的这些方面，是否存在神经衰弱的情况，关心学生的心理健康问题。

三、诊断与鉴别诊断

1. 诊断 本病患者有显著的衰弱或持久的疲劳症状，但无躯体疾病或脑器质性病变可以解释这类症状发生的原因，加上本病常有易兴奋又易疲劳、情绪症状、紧张性疼痛和睡眠障碍这 4 类症状中的任何两项，对歇息、工作和社会交往造成了不良影响。病程在 3 个月以上，排除其他神经症和精神疾病的可能，便可诊断为神经衰弱。

2. 鉴别诊断

（1）脑器质性和躯体疾病。

（2）重性精神病。

（3）抑郁症。

（4）焦虑症。

（5）躯体化障碍。

（6）疲劳反应。

（7）慢性疲劳综合征。

四、治疗

原则上以心理治疗为主，辅以必要的药物治疗，加强身体锻炼、调整生活规律对疾病的治疗也有重要意义。

1. 心理治疗。

2. 药物治疗，主要是对症治疗。

第八节　分离（转换）性障碍

（一）定义

发病机理：

1. 心理因素。

2. 遗传因素。

3. 性格特征：①情感丰富。②暗示性高。③自我中心。④富于幻想。

4. 器质性因素。

教学活动与设计意图：采用电视或电影中的情感爆发视频为引导，让学生有视听上的印象，开始对这个特殊疾病感兴趣。然后利用学生的兴趣讲述分离（转换）性障碍的定义及发病原因。讲定义前，可提问“大家是否听过这个疾病的名称？大家觉得这个疾病是什么样子呢？”让学生进行简单的思考，增加师生间的互动。

（二）临床表现

1. 分离性障碍　又称癔症性精神障碍，指不同精神活动之间的分离。

（1）意识障碍

①环境意识障碍：意识活动狭窄，意识不清状态，或表现为昏睡，严重者癔症性木僵，动其肢体有抗力，强行张开其眼，可见眼球迅速偏向某侧，以示有意回避医生检查。

②癔症性神游：不仅记忆丧失，且从原地出走，当发现则否认全部经历，甚至否认其身份。

③自我意识障碍：又叫身份识别障碍，呈现出交替人格、双重人格、多重人格。

（2）情感爆发：常在精神刺激后急性起病，表现以尽情发泄为特点，或号啕大哭；或大笑不止，大吵大闹；或声嘶力竭，吐露愤怒，甚至扯头发，撕衣服，捶胸顿足，以头撞墙；或在地上打滚。发作时间长短可受周围劝慰而变化。

（3）遗忘。

（4）癔症性痴呆。

（5）癔症性精神病：有明显的精神创伤，常急性起病，有意识障碍，如意识不清、意识模糊或意识范围狭窄，常有错觉、片段幻觉，以视幻觉为主。

教学活动与设计意图：重点讲授。综合使用视频教学法、案例教学法、电影及电视剧中的经典桥段等进行讲授，增加学生学习的趣味性，用电影中的经典桥段加深印象。

2. 转换型障碍　癔症性躯体障碍。

（1）感觉障碍：包括感觉缺失、感觉过敏和感觉异常。常见的有偏侧感觉麻木，自诉从头到脚偏侧身体麻木，以正中为界限。不同情况下检查分界线可发生改变，均不符合正常的神经解剖分布。

（2）癔症性失明：突然双目失明或弱视，但对光反应良好，眼底正常，视觉诱发电位正常，无眼器质性疾病证据。

（3）癔症性耳聋：在强烈的精神因素影响下，突然失去听力，缺乏器质性耳聋证据。

（4）癔症性抽搐。

（5）癔症性瘫痪：以单肢瘫、偏瘫和截瘫多见，常有明显躯体诱因。有的患者卧床并无明显瘫痪，但不能站立和行走，又称癔症性立行不能症。客观检查不符合神经损害体征，无病理反射。

（6）癔症性失音。

3. 其他转换型障碍。

教学活动与设计意图：重点讲授。综合使用视频教学法、案例教学法等进行讲授，增加学生学习的趣味性。

（三）诊断与鉴别诊断

1. 诊断　根据 CCMD-3 诊断标准。

（1）症状标准。

（1）病程标准。

（3）严重程度标准。

（4）排除标准。

2. 鉴别诊断

（1）与躯体疾病所致分离症状鉴别。

（2）与癫痫性漫游鉴别。

（3）与躁狂症鉴别。

（4）与精神分裂症鉴别。

（四）治疗

1. 心理疗法：大多会自然缓解或经过行为治疗、暗示治疗、环境支持治疗症状改善。

2. 对症治疗。

（五）课堂小结与作业布置

教学内容：总结本次课的教学内容，明确重点掌握内容。布置复习思考题，介绍课后自主学习资源。

1. 神经症性障碍有哪些共同特征？

2. 简述恐惧症的主要临床特征和治疗方法。

3. 简述惊恐障碍的主要临床表现和治疗方法。

4. 简述广泛性焦虑障碍的主要临床特征和治疗方法。

5. 了解最新的进展。

教学活动与设计意图：通过小结，帮助学生梳理知识点，让学生再次回顾本节课的重点和难点，掌握本章节骨架。给学生留思考题，让学生回去重点复习这些内容，以便更好地掌握该章节的内容，培养学生的自我思考和自主学习能力；培养学生课后复习的习惯，以及科学探索精神；熟悉文献检索方法，为后续课程的学习打下良好基础。

八、课后作业

（一）家庭作业

1. 神经症性障碍有哪些共同特征？

2. 简述恐惧症的主要临床特征和治疗方法。

3. 简述惊恐障碍的主要临床表现和治疗方法。

4. 简述广泛性焦虑障碍的主要临床特征和治疗方法。

5. 了解本章的最新进展。

（二）课外学习资源

1. 参考阅读书籍

（1）江开达 . 精神医学新概念［M］. 2 版 . 上海：复旦大学出版社，2014.

（2）郝伟 . 精神病学［M］. 8 版 . 北京：人民卫生出版社，2018.

（3）张宏耕 . 中西医结合精神病学［M］. 北京：中国中医药出版社，2005.

（4）刘铁桥 . 精神病学习题集［M］. 5 版 . 北京：人民卫生出版社，2019.

（5）许又新 . 精神病理学［M］. 2 版 . 北京：北京大学医学出版社，2011.

（6）刘铁桥 . 精神疾病临床案例解析［M］. 北京：人民卫生出版社，2016.

2. 期刊

（1）《中华精神科杂志》，中华医学会主办。

（2）《国际精神病学杂志》，教育部主管，中南大学主办。

3. 网络资源 丁香园、医脉通精神科、国家精品课程资源网、中国知网、超星数字图书馆。

4. 影视作品 《禁闭岛》《社交恐惧症的生活》等。

5. 课外网络学习平台

（1）微课形式：神经症主题内容的微课推送。

（2）“跟谁学”上进行知识学习或复习。

（3）“凯歌健康”上进行专业相关的学习。

（4）心理学公众平台：壹心理、京师博仁等。

九、教学反思

1. 部分学生对前期知识掌握不足，例如回答上节课及课堂中的提问。

分析原因：①讲授不够清晰。②学生注意力不够集中。③部分学生未按时到课。

解决方法：教师授课中多举例说明，结合案例加以引导和特别强调。将问题讲透，并及时在教室间走动，调整声音大小和语音语调，使用更多学生感兴趣的教学手段，提高学生的注意力。每节课严格考勤，避免后面的课听不懂。

2. 绝大部分学生能积极参与教学互动，但也有个别学生积极性不高。

分析原因：①学生遇到学习上的困难，出现畏难情绪。②学习动力缺乏。

解决方法：教师课后找学生谈话，了解其想法。特别要了解学生学习上是否遇到困难，对其给予指导和帮助。在课堂提问等环节予以积极关注，多鼓励，多表扬，多让其帮助做事，提高个人价值感，使其逐步融入课堂。

3. 内容较多，学生感到最后稍微有点快。

分析原因：①课程内容多。②老师讲授主次不够清晰。③教师时间管理较差。

解决办法：教师更认真地备课，紧扣教学大纲中的重点、难点进行讲授。对于重点、难点多花点时间，对熟悉的内容简单讲，对需了解的内容鼓励学生自学。另外注意从头到尾的节奏控制，在今后的教学中多练习和改善，提高教学水平，做到即使是 15 分钟课也要进行 5 小时的备课。

4. 分离（转换）性障碍讲授后学生仍比较难懂。

分析原因：①内容较难。②既往学生闻所未闻。

解决办法：建议学生提前预习，教学中多加入案例和视频，课后多做习题予以巩固。

5. 本次教学与传统讲授式教学相比，尚不能充分调动学生的积极性。本节课注重多种教学方法优化组合，采用视频、案例及社会现象进行导入，中间穿插实际案例、视频、动漫、电影等进行综合教学。学生们比以往更加积极，听课更加认真，教学效率得到提高。

（临床医学院　朱娟娟）

第 13 讲　诊断学

一、教学设计阐述

诊断学是联系基础学科与临床学科的桥梁课程，包括症状学、体格检查、实验室检查、心电图检查、问诊、病历书写等内容。授课对象为临床医学专业、中医学专业、中西医结合医学专业等学生，对培养医学生掌握基本技能、临床思维至关重要。

然而，大三学生尚未接触临床，未建立良好的临床思维，仅靠单纯的理解记忆知识点，尚不能把所学知识串联起来，加以应用。因此，教学设计首先考虑的就是如何培养学生的临床思维，提高其解决问题的能力。为此，在整个诊断学教学中，应始终贯穿临床思维的培养。教学采用 PBL、案例引入、翻转课堂等多种方法，通过模拟临床场景，让学生学以致用，分析病例，在分析病例中复习串联理论知识，同时训练临床思维。实验操作课采取主教式教学，改变传统的教师先示范、学生后练习的方法，而是让学生先示范，教师点评总结，学生再练习，充分调动学生的主观能动性，提高学生的自主学习能力、动手能力和解决问题能力。

总之，本课程以掌握基本理论、基本技能，确立临床思维为目标，根据教学内容选择灵活多样的教学方法和手段，同时根据教学评价结果，不断促进课堂教学效果的提高。

二、教学基本情况

教学情况见表 13–1。

表 13–1　教学基本情况

课程名称	诊断学		课程类型		必修课	
使用教材	成战鹰 . 诊断学基础 . 北京：人民卫生出版社，2016.					
参考教材	欧阳钦 . 临床诊断学 . 北京：人民卫生出版社，2012.					
授课内容	腹部叩诊	课时	1 学时	授课时间		2018 年 5 月
教学对象	中西医结合专业本科生			专业技术职务		助教

三、教学目标与大纲要求

（一）知识目标

1. 掌握　肝脾上下界叩诊、移动性浊音叩诊的方法及临床意义。

2. 熟悉　肝区、胆囊区、肾区叩击痛。

3. 了解　膀胱叩诊方法。

（二）能力目标

1. 提高学生叩诊手法的操作规范，尤其注重人文关怀和保护患者隐私。现场借助模型演示，进行腹部检查前先关好门窗，注意保护患者隐私，温暖双手，注意人文关怀。

2. 学生能用腹部叩诊协助疾病的诊断与治疗。列举临床案例，如肝硬化怀疑腹水的患者，询问学生，选择什么叩诊方法。

3. 引入临床病例，训练学生的临床思维能力。

（三）学习态度目标

1. 激发学生主动学习的兴趣，主动思考。尤其是体格检查，改变以往“填鸭式”教学，即学生模仿老师体格检查标准手法，理解和背诵临床意义，而是采用“为什么要做”“用什么方法做”“怎么分析检查结果”等提问式教学。

2. 严谨的学习态度、标准的体格检查方法是获得患者准确信息的基础。因此，要求学生必须具备严谨的学习态度，注重细节规范。教师要以身作则，予以示范。

四、教学背景与学情分析

本次教学对象为中西医结合专业五年制本科大二学生。

1. 知识基础　学生已学习过一般体格检查，如头颈部、胸部体格检查，不再对体格检查充满好奇。因此，需通过生动的语言、形象的比喻和典型的病例调动学生的学习积极性。

2. 认知特点　学生已具备一定的视、触、叩、听能力，需引导学生建立临床思维，即为什么去检查、怎么检查、如何分析检查结果。

3. 学习风格　中西医结合医学专业的学生学习积极性高，态度端正，整体学习氛围好。学生学习动力很足，对知识的渴望度高。

五、教学重点难点分析与解决方法

（一）教学重点

1. 肝脾上下界的叩诊。

2. 移动性浊音叩诊。

（二）教学难点分析与对策

1. 难点分析　移动性浊音叩诊方法较复杂，两次变化体位，临床应用广泛。学生没有接触临床，缺乏实践操作能力，更缺乏临床思维。

2. 教学对策　采用 PBL 教学法，先引入临床案例，引发学生思考，激发学生兴趣，让学生带着疑问学。先明确移动性浊音的检查目的，然后结合图形，阐述产生移动性浊音的原理。讲授叩诊方法时，借助模型，现场演示移动性浊音的叩诊方法，最后让学生学以致用，解决案例中的疑问。总结体格检查的学习方法，明白为什么做、怎么做、检查结果怎么分析。

六、教学策略与方法选择

（一）教学策略

为实现教学目标，始终坚持以学生为中心、以学生为主角、以教师为引导的教学原则。

（二）教学方法

1. 以问题为导向的教学法（PBL 教学法）　比如一个怀疑内脏破裂、腹腔出血的患者如何明确诊断？引发学生提出疑问和思考，激发学生的学习热情。

2. 情景模拟教学法　现场借助案例、模型，演示移动性浊音的叩诊方法和临床应用。

3. 板书　对教学内容进行提炼和总结，便于学生形成知识网络。

七、教学过程

教学过程见表 13-2。

表 13-2　教学过程

教学内容	教学设计	教学时间（分钟）
（一）导入 提问： 1. 一个大腹便便的患者，为了鉴别是肥胖还是腹水，除了看肚脐，你还可以用什么方法 2. 你怀疑肝脏大，如何检查腹部脏器的上下界	引出相关问题、引发思考、直接切入主题	2
（二）腹部叩诊音 从左下腹部开始叩诊，沿着腹部叩一圈。大部分腹部叩诊呈鼓音 （三）腹部脏器叩诊 1. 肝脏上下界的叩诊（上界：从第二肋间隙沿右侧锁骨中线往下叩诊，当清音变为浊音时则为肝上界。肝下界：从下往上叩诊，当鼓音变为浊音时则为肝脏下界。因为结肠右曲的存在，肝下界的叩诊一般比触诊高 2cm 左右） 2. 脾脏上下界的叩诊 3. 膀胱叩诊	播放腹部叩诊鼓音的音频。启发提问：如果患者诉左下腹疼痛，从哪里开始叩诊	2
（四）脏器叩击痛（图 13-1、图 13-22） 肝脏、胆囊叩击痛；肾脏叩击痛 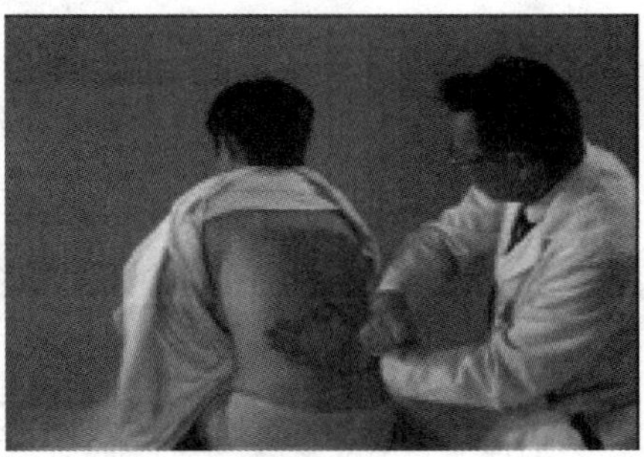 图 13-1　肝区叩击痛检查	板书画图解释肝脏叩诊上下界的方法，提问：如何分析叩诊结果	14
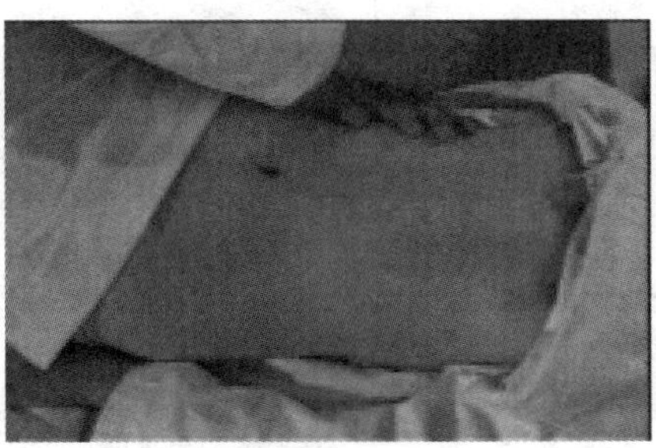 图 13-2　肾区叩击痛检查	讲授为什么要做叩击痛检查，播放视频演示手法，讲授如何分析叩击痛阳性	8

续表

教学内容	教学设计	教学时间（分钟）
（五）移动性浊音的叩诊 1. 导入案例 患者男性，1 小时前车祸，腹部受猛烈撞击，体表未见明显出血，血压 75/50mmHg，心率 102 次 / 分，呼吸 24 次 / 分，血氧饱和度 85%。提问：考虑是什么问题 提问：做什么检查验证怀疑，明确诊断	重组课本内容，从为什么做、怎么做、如何分析结果，三部曲讲授、引导临床思维 PBL 教学法，引出相关问题、引发思考、直接切入主题	2
2. 基本内容 （1）检查目的：为了检查腹腔有无液体 （2）检查原理及方法 ①检查原理：正常腹部叩诊呈鼓音，有腹水时，腹水沉积在腹部两侧，腹部两侧呈现浊音。体位改变，腹水移动，浊音移动（图 13–3） 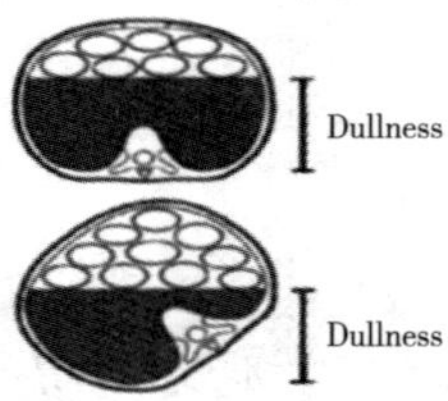 图 13–3　移动性浊音产生原理	图形结合解释移动性浊音产生的原理	1
②检查方法：间接叩诊法（图 13–4） 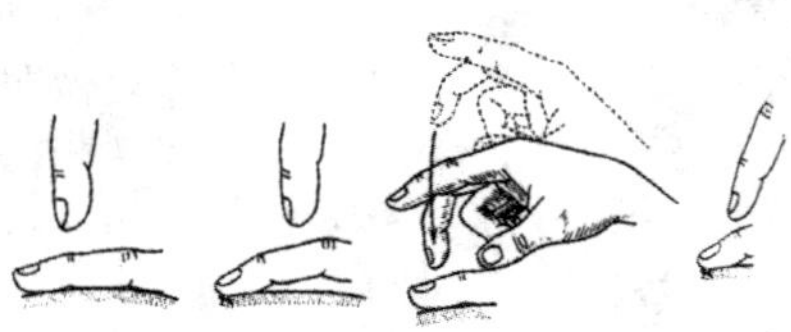 图 13–4　间接叩诊法	互动教学，复习间接叩诊法	1
从肚脐开始叩诊，然后往左侧叩诊，当叩到浊音时，固定左手扳指不动，嘱患者右侧卧位，再次叩诊，如有浊音变为鼓音，则表明浊音移动；再用同样的方法叩右侧，则表示移动性浊音阳性	现场借助模型，演示移动性浊音叩诊的方法，让学生现场操作演练，其他学生指出对的地方和不规范的地方	3
（3）分析检查结果（临床意义） ①移动性浊音阳性提示 1000mL 以上腹水。引起腹水常见的原因有肝硬化、腹腔肿瘤、盆腔肿瘤等 ②移动性浊音阳性可以提示肠梗阻，因为肠梗阻时，肠管内有大量的液体潴留，可出现移动性浊音 鉴别点：肠梗阻患者有停止排便排气、腹部胀痛、呕吐等症状	提问：移动性浊音阳性提示什么	

续表

教学内容	教学设计	教学时间（分钟）
③移动性浊音阳性可以提示腹腔出血。因为血浓于水，不凝固的血也具有水的流动性，腹膜具有抗纤维化作用，故而腹腔积血不会凝固 鉴别点：根据病史，腹水一般呈慢性病程，而腹腔出血一般是急性，如外伤肝脾破裂、肝癌结节破裂	举一反三、接着提问：移动性浊音阳性还可以提示什么 总结移动性浊音阳性可以提示腹水、肠梗阻、腹腔出血	3
3. 学以致用　解决病例中疑问，如何诊断腹腔出血（图 13-5） 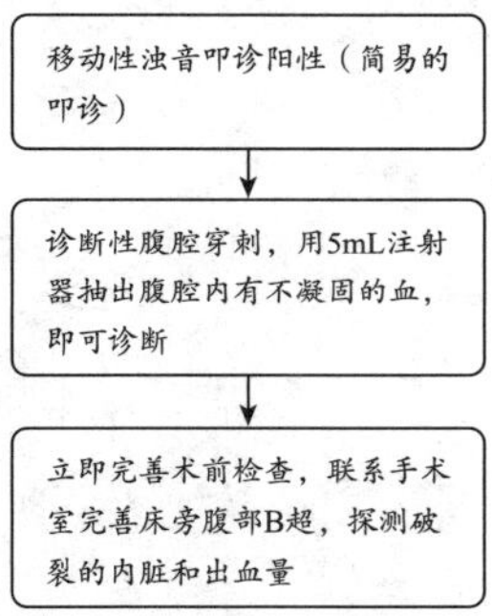 图 13-5　腹腔出血诊断及处理流程 4. 归纳总结　明确检查目的，掌握检查方法，正确分析临床意义 5. 课后扩展　腹腔穿刺视频、扫码观看，密码 123（图 13-6） 图 13-6　知识拓展二维码	通过分析病例，培养临床思维，并强调体格检查在临床工作中的重要性 总结移动性浊音的主要内容和学习思维，以点带面，这也是体格检查的学习思维	3 1

八、教学反思

通过以往教学的回顾与反馈，大三学生没有接触过临床，也没有临床场景的模拟，故思维方式依然停留在基础知识的学习上。对于体格检查，课堂教学只会单纯模仿检查手法，课后易忘记，不会灵活运用于临床。尤其对于移动性浊音的叩诊，只会方法，不会分析结果，不会利用移动性浊音叩诊协助病情诊断。并且课堂教学较为枯燥，学生容易走神。为此，必须改变教师“一言堂”的灌输式教学，采用互动参与式教学和PBL教学，让学生主动参与课堂教学，通过引用临床案例、互问互答方式提高学生的学习兴趣，培养学生体格检查的临床思维，即明白为什么去做、用什么标准的方法去做、如何分析检查结果。讲述体格检查方法时，语言要抑扬顿挫，结合板书、画图、视频、模型等进行形象、生动的演示。学生及同行反映，此教学法更容易接受。需要注意的是，选择临床案例时需具有典型性和针对性，需要解决有限的教学时间、较多的教学任务与互动时间控制之间的矛盾。

（医学院　刘艳丽）

第 14 讲　病理学

一、教学设计阐述

病理学是一门怎样的学科呢？病指的是疾病，理指的是道理。从广义上来说，病理学就是研究疾病道理的学科。它的研究范畴包括疾病的病因、发病机理、病理变化、结局和转归，也就是疾病整个的来龙去脉。这其中，最核心的就是病理变化。病理学是一门以形态为中心的学科。在整个教学体系中，病理学被定位为桥梁课。著名的医学教育家张孝骞先生曾说，病理学是临床医学与基础医学之间的桥梁，要学好临床医学先要学好病理学。我们的教学对象是本科大二阶段的学生，在学习病理学之前，他们已经有了组织胚胎学和解剖学的基础，教学目的是通过病理学的学习，再过渡到临床课程的学习。

病理学的教学目标是要求学生掌握基本观察方法，掌握常见病的病理变化及与临床病理联系，重点培养学生的观察能力和解决临床问题的能力，为后续临床专业课程的学习以及临床实践和科学研究奠定坚实基础。

杨绛先生说，好的教育首先是启发人的学习兴趣和学习自觉性，培养人的上进心，引导人们好学和不断完善自己。我们的教学设计思路是以激发学生兴趣、让学生“主动学”为中心，以学生将来需具备的职业能力为导向。在未来的临床工作中，学生需要具备用理论知识解决临床实际问题的能力、实际操作的能力和终生学习的能力，等等。我们以此为目标，有针对性地选取 PBL、实验实践、网络自学等方法展开教学，通过学习小组、翻转课堂等形式调动学生学习的积极性和主动性，并结合最新的临床和科研进展激发学生的学习兴趣和求知欲，拓宽学生的视野，培养学生通过查阅资料和文献自主学习和解决问题的能力。

病理学的教学内容包括总论和各论两大部分。总论部分阐述各种疾病的基本病理过程及发生发展的共同规律，包括绪论、组织细胞的损伤和修复、局部血液循环障碍、炎症、肿瘤等。各论部分阐述不同疾病的病因、病理变化及其发生发展的特殊规律，以及与临床表现的关系和防治意义，包括心血管系统疾病、呼吸系统疾病、消化系统疾病、泌尿系统疾病、生殖和乳腺疾病、神经系统疾病、传染病与寄生虫病等。

病理学教学分为理论教学和实验教学两大部分。理论教学通过以下几个环节展开：设置情景导入，综合运用提问互动、案例式、讨论式等多元化教学模式讲授相关知识，及时总结归纳，并通过一些练习和测试反馈学习效果。教学过程中始终以学生为主体、教师为主导，以问题为导向，激发学生主动思考、探索知识的热情。比如讲述宫颈癌，以医疗热点 HPV 宫颈癌疫苗为切入点，引起学生的学习兴趣，通过讲解宫颈癌的病因、基本病理变化等，结合具体病例让学生知晓如何通过宫颈癌的病理改变解释患者的临床表现，使学生更好地理解和掌握相关知识，并训练学生从病理到临床的思维方式。实验教学部分重在培养学生对疾病形态变化的观察能力，病理变化主要包括肉眼改变和镜下改变，故教学的主要环节是病理切片的镜下形态观察和大体标本的肉眼观察，旨在以形态变化为中心，培养学生的观察能力和实践能力，学会描述疾病的基本病理形态学变化特点。但是又不局限于形态，从形态见机制，从形态见功能，从形态见临床。比如观察肝硬化的切片，除了观察镜下特征改变假小叶外，还要求学生思考为什么会形成假小叶，从镜下改变分析肝脏的功能有哪些变化、患者临床可出现哪些症状等，培养学生分析问题和解决问题的能力。

围绕教学目标设计教学评价，不仅关注学生对知识的掌握程度，也要反映学生综合运用知识的能力，还要重视学生对课程的热情和对教师教学过程的反馈。每堂课可通过提问，了解学生的知识掌握情况。其回答问题情况记入平时成绩，学期期中安排随堂测试，了解学生的阶段学习情况。每次实验课后通过完成相关的绘图作业，了解学生对病变的观察情况。实验课结束后进行图片考试或切片考试，了解学生对病理形态的掌握情况。期末统一实行闭卷考试，通过试卷分析了解学生的学习情况，检验教学问题。或通过问卷调查、座谈会等收集学生对教师和教学的意见和建议等。

总而言之，病理学是一门以形态为中心的学科，通过这门课程的学习，让学生更全面地理解疾病，培养学生从形态到临床的思维方法，这是本门课程的主要任务。

二、教学基本情况

教学基本情况见表 14–1。

表 14-1　教学基本情况

<table>
<tr><td>课程名称</td><td>病理学</td><td>课程类型</td><td>必修课</td><td>授课形式</td><td>理论课</td></tr>
<tr><td>教学对象</td><td colspan="3">中西医结合临床专业本科生</td><td>年级</td><td>2016 级</td></tr>
<tr><td>授课内容</td><td colspan="5">宫颈癌</td></tr>
<tr><td>授课时间</td><td colspan="3">2018 年 5 月 18 日</td><td>课时</td><td>1 学时</td></tr>
<tr><td>使用教材</td><td colspan="5">李玉林 . 病理学 .8 版 . 北京：人民卫生出版社，2013.</td></tr>
<tr><td>参考资料</td><td colspan="5">（一）参考书籍
1. Juan Rosai，MD .Rosai and Ackerman ‘s Surgical Pathology. 外科病理学 .10 版 . 北京：北京大学医学出版社，2014.
2. 黄玉芳，刘春英 . 病理学 .4 版 . 北京：中国中医出版社，2016.
3. 刘彤华 . 诊断病理学 . 北京：人民卫生出版社，2013.
（二）网络资源
1. 国家精品课程资源网 https：//www.jingpinke.com
2. 华夏病理学网 https：//study.ipathology.cn
3. 病理学园地 https ：//www.binglixue.com/
4. 丁香园 http：//www.dxy.cn
（三）大体标本和病理切片
1. 本校形态学实验室、大体标本室
2. 复旦大学基础医学院网上病理标本博物馆</td></tr>
</table>

三、教学目标与大纲要求

（一）教学内容与时间分配

教学内容与时间分配见表 14-2（★为重点内容）。

表 14-2　教学内容与时间分配

教学内容	时间分配（分钟）
课程导入	2
宫颈癌概述	3
★宫颈癌的概念	5
★宫颈癌的基本病理变化	12
宫颈癌的扩散和转移	4
★宫颈癌的临床病理联系	8

续表

教学内容	时间分配（分钟）
宫颈癌的结局和预防	3
课堂小结	3

（二）教学目标

1. 知识目标

（1）掌握：宫颈癌的概念和病理特点。

（2）熟悉：宫颈癌的临床病理联系。

（3）了解：宫颈癌的病因和扩散途径。

2. 能力目标

（1）采用问题式、案例式、引导式、讨论式等多元化教学法，充分发挥教师的主导作用和学生的主体作用，激发学生的学习潜能。

（2）讲解过程中穿插大量病理图片，以助于学生直观掌握宫颈癌的病理变化特点，充分调动学生的学习积极性。

（3）通过回顾总论部分肿瘤相关知识，培养学生总论与各论相结合，以及灵活运用病理知识的能力。

（4）能用病理形态的改变，解释患者的临床表现。

3. 情感态度目标

（1）病理联系临床、结合相关公众人物病例，激发学生兴趣，培养学生自主学习的能力和探索精神。

（2）通过课堂讨论、课后交流，促进学生之间、师生之间情感交流，培养学生积极向上的学习态度。

（3）结合目前宫颈癌发病率上升的情况，提倡学生对女性的人文关怀。

（4）结合目前已研制出 HPV 宫颈癌疫苗这一让人激动的成果，鼓励同学努力学习，为人类医疗事业做出贡献。

四、教学背景与学情分析

（一）教学背景

授课对象为大二学生，已完成解剖学、组织胚胎学等与病理相关的基础课程学习。

（二）学情分析

1. 知识基础　通过组织胚胎学和解剖学课程的学习，学生已具备与本章节知识点相关的基础知识，如各种脏器组织的大体标本和镜下正常结构。

2. 认知特点　通过总论病理知识的学习，学生已基本形成对本门学科的学习思路和学习方法，基本理解病理学是一门以形态变化为中心的课程，逐渐掌握了对各种病变大体标本和镜下表现的观察方法。

通过具体疾病病理变化的学习，进一步培养学生总论知识与各论具体疾病联系的能力，对知识点进行总结梳理的能力，以及病理联系临床的能力。

3. 学习风格　通过前期学习，学生对于病理学课程的特点已有所了解，基本掌握了常见病理现象的特点，整体兴趣浓厚，思维活跃，课堂上能与老师进行良好互动。作为中西医结合专业的学生，渴望更进一步接近临床，各论部分以不同系统疾病为章节，学生可开始接触不同疾病和患病机体的特殊形态学变化，课程中穿插有大量真实的病理图片和临床案例，学生对各论部分的学习兴趣强烈，主观能动性强。

五、教学重点、难点分析与解决方法

（一）教学重点

1. 宫颈癌的概念。

2. 宫颈癌的病理变化。

3. 宫颈癌的临床病理联系。

（二）教学难点与解决方法

1. 难点一　宫颈上皮内瘤变（CIN）与宫颈癌的关系。

（1）难点分析：CIN 是癌前病变，其发展与宫颈癌有密切的关系，但还不属于恶性肿瘤，学生容易将 CIN 与宫颈癌混淆。

（2）解决方法：运用模式图和镜下观，讲授 CIN Ⅰ、CIN Ⅱ、CIN Ⅲ级的病理变化特点，使学生通过图解对 CIN 有直观的认识，并比较 CIN 与宫颈癌的区别和联系，促进学生对知识点的理解。

2. 难点二　宫颈癌的组织学类型。

（1）难点分析：学生对具体肿瘤的镜下观认识不清。

（2）解决方法：运用图片直观展示，结合总论肿瘤的部分内容，鳞癌和腺癌高、中、低分化的区分，从共性到个性，使学生更容易接受。

3. 难点三 通过宫颈癌的病理改变解释患者的临床表现。

（1）难点分析：学生还未接触临床专业课程，对宫颈癌的临床表现不甚了解，运用病理变化解释患者临床表现的能力还需加强。

（2）解决方法：通过结合临床病例，让学生了解宫颈癌的临床表现，以问题为导向，引导学生思考患者为何会出现这些表现，结合病理变化让学生进一步理解病理与临床的联系。

六、教学策略与方法选择

（一）教学策略

1. 以学生为主体、教师为主导，始终以问题为导向，激发学生主动思考、探索知识的热情。

2. 综合运用提问互动、案例式、引导式等多元化教学法组织教学，由浅入深，多媒体、小动画、小视频与板书结合，突出重点，剖析难点。

（二）教学方法

1.PPT 展示：通过简洁、条理清晰的 PPT，对本节知识点进行梳理，并通过大量病理图片展示，使抽象的文字表述变得生动具体，结合模式图加深学生对知识点的理解，结合小视频、小动画激发学生的学习兴趣。

2. 板书：结合板书让学生对 HPV 感染→ CIN →宫颈癌这一过程有深刻理解。

3. 综合运用病例、提问、引导等方法启发学生自主思考。

七、教学过程

教学过程见表 14–3。

表 14–3 教学过程

教学要求	教学内容	教学设计	时间（分钟）
	（一）课程导入 以梅艳芳的《女人花》音乐导入，引出梅艳芳患宫颈癌去世的案例，结合目前已研制出 HPV 这一社会热点新闻视频，提出问题，引发学生对宫颈癌及其预防的思考（图 14–1）	音乐：《女人花》	

续表

教学要求	教学内容	教学设计	时间（分钟）
一、导课	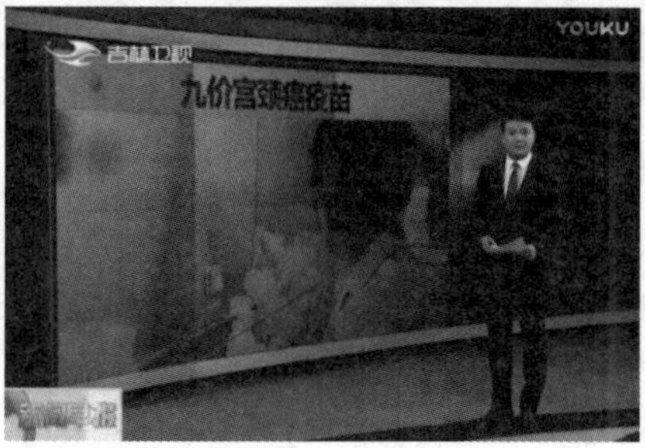 图 14-1　HPV 疫苗上市新闻 （二）提问 1. 什么是宫颈癌 2. 宫颈癌的形态是什么 3. TCT 筛查是什么 4.HPV 疫苗真的可以预防宫颈癌吗 5. 打了疫苗就万无一失了吗	视频：播放宫颈癌疫苗新闻，激发学生的学习兴趣 提问：引导学生带着问题进入学习，边学习边思考	2
二、了解：宫颈癌病因和发病情况	（一）概述 （二）发病情况（图 14-2） 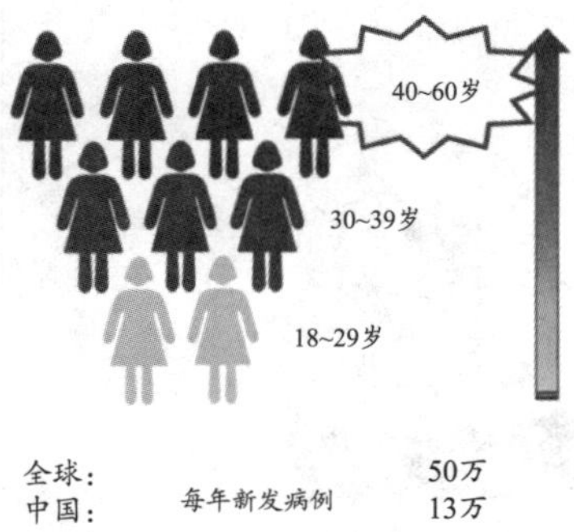 图 14-2　宫颈癌发病情况 据统计，宫颈癌全球每年新发病例 50 万，中国每年新发病例 13 万，高发年龄 40~60 岁，平均年龄 54 岁，并且有年轻化趋势。运用一些鲜活的案例，如梅艳芳、李媛媛、杰德古迪、宋汶斐等引起学生重视这一疾病 （三）病因 宫颈癌的发生与早婚、多产、宫颈裂伤、局部卫生不良、包皮垢刺激等多种因素有关。流行病学调查显示，性生活过早、紊乱是宫颈癌发生的主要原因 HPV 感染：高风险性亚型（HPV16、HPV 18，图 14-3）	图表：展示宫颈癌发病情况，让学生对宫颈癌发病情况有直观认识 动画：HPV 与宫颈癌的关系。目的是加深对宫颈癌病因的理解，为讲授宫颈癌预防奠定基础	3

续表

<table>
<tr><th>教学要求</th><th>教学内容</th><th>教学设计</th><th>时间（分钟）</th></tr>
<tr><td></td><td>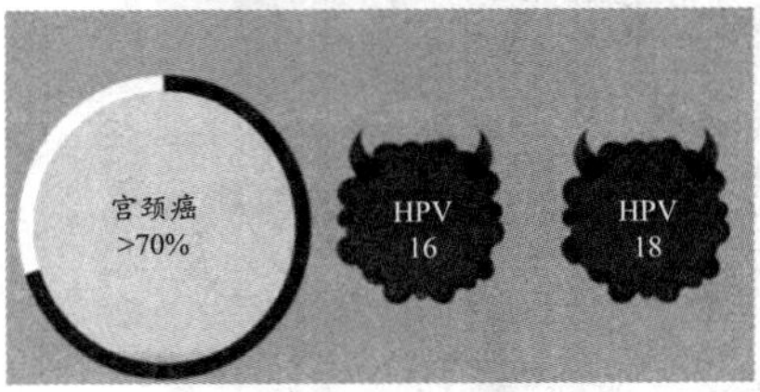

图 14-3　HPV 与宫颈癌的关系</td><td></td><td></td></tr>
<tr><td>三、宫颈癌的概念</td><td>（一）正常宫颈的解剖和组织结构
提问：请同学结合解剖学和组织胚胎学知识回顾正常宫颈的结构（图 14-4、图 14-5）
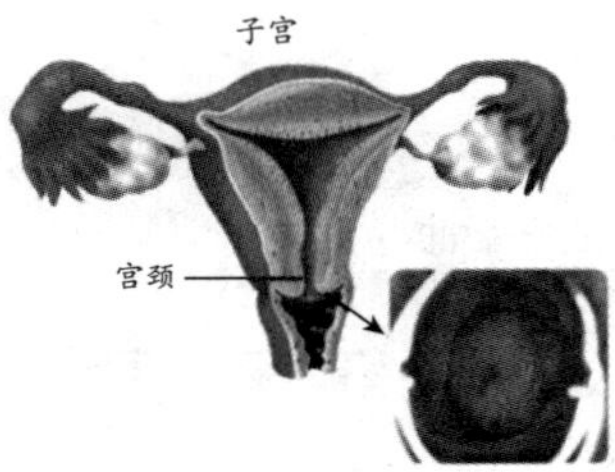

图 14-4　正常宫颈的结构（肉眼观）
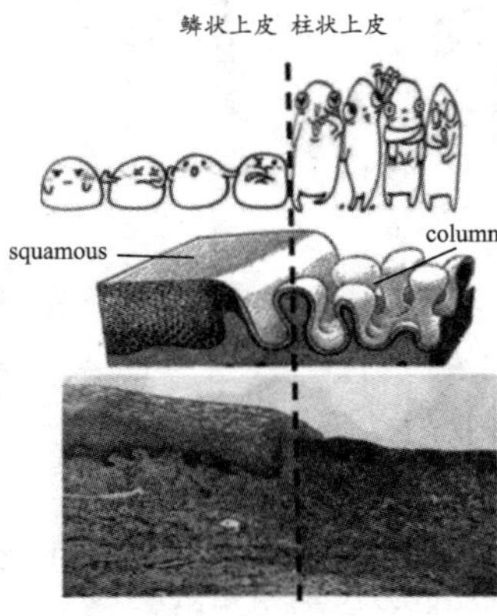

图 14-5　正常宫颈的结构（镜下观）
正常子宫的形状类似一个高脚杯，宫颈位于杯柄和杯座的位置；由两种上皮覆盖——鳞状上皮和柱状上皮，两者交界部位为鳞柱交界，是宫颈癌的高发区域</td><td>提问：通过复习、互动，提问正常宫颈的结构，为后续讲授病理变化奠定基础
图示：正常宫颈的结构。结合模式图、肉眼观、镜下观掌握正常宫颈结构，并结合卡通图片增加趣味性，以加深理解</td><td>5</td></tr>
</table>

续表

教学要求	教学内容	教学设计	时间（分钟）
	结合生活中经常看到听到的“宫颈糜烂”，纠正并不是真正的糜烂，而是鳞柱交界外移，其学名为宫颈柱状上皮异位（图 14–6） 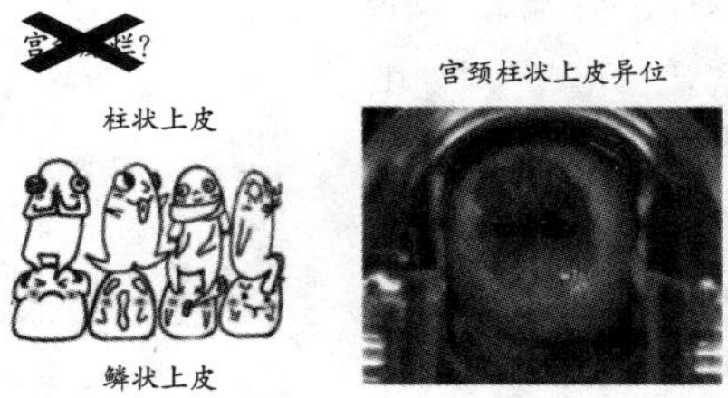 图 14–6 宫颈柱状上皮异位 （二）宫颈癌的概念★ 1. 宫颈癌　子宫颈黏膜上皮或腺上皮发生的恶性肿瘤 2. 提问　结合总论部分肿瘤章节的内容，回顾什么是癌 3. 概念要点 （1）部位：宫颈 （2）癌：上皮来源的恶性肿瘤	图示：宫颈柱状上皮异位，通过图片进一步理解宫颈部位病变 解析概念：通过提问，回顾总论部分知识，使学生将总论与各论知识联系起来，加深对概念的理解	
四、掌握：宫颈癌的基本病理变化	（一）宫颈癌的基本病理变化 1. 宫颈癌的发展过程 2. 提问：回顾总论肿瘤章节的知识，部分癌在发展为恶性之前有前期的良性病变，称为癌前病变 宫颈癌的癌前病变是什么：宫颈上皮内瘤变（CIN） HPV 感染后，正常的宫颈上皮开始逐渐被异型细胞取代，表现为细胞排列紊乱、大小形态不一、核大深染等，病变从基底层开始，逐渐向表层蔓延，这种改变叫宫颈上皮内瘤变，简称 CIN，它是宫颈癌的前身 CIN 可分为 3 级（图 14–7）：CIN Ⅰ级：异型细胞累及上皮层的下 1/3，癌变概率低。CIN Ⅱ级：异型细胞累及上皮层下 2/3。CIN Ⅲ级：异型细胞累及上皮全层，10 年内发展为宫颈浸润癌的概率约为 20% 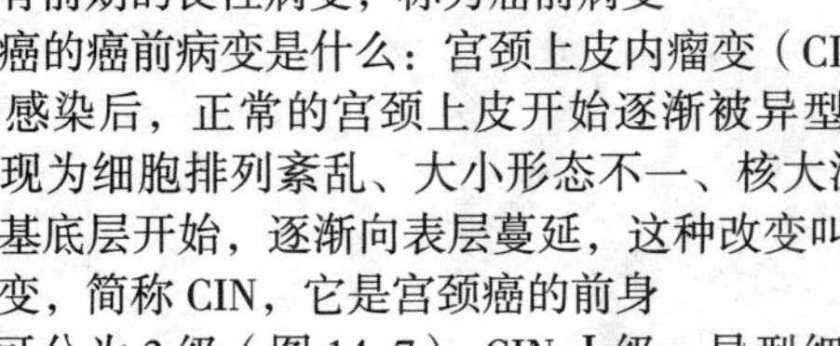 图 14–7 宫颈上皮内瘤变 如果在 CIN 阶段患者没有发现或是对它不管不顾的话，就会进一步发展为浸润癌	提问：通过与学生互动，让学生回顾总论肿瘤部分相关概念，对从 CIN 到宫颈癌这一过程有进一步理解 图示：CIN Ⅰ、CIN Ⅱ、CIN Ⅲ级的变化发展过程。通过模式图和镜下观直观展示 CIN 的病理变化	12

续表

教学要求	教学内容	教学设计	时间（分钟）
熟悉：宫颈癌的发展过程 难点一：宫颈上皮内瘤变（CIN）与宫颈癌的关系	（二）宫颈癌的病理变化 1. 肉眼观（图 14–8） 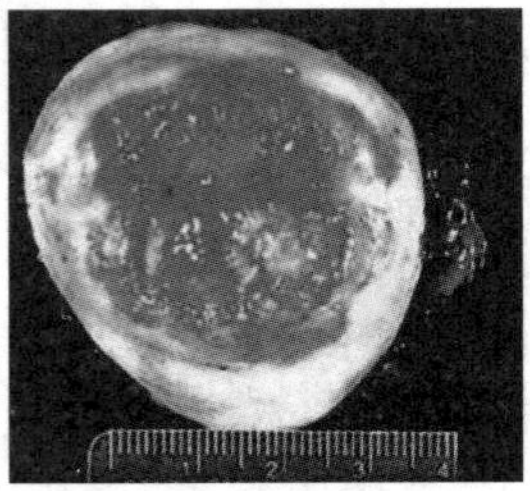 （1）糜烂型 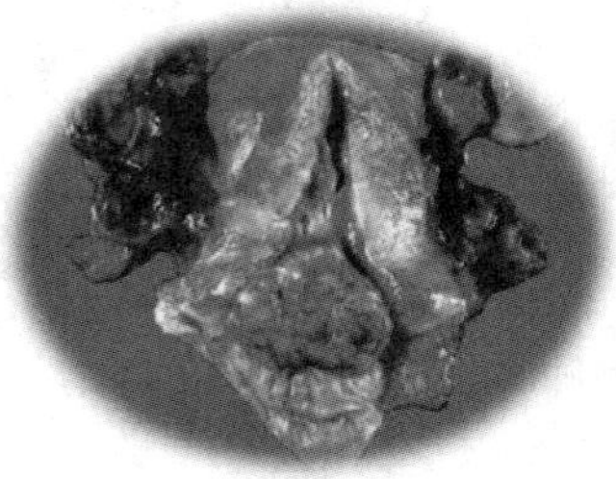 （1）外生菜花型 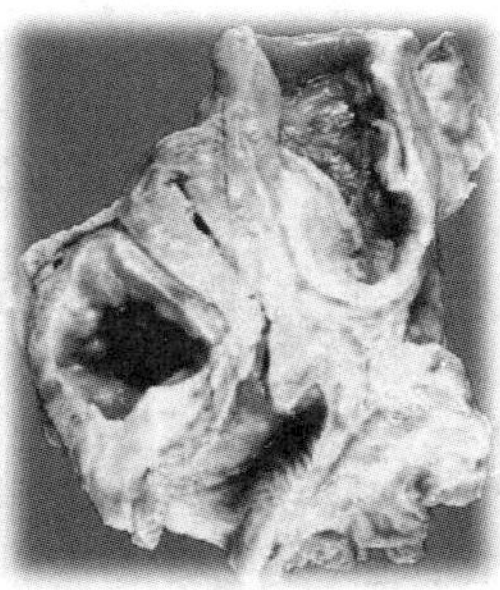 （1）内生浸润型 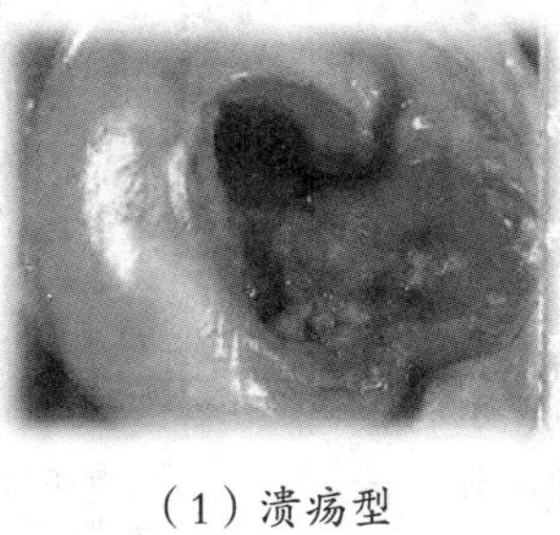 （1）溃疡型 图 14–8　宫颈癌的肉眼变化	图示：宫颈癌的肉眼分型。通过图片，直观展示宫颈癌病理变化肉眼观的各型表现 提问：与学生互动，回顾总论肿瘤部分知识，结合镜下图片，请同学区分宫颈鳞癌和腺癌的高、中、低分化，将总论与各论具体疾病的知识联系起来	

续表

教学要求	教学内容	教学设计	时间（分钟）
难点二：宫颈癌的组织学类型	肉眼分型 （1）糜烂型：子宫颈部的黏膜潮红、颗粒状、质脆、易出血。原位癌或早期浸润癌，活检非常必要 （2）外生菜花型：主要向外增殖，呈乳头状或菜花状，表面有坏死或浅表溃疡 （3）内生浸润型：主要向深部浸润，切面见子宫颈前后唇增厚变硬，表面常较光滑，易漏诊 （4）溃疡型：向内浸润生长，表面坏死脱落→火山口状溃疡 2. 镜下观 提问：宫颈鳞癌（图 14–9）和腺癌（图 14–10）镜下的高、中、低分化如何区分 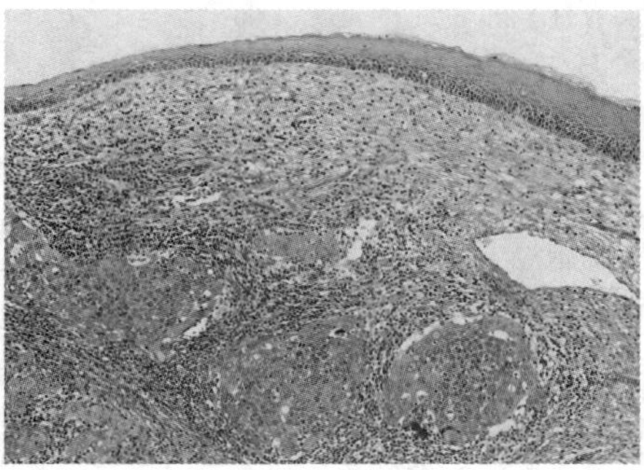 图 14–9　宫颈癌的镜下观：鳞癌 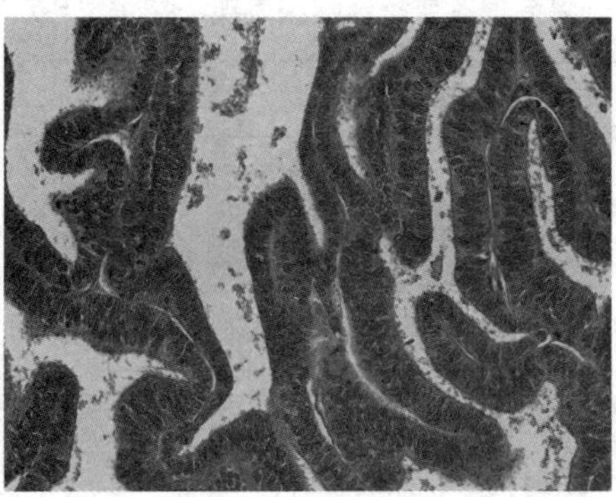 图 14–10　宫颈癌的镜下观：腺癌 鳞状细胞癌：约占 80%。来源于移行带或宫颈内膜化生的鳞状上皮 腺癌：约占 20%，发病年龄较鳞癌大，平均 56 岁。多数来源于鳞柱移行带，放化疗不敏感，预后较差	图示：宫颈癌的镜下观。通过图片，直观展示宫颈癌的病理变化表现	

续表

<table>
<tr><th>教学要求</th><th>教学内容</th><th>教学设计</th><th>时间（分钟）</th></tr>
<tr><td>五、了解：宫颈癌的扩散和转移</td><td>（一）宫颈癌扩散和转移
（二）提问：肿瘤扩散和转移方式
1. 直接蔓延　子宫体、阴道、宫旁及宫壁组织、膀胱、直肠
2. 淋巴道转移　最多见，宫旁 LN →闭孔、髂内、髂外、髂总、腹股沟、骶前 LN →锁骨上 LN（晚期）
3. 血道转移　晚期发生肺、骨、肝转移</td><td>提问：与学生互动，回顾总论肿瘤部分知识，让学生自主分析宫颈癌扩散转移的方式，训练学生运用知识解决具体问题的能力</td><td>4</td></tr>
<tr><td>六、熟悉：宫颈癌的临床病理联系

难点三：通过宫颈癌的病理改变解释患者的临床表现</td><td>宫颈癌临床病理联系★
（一）病例分析
病史摘要：患者，女，43 岁，孕 6，产 4+2。主诉：阴道不规则流血及臭水 9 个月
现病史：入院前 9 个月生小孩后一直阴道不规则流血，白带多而臭，伴下腹部及解大便时疼痛，人渐消瘦
体格检查：全身明显消瘦。宫颈凹凸不平、变硬、表面坏死，阴道穹隆消失，双附件（–）
病理结果：宫颈鳞状细胞癌
入院用镭治疗，但病情进行性恶化，于入院后 4 个多月死亡
讨论：
1. 该患者有哪些明显的临床表现
2. 试用所学过的病理知识，解释患者为何会出现这些临床表现（表 14–4）

表 14–4　宫颈癌病理改变解释临床表现
<table><tr><th colspan="2">病理改变→临床表现</th></tr><tr><td>癌组织破坏血管</td><td>不规则阴道流血</td></tr><tr><td>癌组织坏死感染</td><td>白带有腥臭味</td></tr><tr><td>癌组织侵犯盆腔神经</td><td>下腹部或腰骶部疼痛</td></tr></table></td><td>病例分析：结合具体病例，让学生运用病理知识分析临床问题，对病理知识有进一步理解，并训练学生从病理形态到临床的思维方式</td><td>8</td></tr>
<tr><td>七、了解：宫颈癌的结局和预防</td><td>（一）结局
原位癌、早期浸润癌及时治疗，预后良好
Ⅰ期癌术后 5 年生存率达 90%。Ⅳ期癌术后 5 年生存率仅 10%
（二）预防
1. 早期筛查　薄层液基细胞学检查（TCT）+HPV 检查
2. 疫苗　2 价、4 价、9 价疫苗</td><td>呼应病因，结合医疗热点，普及筛查和预防的观念</td><td>3</td></tr>
</table>

续表

教学要求	教学内容	教学设计	时间（分钟）
八、总结	课堂小结 （一）带着学生总结从 HPV 感染到发展为宫颈癌的过程（图 14–11） 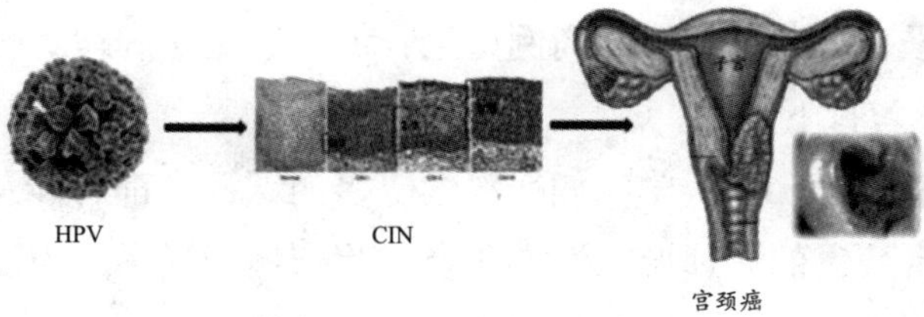 图 14–11　从 HPV 感染到发展为宫颈癌的过程 （二）提问 1. 可引起宫颈癌的 HPV 高危亚型有哪些 2.CIN 与宫颈癌有何区别与联系 3. 宫颈癌的肉眼分型有哪些？镜下最常见的是哪种类型	结合板书，总结本节课重点内容；通过互动提问反馈，评价学生阶段学习成果	3
板书设计	HPV → CIN Ⅰ/ Ⅱ / Ⅲ→★宫颈癌 { 病理变化：肉眼观、镜下观 ↓ 临床联系		

八、课后作业

（一）课后练习

1. 结合女性生殖系统其他疾病的学习，请总结，可造成阴道不规则出血的基本原因有哪些？其病理变化如何？如何通过病理变化解释临床表现。

2. 女性生殖系统受内分泌影响，请课后查阅相关资料，分析内分泌激素的变化与宫颈癌发生有什么关系。

3. 结合所学过的中医相关知识，查阅资料，思考 HPV 感染后能否采用中医药方法进行治疗，以阻断病变发展。

（二）预习内容

子宫体疾病：子宫内膜异位症、子宫内膜增生症、子宫平滑肌瘤、子宫内膜癌。

九、教学反思

本节课讲述的主要内容是宫颈癌，本次课的授课对象为中西医结合专业本科大二学生。学生已完成解剖学、组织胚胎学等与病理相关的基础课程学习，并在病理学总论部分学习过肿瘤部分的内容。在授课过程中，通过提问互动方式，回顾相关知识点，如正常宫颈的结构，顺利过渡到本节课知识的学习。但学生运用病理变化去解释患者临床表现的能力还需加强，可通过具体的病例讨论，训练学生从病理到临床的思维方式，为以后临床课程的学习打下基础。

宫颈癌这一内容在病理学、内科学、妇产科学等多门课程中都有涉及，病理学课程授课的主要侧重点是宫颈癌的病理形态学变化及与临床病理联系，主要内容包括宫颈癌的病因、概念、基本病理变化、扩散和转移、临床病理联系、结局和预防，重点内容是宫颈癌的概念、基本病理变化和临床病理联系，采用多种教学方法对这几部分内容进行重点讲解，运用大量图片展示，让学生对宫颈癌病理形态改变有直观认识。结合具体病例，让学生运用病理知识分析临床问题，对病理知识有进一步理解。通过互动提问，激发学生的学习兴趣，训练学生运用知识解决具体问题的能力，并结合医疗热点，培养学生将来作为临床工作者的责任心。

通过课堂提问和课后反馈，本节课教学效果基本满意，学生对教学目标中掌握、熟悉、了解的知识内容基本能按要求吸纳，但部分学生对 CIN 到宫颈癌的发展过程理解不够透彻，尤其是 CIN Ⅲ与宫颈癌的关系，课后可个别辅导。部分学生病例分析思路还不是很清楚，反映出学生从病理到临床的思维方法还需进一步加强，可通过多做病例分析题逐渐提高。

本节课存在的主要问题：一是课程每个环节之间的衔接不够流畅，部分地方的起承转接较生硬，在内容的承上启下方面需加强。二是如何把内容讲述得更加生动易懂，除图片外，可多利用一些动画或视频。

总之，兴趣是最好的老师，我们的种种课程设计都是为了提高学生的学习兴趣，让学生爱上病理学，从要我学变为我要学，这是作为一名教师要时刻坚守在心中的理念。

（医学院 易纯）

第 15 讲　生物化学

一、教学设计阐述

生物化学是研究生命现象与本质的一门学科。它是医学基础的必修课程之一，从分子水平上揭示生命现象的本质及疾病的病因、发病机理、诊断和防治机理。生物化学分为静态生物化学、动态生物化学和分子生物化学三部分。其授课对象包括本科临床医学、中医学、护理学、药学等不同专业，对培养医药院校学生解决问题的能力和创新能力至关重要。

然而，由于生物化学课程内容抽象，加上部分学生是学文科的，缺乏理化和生物学知识，面对众多的化学式和反应式容易产生畏惧情绪，学习兴趣不高。因此，教学设计首先考虑的就是如何树立学生的学习信心，激发其学习兴趣。我们在第一堂课中注重加强学生思想教育，树立学生的学习信心，及时给学生以表扬和鼓励。教学内容设计结合学生自身情况和培养目标，能适应以后的临床技能等。教学方法灵活多样，深入浅出。俗话说“教无定法，贵在得法”。教师运用良好的教学方法和手段能收到事半功倍的效果。我们在传统教学的基础上，适当加入多种教学方法，如多媒体教学、基于网络在线学习的翻转课堂教学、归纳比较法、情景法、互动讨论教学，并结合板书，采取有效的教学评价，以促进课堂教学不断改善。采用阶段性评价以更好地反映学生各阶段的学习情况，合理判定学生的最终成绩，包括课堂表现、期中考试、随堂点名、实验操作等。

总之，对医药学生的生物化学教学，教师应利用自己的知识，精心设计教学内容，充分激发学生的学习兴趣，根据教学内容，选择灵活多样的教学方法和手段，同时根据教学评价结果，促进课堂教学质量的提高。

二、教学基本情况

教学基本情况见表 15–1。

表 15-1　教学基本情况

课程名称	生物化学		课程类型		必修课
使用教材	唐炳华 . 生物化学 . 北京：中国中医药出版社，2017.				
参考教材	查锡良，药立波 . 生物化学与分子生物 .8 版 . 北京：人民卫生出版社，2013.				
授课内容	胆固醇代谢	课时	1 学时	授课时间	2018 年 5 月
教学对象	中西医结合专业本科生		专业技术职务		副教授

三、教学目标与大纲要求

（一）知识目标

1. 掌握　胆固醇的来源及其转化途径。

2. 熟悉　胆固醇的化学结构；胆固醇的酯化途径。

3. 了解　胆固醇的合成代谢途径。

（二）能力目标

1. 提升学生对科研思维的认识，激发科研兴趣　结合冠心病的研究进展，培养学生关注科研进展，培养他们的科研思维，激发科研兴趣。

2. 培养学生的思维发散能力、见微知著能力　让学生先查阅热门话题“胆固醇与冠心病”，使学生对胆固醇有深入的了解；再结合胆固醇的来源和转化途径，理解冠心病患者为什么不能紧靠严格控制饮食中胆固醇的来源而控制病情，帮助学生理解并记忆。

3. 培养学生发现问题、解决问题的能力　“为啥不让小朋友多吃鱼籽”“如何理解没有胆固醇比过量胆固醇的危害更大呢”等，教学中通过这些问题，使学生能运用所学知识分析和解决问题。

（三）情感态度目标

1. 让学生从现实生活中了解知识源于生活，养成认真、严谨的观察和分析能力。

2. 运用多种教育教学方法，结合案例教学、问题为导向的 PBL 教学，激发学生的学习兴趣，由传统的被动灌输转为主动积极学习。

3. 认识“没有胆固醇比过量胆固醇危害更大”，让学生明白在人生各阶段中如何合理摄取含胆固醇高的食物。

四、教学背景与学情分析

本次教学对象为中西医结合专业 5 年制本科大二学生。

1. 知识基础 学生的化学知识是以高中为起点，基础知识总体欠佳，且多为文科生，缺乏扎实的化学知识基础，特别害怕“化学”两个字。因此，一边帮助文科生复习高中相关化学知识，一边鼓励其能够学好中医，甚至能比理科生学得还好。

2. 认知特点 尚缺乏科研经历，科研思维还未建立。但学习生物化学的兴趣浓厚，愿意参与与生物知识相关的社会问题探讨。对抽象难懂的知识点，可通过列举生活实例、运用临床案例、加强讨论互动等方法帮助学生更好地理解。

3. 学习风格 中西医结合专业的学生男女比例较为平衡，课堂纪律好，学习积极性高，态度端正，整体学习氛围好。学生学习动力很足，对知识的渴求度高。

五、教学重点、难点分析与解决方法

（一）教学重点

1. 胆固醇的结构及来源。
2. 胆固醇的酯化。
3. 胆固醇的转化途径。

（二）教学难点分析与对策

1. 胆固醇的结构

（1）难点分析：胆固醇的刚性结构不易理解。

（2）教学对策：利用运动员的“兴奋剂尿检”，固醇类兴奋剂因刚性结构的存在，难于被分解，故能在尿液中检测出来。

2. 胆固醇的转化途径

（1）难点分析：胆固醇在体内不能彻底氧化分解，其侧链 R 可转化为其他物质在体内发挥重要作用。但学生对胆固醇产生偏见，视它为洪水猛兽，忽视了胆固醇在体内的其他重要作用。

（2）教学对策：利用 PPT，结合板书，利用老百姓所说的“小朋友不能多吃鱼籽”，引入胆固醇的转化途径——转化为人体性激素，层层递进到青少年、更年期；引入“好的胆固醇 HDL”，看其转化对人体脂肪的消化吸收作用。“日光浴”带入胆固醇的第三个作用，让学生对胆固醇的三个转化途径另眼相看，起到很好的教导作用。

六、教学策略与方法选择

（一）教学策略

为了实现教学目标，坚持以教师为主导、以学生为主体的原则，师生互动，结合本章内容、研究进展和前沿动态进行讲解，改变常规讲授方式。

引入现今流行的代谢综合征与胆固醇的关系→列举心脑血管疾病的害处→没有胆固醇比胆固醇过高带来的害处更大→引出主题→结合案例和问题，层层讲述胆固醇的结构、来源和转化途径。

（二）教学方法

1. 基于网络在线学习的翻转课堂教学法　利用教学视频，让学生根据自身情况安排和控制自己的学习。

2. 以问题为导向（PBL）的教学法　“儿童期为啥不宜多吃鱼籽”“青春期呢”“更年期呢”，通过层层问题的逼近，带动学生进入对胆固醇的认识当中，激发学生的学习热情。

3. 归纳比较法　胆固醇转化为胆汁酸，结合之前所学内容（LDL 和 HDL）与日常人们所认识的好的胆固醇和坏的胆固醇比较，对酮体的生成、利用及意义进行阐述，让学生对糖尿病患者的酮症酸中毒、精神性厌食症进行机制探索，更好地主动学习。

4. 情境教学法　让学生对冠心病患者提出饮食中胆固醇摄取量的建议。目前冠心病患者对胆固醇谈之色变，根据所学内容，让患者建立正确的饮食习惯。

5. 板书　对教学内容的提炼和总结，便于学生形成知识网络。

七、教学过程

教学过程见表 15–2。

表 15–2　教学过程

教学内容	教学设计	时间（分钟）
一、导入　以代谢综合征与饮食中的胆固醇之间的关系导入主题 提出问题： 1. 胆固醇的危害主要是什么 2. 胆固醇的作用有哪些 3. 怎样正确认识胆固醇对人体健康的影响	PPT：展示胆固醇与心脑血管疾病之间的关系 引人入胜：引起学生对胆固醇的作用的兴趣	2

续表

<table>
<tr><th>教学内容</th><th>教学设计</th><th>时间（分钟）</th></tr>
<tr><td>二、胆固醇的结构（图 15–1）
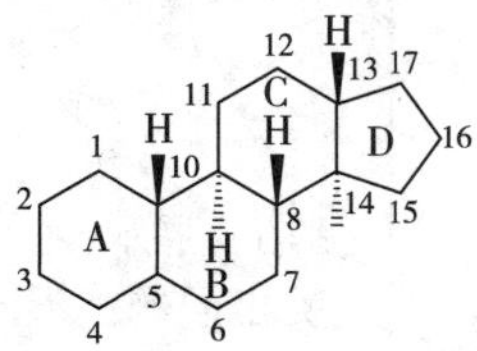
图 15–1　胆固醇的结构

环戊烷多氢菲结构（刚性结构）
三、胆固醇的含量与来源
1. 含量　体内约 140g，大约 1/4 分布在脑、神经组织、肝等内脏，肾上腺、卵巢等合成类固醇激素的腺体含量较高</td><td>PPT：展示胆固醇的刚性结构
启发思考：运动员服用的兴奋剂为什么逃不过检验</td><td>4</td></tr>
<tr><td>2. 来源　见图 15–2
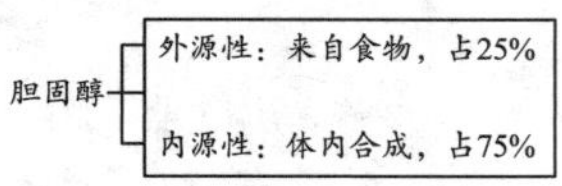

图 15–2　胆固醇的来源</td><td>PPT：展示
提出问题：为什么胆固醇在腺体含量高</td><td>2</td></tr>
<tr><td>理论与生活联系：冠心病患者如何建立健康饮食（图 15–3）
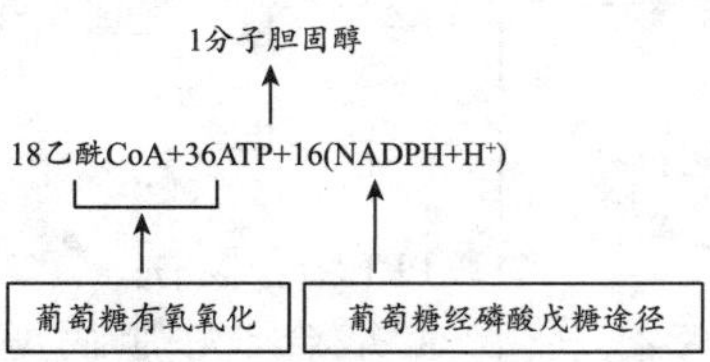

图 15–3　胆固醇的合成原料</td><td>PPT：展示其来源
提出问题：
1. 如何进行动脉粥样硬化模型建造
2. 为什么冠心病患者不能过分强调减少食物中胆固醇的来源</td><td>4</td></tr>
<tr><td>四、胆固醇的合成
1. 部位：肝、小肠
2. 合成原料
3. 胆固醇的合成过程（图 15–4）
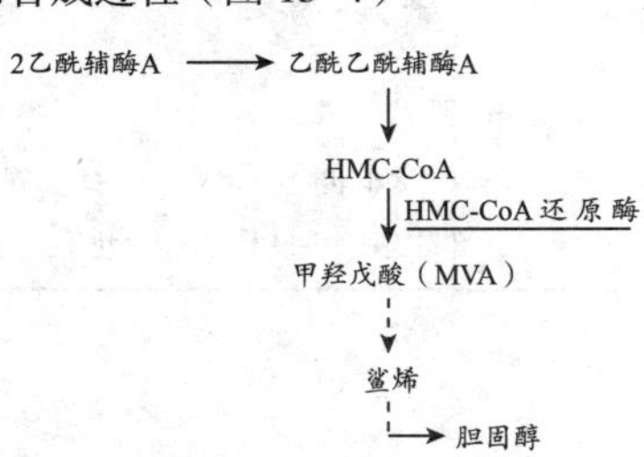

图 15–4　胆固醇的合成过程</td><td>PPT：展示（过程不做重要讲解）</td><td>5</td></tr>
</table>

续表

教学内容	教学设计	时间（分钟）
五、胆固醇的酯化 1. 细胞内胆固醇的酯化（图 15–5） 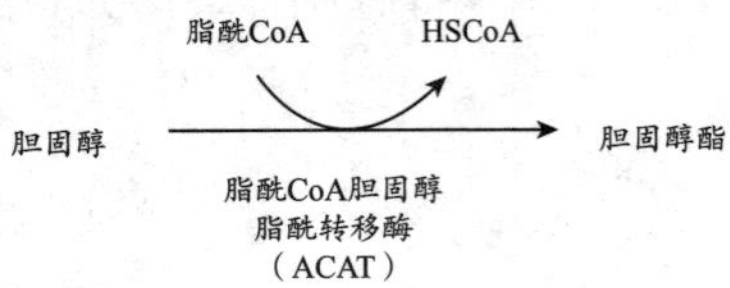 图 15–5　细胞内胆固醇的酯化 2. 血浆内胆固醇的转化（图 15–6） 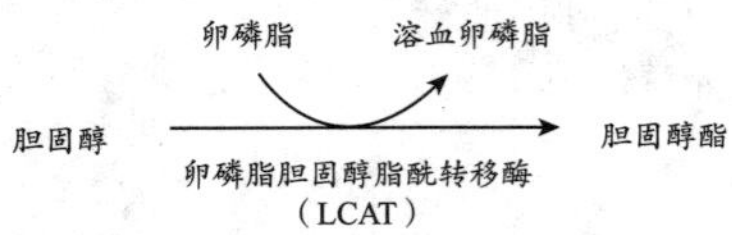 图 15–6　血浆内胆固醇的转化	PPT：展示 提出问题：不同组织部位胆固醇和胆固醇酯的比例不同的意义	5
六、胆固醇的转化和排泄 三条转换途径（图 15–7）： 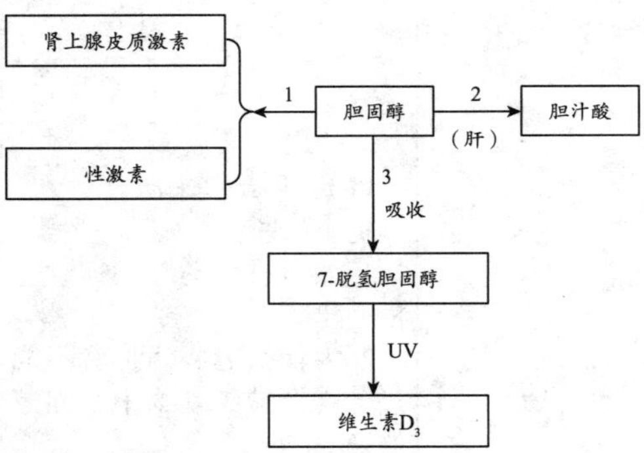 图 15–7　胆固醇的转化途径 胆固醇转化成胆汁酸 胆固醇转化成类固醇激素 3. 7– 脱氢胆固醇经紫外线照射变成维生素 D_3	PPT 结合板书： 1. 结合“好胆固醇”和“坏胆固醇”，认识胆固醇转化为胆汁酸的重要性 2. 在人生不同阶段，饮食中胆固醇的增龄性变化 3. 运动员兴奋剂事件的解读	15
七、总结	如何正确晒太阳？请结合维生素 D 的研究进展	3

八、课后作业

1. 如何从生化角度解释小孩为什么不能多吃鱼籽。

2. 查阅相关资料，谈谈运动员服用固醇类激素如何帮助其取得好成绩及其危害？

九、教学反思

本次课堂教学遵循教学理念，由传统的被动灌输转为主动积极学习，结合授课内容，恰当创设情景。在教学中针对不同的知识点，采取不同的导入情境，利用多种教学手段，启发学生思考，帮助学生互动起来，以主人翁态度进入教学。

利用多媒体课件，结合板书，引导学生感知内容，变抽象为具体，突破教学重点、难点，并设计师生互动、生生互动、合作学习的情景引导学生通过合作，归纳学习内容，促进学生参与教学活动，并进行主动学习和自主构建知识，激发学生的学习热情。

本次教学的许多知识点能通过提问或设疑的形式提出，从而调动学生的学习主动性和积极性；提出的问题富有启发性，能够提高学生的理解能力，增强学习兴趣和主动思考能力。教学中利用多媒体整体展示胆固醇转化的动态过程，将知识点引入实际科研和生活当中。

本次教学过程中加强了互动，重视了学生的学习主导作用，激发了学生的学习热情，上课效果不错。今后可引导学生利用网络资源，让学生课前、课后查阅资料，主动学习，课中积极互动起来。

（医学院　胡梅）

第16讲　外科学（一）

一、教学设计阐述

外科学是医学科学的重要组成部分，是临床医学的二级学科，在医学教育中作为主干课程有着举足轻重的作用。外科学是一门通过手术或手法整复使疾病达到最佳治疗效果的科学。它研究的是外科疾病的发生、发展规律，要求学生通过学习，掌握外科疾病的诊断、预防以及治疗的知识和技能。骨外科学属于外科学的重要分支，为临床医学的三级学科，在整个外科学学习中同样具有重要的地位。

在备课阶段，首先进行学情分析，这门课的教学对象是即将进入临床实习的本科生。他们已完成了医学基础课程及大部分医疗临床课程的学习，已具备理解本课程必需的医学基础知识，欠缺的是临床思维和临床实践能力。因此，在课程知识点的讲述中，通过以口述、图片、列表、视频、模型等方式，将问题由浅入深，培养学生用归纳总结的方法获取临床知识点，便于系统记忆；通过案例分析，以互动的方式，使学生了解接诊骨外科患者时从临床表现到诊断，再到治疗方案选择的完整治疗过程，培养学生的临床思维能力。采用互动方式，使学生熟悉如何接诊骨科患者，能够给出简单、合理的治疗方案，为下一阶段的临床实习打下坚实的基础。

备课前熟悉教学大纲中的教学目的、教学要求，精读第八版《外科学》教材，紧密围绕教学大纲进行备课。针对骨外科学专业性强、对学生空间感理解要求高的特点，在备课阶段收集大量的临床图片、视频、新型的3D打印模型等作为教具，使学生可以直观感受发生骨科疾病时各个组织器官的状态，调动其学习兴趣和积极性，使其快速进入学习情境之中。

学习外科学的根本问题和首要问题，归根结底是为人的健康服务的问题。学生毕业后将在各级医疗机构从事外科的医疗、预防、教学和科研工作，所以在理论课程的学习过程中应教育学生树立强烈的爱伤观念，时时刻刻将医生的道德规范牢记在心。要拥有良好的品格，以公平心对待患者。教师要做好表率，言传身教，以身作则，用教师应有的人格魅力感染学生，使之自觉融入“教”与“学”的和谐氛围中，展现积极向上的学习态度，使学生认识到只有树立良好的价值观才能成为一名合格的医生。

二、教学基本情况

教学基本情况见表16–1。

表16–1　教学基本情况

课程名称	外科学		课程性质	必修	
教材版本	陈孝平，汪建平．外科学．北京：人民卫生出版社，2013.				
授课内容	下肢骨、关节损伤	章节	第六十一章	课时	3学时
教学对象	2014级临床医学专业		授课形式	课堂讲授	

三、教学目标与要求

（一）知识目标

1. 掌握下肢骨、关节的解剖学知识，损伤的病因病机、临床表现、诊断、鉴别诊断及常用治疗方法。

2. 熟悉髋关节后脱位、股骨颈骨折、股骨干骨折、股骨远端骨折、髌骨骨折、膝关节韧带损伤、膝关节半月板损伤、胫腓骨干骨折、跟骨骨折的病因与分类、临床表现和诊断、治疗。

3. 了解髋关节前脱位，髋关节中心脱位，股骨转子间骨折，股骨干骨折的解剖概要，股骨远端骨折的解剖概要、分型和损伤机制，髌骨骨折的解剖概要，膝关节韧带损伤的解剖概要、损伤机制及病理变化，膝关节半月板损伤的解剖概要、损伤机制及病理，胫腓骨干骨折的解剖概要，跖骨骨折，趾骨骨折。

（二）能力目标

1. 下肢骨与关节损伤是骨科临床常见病、多发病，常可引起残疾，严重影响患者的生活质量。学生通过学习，对下肢骨和关节损伤的致伤机制、治疗等有进一步认识。

2. 课程知识点采用口述、图片、列表、视频等多种手段进行展示，问题由浅入深，逐步深入，培养学生用归纳总结的方法获取临床知识点，便于系统记忆。通过病案分析，以互动方式，使学生了解接诊下肢骨与关节损伤患者时从临床表现到诊断，再到治疗方案选择的完整诊疗过程，培养学生的临床思维能力。

3. 采用互动方式，使学生熟悉如何接诊下肢骨与关节损伤患者，能够给出简单、合理的治疗方案，为下一阶段临床实习打下坚实的基础。

（三）学习态度目标

1. 服务热情，爱伤观念强，仪表端庄，语言文明，遵守职业道德规范，尊重老师。

2. 教师做好表率，言传身教，以身作则，工作认真负责，揣摩学生的情感与学习心态，教学中要抓住学生的特点和需求。教学态度认真，和蔼可亲，用教师应有的人格魅力感染学生，使之自觉融入“教”与“学”的和谐氛围中，展现积极向上的学习态度。

3. 遵守各项规章制度，工作严谨，严守操作规程，严防差错事故，出现问题及时报告。

4. 认真学习，虚心求教，做好笔记，积极发言。

（四）价值观目标

教育学生时时刻刻将医生道德规范牢记在心，以公平心对待患者，自己要拥有良好的品格。只有具备良好的价值观，才能成为一名合格的医生。这些方面的核心就是生命高于一切。

四、学情分析与教学预测

（一）学情分析

1. 教学对象是临床医学专业四年级本科生，已经完成了医学基础课程及大部分医学临床课程的学习。学生具备理解本课程必需的医学基础知识，欠缺的是临床思维和临床实践能力。学生思维活跃且自学能力强，能通过预习看懂大部分知识，但遇到没有兴趣的知识点容易走神。

2. 骨外科学专科性较强，对于解剖学知识的掌握要求相对较高，所以本章每个病种的开篇通过复习解剖学知识进行导入，讲课过程中借用大量的临床图片、视频、新型的 3D 打印模型等多种教学手段，充分调动学生的学习兴趣和积极性，使其快速进入学习情境。

3. 采用丰富的教学资源，以启发学生的临床思维，培养学生的创造性思维，强化学生的临床技能，提高其处理临床实际问题的能力。课后积极引导学生关注下肢骨与关节损伤的最新治疗进展，了解下肢骨与关节损伤疾病的诊治经验研究。

（二）教学预测与解决方案

1. 教学预测

（1）此阶段的学生距离解剖学基础理论学习已过去较长时间，难免存在较多遗忘，但下肢骨和关节损伤的学习，必须在掌握相关解剖知识的基础上进行，若对先前内容记忆不够深入，就会对此次课程的学习感到迷茫和困惑。

（2）此时的学生已完成基础课程的学习，迫切要求发展自己，但多没有临床实践经验，基础课程学习阶段注重的是知识记忆，学习往往以被动为主，自主学习、协同作业能力较差，创新能力不足。

（3）对于课堂提问，需要学生共同参与。部分学生存在课下对自主学习资源尚不能高效使用的情况，或对课堂提问回答积极性低，参与程度差等。

2. 解决方案

（1）针对解剖学相关知识的遗忘，采用温故而知新的方法，授课中运用骨骼的 3D 打印模型穿插对解剖学知识的复习、讲解，避免学生听课过程中产生较多的疑惑，使课程难以进行。

（2）对于难以理解的内容，尤其是需要掌握的各种骨折的病因、分型、临床表现及诊治，可采用多媒体结合 3D 打印骨骼模型的方式进行教学，深入浅出，使晦涩、抽象的知识变得简单、直观，利于理解和学习。

（3）对于部分学生课堂参与度低、积极性差的问题，教师可通过图形、图像、视频等方式使教学内容丰富多彩，形象生动，并灵活配合实物，列举临床案例，使学生能够将理论知识与实际应用相结合，促使学生主动投入。

作为教师要注重将此次课程的理论知识与临床案例相结合，紧密围绕患者的临床表现和诊疗过程进行讲解，完善教学方法，激发学生自动学习，达到最佳的教学效果。

五、教学内容

1. 髋关节脱位，包括髋关节后脱位、髋关节前脱位、髋关节中心性脱位的脱位机制、分类、临床表现和诊治，重点讲授髋关节后脱位（0.4 学时）。

2. 股骨近端骨折，包括股骨颈骨折和股骨转子间骨折的解剖概要、病因与分类、临床表现及诊治，重点讲授股骨颈骨折（0.5 学时）。

3. 股骨干骨折的解剖概要、病因与分类、临床表现及诊治，重点讲授股骨干骨折的病因与分类、临床表现及诊治（0.5 学时）。

4. 股骨远端骨折的解剖概要、分型和损伤机制、临床表现及诊治，重点讲授股骨远端骨折的临床表现及诊治（0.3 学时）。

5. 髌骨骨折的解剖概要、病因与分类、临床表现及诊治，重点讲授髌骨骨折的病因与分类、临床表现及诊治（0.3 学时）。

6. 膝关节韧带损伤的解剖概要、损伤机制及病理变化、临床表现及诊断、影像学检查与关节镜检查、治疗，重点讲授膝关节韧带损伤的临床表现及诊断、影像学检查与关节镜检查、治疗（0.2 学时）。

7. 膝关节半月板损伤的解剖概要、损伤机制及病理、临床表现及诊断、影像学检查与关节镜检查、治疗，重点讲授膝关节半月板损伤的临床表现及诊断、影像学检查与关节镜检查、治疗（0.3 学时）。

8. 胫腓骨干骨折的解剖概要、病因与分类、治疗，重点讲授胫腓骨干骨折的病因与分类、治疗（0.2 学时）。

9. 足部骨折，包括跟骨骨折、跖骨骨折、趾骨骨折的解剖概要、病因与分类、临床表现及诊治，重点讲授跟骨骨折（0.5 学时）。

六、教学重点与难点

（一）教学重点

1. 髋关节后脱位占全部髋关节脱位的 85%~90%，脱位机制多为交通事故，根据分类选择治疗方式。

2. 随着人口老龄化进程的加快，股骨颈骨折的发病率呈现上升趋势，伤后患肢呈现典型的畸形。根据骨折线的部位和方向进行分类，分类为选择治疗方式和判断愈合的依据。

3. 股骨干骨折指转子下、股骨髁上这一段骨干的骨折。股骨为全身最粗、最长、承受应力最大的管状骨，需遭受强大的暴力（直接暴力，如交通事故、车轮碾压、火器伤等；间接暴力，如高处坠落、机器扭转伤等）才会发生骨折。股骨血运丰富，骨折后易发生休克。根据骨折线的部位可进行分类，根据骨折特有的表现可作出诊断，需注意骨折的合并伤。治疗可分为非手术治疗和手术治疗。

4. 股骨远端骨折包括股骨髁上、髁间及累及远端关节面的骨折，临床表现为膝关节及股骨远端部位的肿胀、畸形和压痛，需注意常合并血管、神经损伤及合并伤，诊断依据 X 线片检查。治疗可分为非手术治疗和手术治疗，现多采用手术治疗。

5. 髌骨骨折的病因主要为暴力直接作用于髌骨及肌肉强力的牵拉，临床表现为膝关节肿胀，有时可在髌前扪及凹陷。X 线可明确骨折部位、分类及移位，为治疗提供依据。需注意髌骨骨折的合并伤，根据髌骨骨折的分类选择治疗方案。

6. 膝关节韧带对于膝关节的稳定性起着重要作用，损伤后的膝关节不敢活动、肿胀、稳定性差。进行 X 线检查时需在局麻下施加压力的情况进行，MRI 检查无创、方便、快捷，关节镜检查既可以作为诊断手段，又可以作为治疗手段。

7. 膝关节半月板位于股骨与胫骨之间，研磨的力量易导致半月板损伤，男性多于女性，运动员多见。损伤后表现为疼痛，有时伴半月板交锁，通过一些特殊的试验可初步诊断。影像学检查多使用 MRI 方法，关节镜检查及治疗可同步完成。

8. 胫腓骨位置表浅，为主要的负重骨，直接暴力即可导致骨折。根据软组织的完整性，可分为闭合性骨折和开放性骨折；根据骨折线方向，可分为横行、斜形和螺旋形等，需要注意的是不在同一平面发生的骨折。根据发生骨折的骨进行分类，可分为胫腓骨干骨折、单纯胫骨干骨折和单纯腓骨骨折。胫腓骨骨折治疗的目的是纠正旋转、成角畸形，恢复胫骨上、下关节面的平行关系，恢复肢体长度。治疗可分为非手术治疗和手术治疗，根据骨折分类及稳定性选择治疗方案。

9. 跟骨为足部最大的骨，以松质骨为主，形态不规则。骨折的原因主要为高处坠落时足跟着地。根据骨折是否影响距下关节进行分类。临床表现主要为足部疼痛、肿胀，皮下瘀斑，足底扁平及局部畸形，不能行走。X 线片可了解骨折的类型及移位程度。需注意由于力的传导作用，可能导致骨盆、脊柱的骨折，应避免漏诊。治疗原则是恢复距下关节的对位关系和跟骨结节关节角，纠正跟骨变宽，维持正常的足弓高度和负重关系（恢复关节面，维持正常的长、宽、高）。

（二）教学难点

1. 髋关节后脱位是髋关节脱位的难点，拟结合骨盆的 3D 打印模型进行讲授，髋关节后脱位手法复位拟采用视频法进行讲解。

2. 股骨颈骨折为股骨近端骨折的难点，拟采用典型临床病例及图片，结合 3D 打印股骨近端模型法，增强学生对此类骨折的直观印象，以便于理解与记忆。

3. 股骨干骨折的病因与分类、临床表现及诊断、治疗是本章的难点所在，拟采用典型临床影像学的图片，使学生有更直观的印象，且方便记忆。

4. 股骨远端骨折分型和损伤机制、临床表现及诊断、治疗是本章的难点所在，拟采用典型示例图片，使学生有更为直观的印象，且方便记忆。

5. 髌骨骨折的病因与分类、临床表现及诊断、治疗是本章的难点所在，拟采用典型临床影像学图片，使学生有更为直观的印象，且方便记忆。

6. 膝关节韧带损伤的损伤机制及病理变化、临床表现及诊断、影像学检查与关节镜检查、治疗是本章的难点所在，拟采用有趣的示例图片，结合膝关节韧带模型及临床、术中的典型图片，将韧带与橡皮筋类比，使学生有更为直观的印象，且方便记忆。

7. 膝关节半月板损伤的损伤机制及病理、临床表现及诊断、影像学检查与关节镜检查、治疗是本章的难点所在，拟采用有趣的示例图片，结合膝关节模型及临床、术中的典型图片，使学生有更为直观的印象，且方便记忆。

8. 胫腓骨干骨折的病因与分类、治疗是本章的难点所在，拟采用有趣的示例图片，结合临床、术中的典型图片，使学生有更为直观的印象，且方便记忆。

9. 跟骨骨折是足部骨折的难点，拟结合跟骨骨折的 3D 打印模型及典型的临床、手术图片进行讲授，使学生有更为直观的印象，且加深记忆。

七、教学方法

（一）教学策略

为了实现教学目标，坚持教师为主导、学生为中心的原则，结合本章内容、研究进展和前沿动态进行讲授，改变常规的讲授方式，从临床典型案例引入，或以直观的 3D 打印模型导入，通过教师的主导作用，逐步实现学生主动学习的转变。通过向学生展示临床常见病例的典型图片，使学生达到“三多”，即多看、多做、多思考，达到相应的教学目标。自学部分可结合 TBL 教学法。

（二）教学方法

1. 比较法　下肢骨、关节损伤的内容繁多，有很多需要学生了解、熟悉和掌握的知识点，对这些知识点的学习是反映骨科学教学效果的关键。针对如此繁多、复杂、多样的知识点，我们拟采用比较法，对其中有相似之处的知识点进行比较，找出规律，求同存异，将不同的知识点串在一起，帮助学生理解、掌握这些知识点，达到理想的教学效果。例如，针对股骨颈骨折和股骨转子间骨折这两个疾病的临床表现、诊断要点等进行分析比较，找出其相同点和不同点（表 16–2），使学生能够轻松记住这两个疾病的临床表现和诊断要点，而且将不同章节的内容联系起来，培养学生的临床诊断和鉴别诊断思维。

表 16–2　股骨颈骨折和股骨转子间骨折的诊断要点

内容	股骨颈骨折	转子间骨折
外伤史	有	有
髋部压痛	在腹股沟深面	在转子间区
外旋畸形角度	45°~60°	达 90°
下肢短缩	常有	有

2. 直观教学法　利用 3D 打印模型、膝关节模型、X 光片、CT 片等教具，结合多媒体课件中的图片等直观的再现方法，加深学生对教学内容的理解，增强对临床实际的感性认识。如膝关节韧带损伤的讲授，膝关节主要韧带分为内侧副韧带、外侧副韧带、前交叉韧带、后交叉韧带，相应的就有四种韧带的损伤。如何理解这些损伤而又不相混，我们拟借助膝关节模型，通过对模型施加应力，从中看出韧带如同橡皮筋，具有一定的弹性。一旦韧带的弹性超过可承受的外在应力就会发生断裂，导致关节结构不稳定。

3. 多媒体教学法　多媒体教学是目前常用的教学方法，其有很强的直观性和交互性，容量大，信息多，可开阔学生视野，并适合骨科学的教学特点。在下肢骨和关节损伤的教学中，一些较复杂的骨与关节的检查法，单纯讲解和演示往往效果不好，如髋关节后脱位的 Allis 复位法等，插入视频进行讲解，放视频的同时讲解其要点，学生就能一目了然，领会和掌握相关知识点。

多媒体课件与板书结合。计算机幻灯为主要授课工具，对于典型的临床表现和案例，通过图片、视频、现场演示使学生更直观地理解。板书是对课程重点内容的概括，在课程总结时起着重要作用。

八、教学过程

教学过程见表 16–3。

表 16–3　教学过程

教学步骤	教学内容	教学形式与手段	时间（分钟）
	髋关节脱位		
1. 课程导入	用一个骨盆骨折 3D 打印模型导入今天的课程——髋关节脱位（图 16–1） 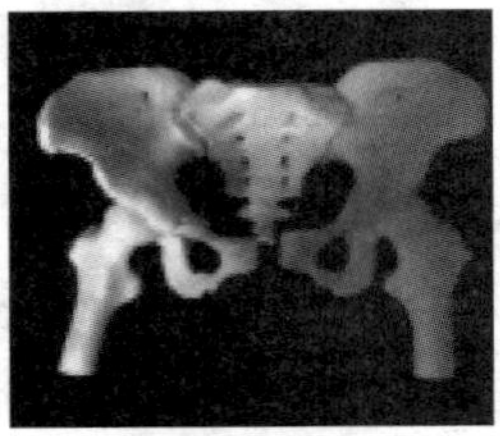 图 16–1　髋关节	用 3D 打印模型激发学生的学习兴趣，并可介绍骨科的新技术——3D 打印	2
2. 讲述解剖	利用 3D 模型，讲授髋关节的解剖特点及髋关节脱位的分类	教师通过模型及图片，使学生复习回忆髋关节解剖。结合提问，加深对髋关节脱位分类的印象	3
3. 髋关节后脱位（教学重点、难点）	讲述髋关节后脱位的发生机制：多发生于交通事故（开车时下肢的摆放位置） Epstein 分类法（共Ⅴ型） 临床表现（典型图片）及诊断 治疗：根据分型选择治疗方式（视频介绍 Allis 复位法）	教学难点，教师通过讲解、肢体语言、图片、模型、视频演示，使学生掌握髋关节后脱位的分型、临床表现和诊治	7
4. 髋关节前脱位	发生机制：交通事故、高处坠落 分类（根据股骨头脱出的位置） 临床表现（典型图片） 治疗：根据受伤机制并与髋关节后脱位进行对比讲解	采用图片、示例图，结合 3D 模型讲授髋关节前脱位的特点，并予肢体语言演示	2
5. 髋关节中心型脱位	讲述髋关节中心型脱位的机制 分类 临床表现及诊断 治疗	利用 3D 打印模型，展示髋关节中心型脱位的临床表现，使学生可以直观地观察，帮助理解	2
	股骨近端骨折		
1. 课程导入	根据我国进入老龄社会及老年人骨质疏松的特点，跌倒多发，易发生股骨近端（股骨颈、转子间）骨折	采用流行病学特点进行导入，使学生对于股骨近端骨折发生率有大致印象	1

续表

教学步骤	教学内容	教学形式与手段	时间（分钟）
2. 讲授股骨颈的解剖特点（教学重点、难点）	①结合 3D 模型讲授股骨颈的解剖特点（图 16–2） 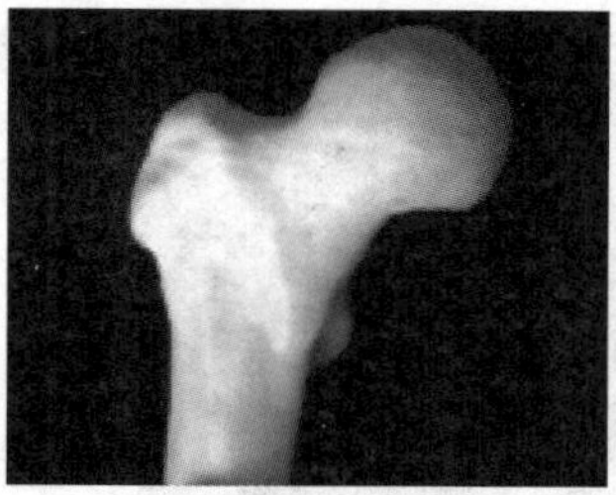 图 16−2　股骨颈的解剖特点 ②结合图示讲授股骨颈的近端血供（图 16–3） 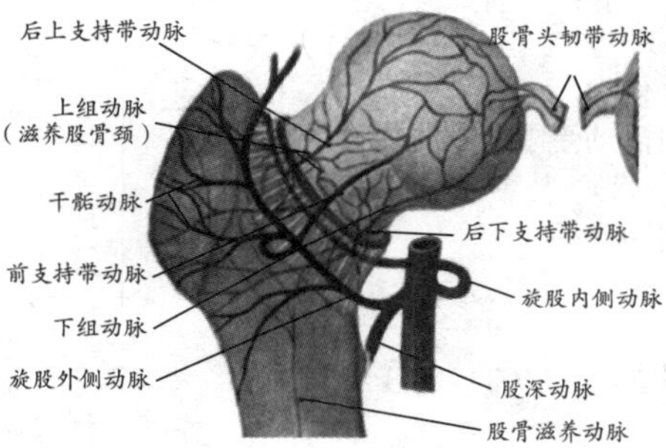 图 16−3　股骨颈的近端血供	通过 3D 模型及图片演示，使学生进一步复习，回忆股骨颈的解剖特点及血供	3
3. 股骨颈骨折的病因与分类（教学重点、难点）	讲授股骨颈骨折的发生机制、分类方法和意义（图 16–4） 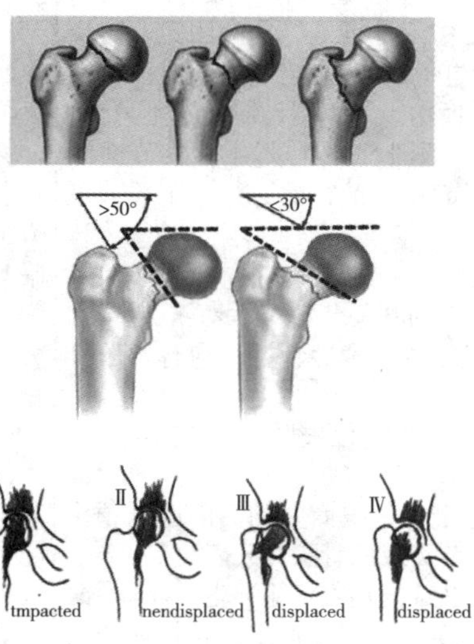 图 16−4　股骨颈骨折的发生机制与分类	通过讲解及肢体语言、图片演示，使学生理解股骨颈骨折的分类方法及意义	2

续表

教学步骤	教学内容	教学形式与手段	时间（分钟）
4. 股骨颈骨折的临床表现及诊断（教学重点、难点）	（1）临床表现（图 16–5） 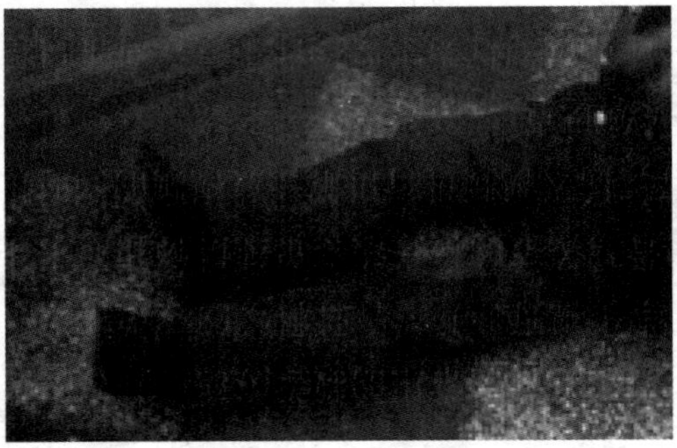 图 16–5 股骨颈骨折的临床表现 ①中老年人摔倒外伤史 ②髋部疼痛、下肢活动受限（有时伤后仍能行走） ③患肢外旋，45°~60° ④局部压痛及纵向叩击痛 ⑤患肢短缩 （2）诊断 病史、临床表现及 X–ray、CT、MRI	采用典型图片，并予肢体语言演示	2
5. 股骨颈骨折的治疗（教学重点、难点）	（1）非手术治疗：牵引（年龄过大，全身情况差，合并有严重心、肺、肝、肾功能障碍不能耐受手术者，选择保守治疗） （2）手术治疗（手术指征）：①移位的股骨颈骨折，闭合复位内固定。②无移位骨折，尽早内固定，防止移位，增加治疗难度。③ 65 岁以上老年人股骨颈头下型骨折，行人工关节置换术。④陈旧性股骨颈不愈合，影响功能的畸形愈合，股骨头缺血坏死，关节面塌陷致髋关节骨关节炎引起疼痛跛行的，行人工关节置换术 （3）手术方法及术式 ①闭合复位内固定：不切开关节囊，不暴露骨折端，对股骨头血液循环干扰较少，术后骨折不愈合及股骨头坏死发生率较低 ②切开复位内固定：手法复位失败或固定不可靠，或青壮年的陈旧性骨折不愈合 ③人工关节置换术：全身情况尚好的高龄股骨颈头下型骨折，已合并骨关节炎或股骨头坏死者 （4）术后处理：休息 2~3 天后在床上坐起，活动膝、踝关节。术后 6 周扶双拐下地部分负重。骨折愈合后弃拐行走	介绍治疗方案的选择及具体的手术方式，结合典型的临床 X 线片，加深学生对股骨颈骨折分型意义的理解及记忆	7

续表

教学步骤	教学内容	教学形式与手段	时间（分钟）
6. 股骨转子间的解剖概要	结合 3D 模型，讲授股骨转子间的解剖特点	采用3D模型展示，使学生进一步复习股骨转子间的解剖	1
7. 股骨转子间骨折的病因与分类	讲授股骨转子间骨折的发生机制及分类（重点讲述 Tronzo–Evans 分型） 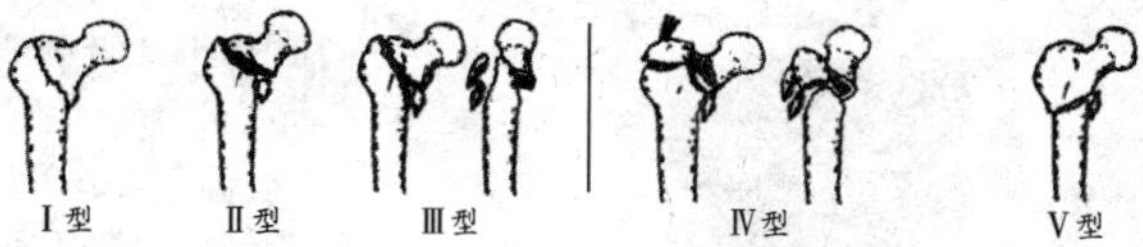 图 16–6　股骨转子间骨折的发生机制与分类	采用图片展示法，使学生了解骨折的分类，并比较两种常见的分类方法	2
8. 股骨转子间骨折的临床表现及诊断	与股骨颈骨折对比讲授，并讲授两者的异同点及鉴别诊断	与股骨颈骨折的临床表现及诊断要点进行比较，使学生很好地掌握两者的鉴别诊断要点	1
9. 股骨转子间骨折的治疗	（1）非手术治疗：牵引制动，并发症多 （2）手术治疗：根据骨折稳定性及分型选择手术方式	采用典型的临床X线片展示法，使学生了解骨折的治疗方法	1
股骨干骨折			
1. 课程导入	用一个问句导入今天的课程——股骨干骨折 同学们知道人体中最粗大、最长的管状骨是什么骨吗？临床上它在什么情况下会发生骨折？骨折后有哪些临床表现及治疗方法	采用基于问题的教学法，激发学生的学习兴趣，又紧密联系临床实际	1
2. 讲述解剖概要	解剖特点：人体中最粗、最长的管状骨，血运丰富	采用图片演示，使学生进一步复习股骨干的解剖学特点	2
3. 病因与分类（教学重点、难点）	结合典型的 X 线片检查，讲授股骨干骨折的分类、移位、特点和原因（图 16–7） 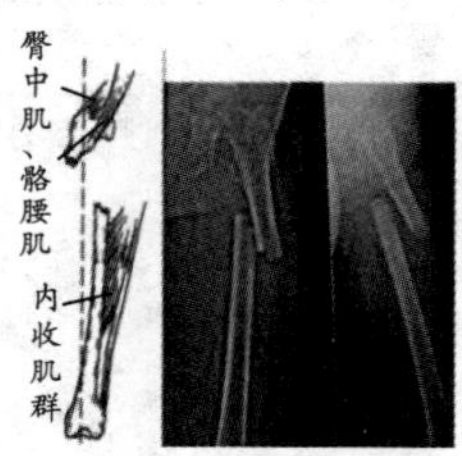 图 16–7　股骨干骨折的病因与分类		8

续表

教学步骤	教学内容	教学形式与手段	时间（分钟）
3. 病因与分类（教学重点、难点）	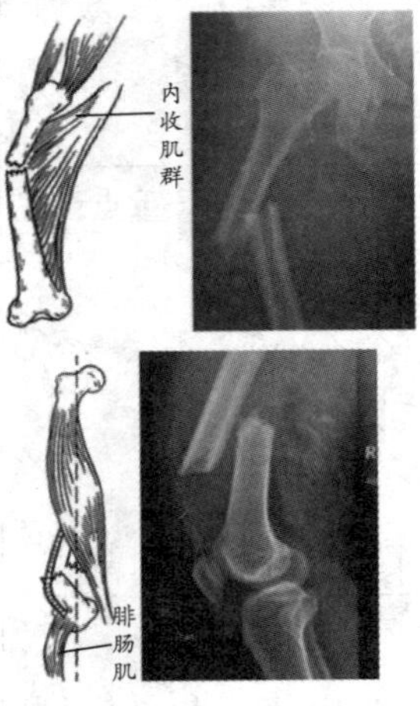 图 16–7　股骨干骨折的病因与分类	采用图片演示及示意图方式，使学生理解股骨干骨折的分类、移位的特点及移位产生的原因，形成直观印象	8
4. 临床表现及诊断（教学重点、难点）	（1）临床表现：①骨折特有表现。② X–ray 明确骨折部位、移位情况。③下 1/3 骨折易损伤血管、神经。④休克前期及休克表现 （2）诊断：根据病史、临床表现及 X–ray 表现	采用归纳法进行总结	2
5. 治疗（教学重点、难点）	（1）非手术治疗：牵引（成人、儿童），时间长，并发症多 （2）手术治疗：①手术指征：非手术治疗失败。②老年人，不宜长期卧床。③同一肢体或其他部位有多处骨折。④开放性骨折。⑤合并血管、神经损伤。⑥陈旧性骨折不愈合或有功能障碍的畸形愈合 （3）手术方式：典型图片展示	通过临床病例、典型图片展示，及总结归纳不同的治疗方法的不同之处，加深记忆	7
	股骨远端骨折		
1. 课程导入	对股骨近端及股骨干骨折进行总结，承上启下，导入新课学习	采用自然过渡的方式导入新课	1
2. 股骨远端的解剖概要	股骨远端包括股骨髁和股骨髁上，股骨内外髁构成关节面。特点是内髁比外髁大，是内收肌的止点，后方有腓肠肌内外侧头的起点	采用图片演示，使学生复习股骨远端的解剖学特点	2
3. 股骨远端骨折的分型与损伤机制（教学难点）	采用示意图展示，介绍股骨远端骨折的分型与损伤机制（图 16–8） 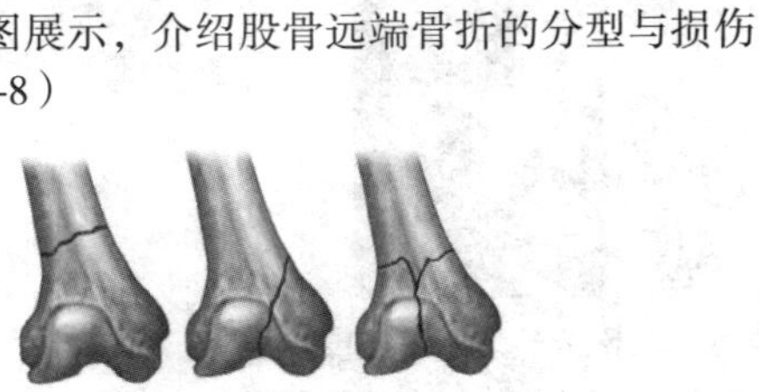 图 16–8　股骨远端骨折的分型		4

续表

教学步骤	教学内容	教学形式与手段	时间（分钟）
3. 股骨远端骨折的分型与损伤机制（教学难点）	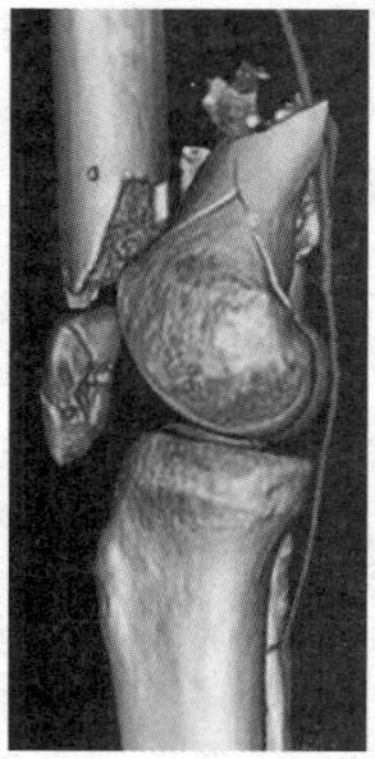 图 16-8 股骨远端骨折的分型	采用典型示意图，使学生直观了解股骨远端骨折的分型，并根据分型了解损伤机制	4
4. 临床表现与诊断（教学重点、难点）	（1）临床表现：①肿胀、畸形、压痛、反常活动、骨擦感。②警惕骨筋膜室综合征 （2）诊断：①仔细查体，避免遗漏血管（怀疑损伤时完善 Doppler 超声）、神经损伤。② X-ray，必要时加照骨盆平片，避免遗漏	采用归纳法进行总结	2
5. 治疗（教学重点、难点）	（1）非手术治疗：管型石膏、牵引 （2）手术治疗：钢板、螺钉、髓内钉等	采用临床病例、典型图片展示，总结归纳不同治疗方法的不同之处，以加深记忆	3
	髌骨骨折		
1. 课程导入	用一个问句导入今天的课程——髌骨骨折 同学们知道人体中最大的籽骨是什么骨吗？有什么解剖特点？骨折后有哪些临床表现及治疗方法呢	采用基于问题的教学法，激发学生的学习兴趣，紧密联系临床实际	1
2. 髌骨的解剖概要	解剖特点：①最大的籽骨。②构成伸膝装置。③功能重要。④软骨面最厚	采用图片演示，使学生复习髌骨的解剖学特点	2
3. 髌骨骨折的病因与分类（教学重点、难点）	通过示意图，介绍髌骨骨折的病因与分类（图 16-9） 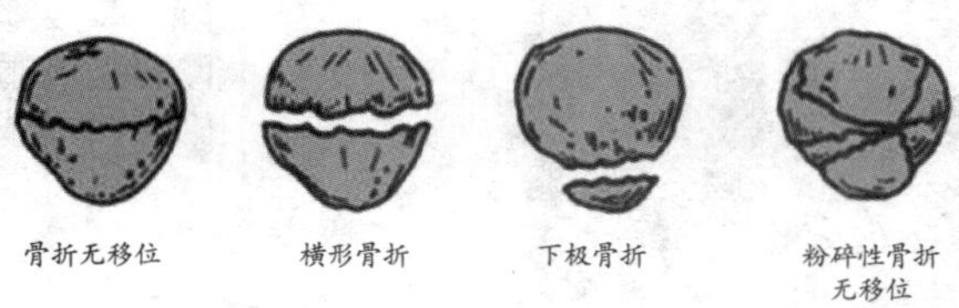 图 16-9 髌骨骨折的病因与分类		4

续表

教学步骤	教学内容	教学形式与手段	时间（分钟）
3. 髌骨骨折的病因与分类（教学重点、难点）	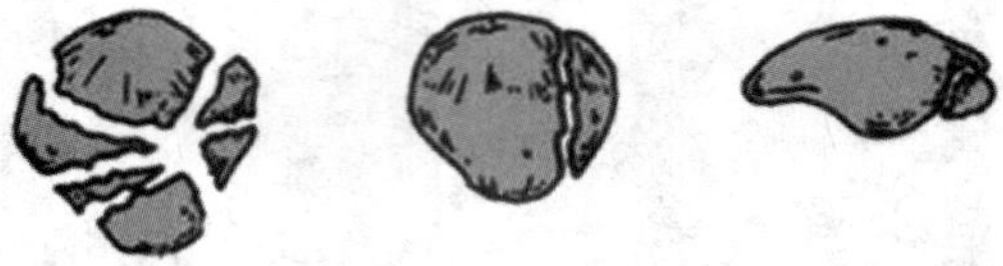 粉碎性骨折移位　横形骨折　骨软骨骨折 图 16–9　髌骨骨折的病因与分类	采用典型的示意图，使学生直观了解骨折的分型，并根据分型了解损伤机制	4
4. 髌骨骨折的临床表现及诊断（教学重点、难点）	（1）临床表现：①膝前肿胀。可扪及凹陷。③ X–ray 可了解骨折部位、移位情况（图 16–10） （2）诊断：重视合并伤 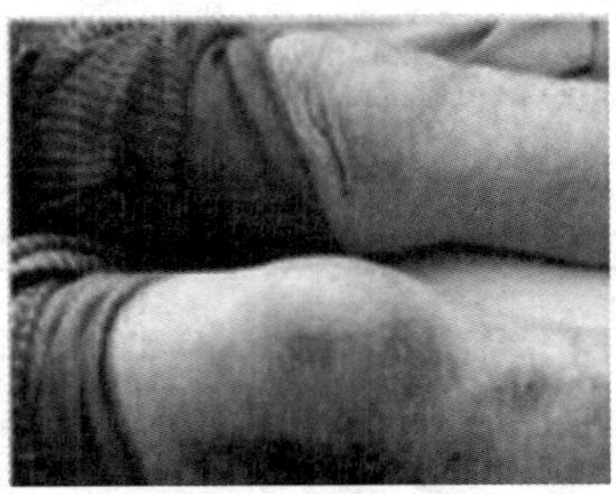 图 16–10　髌骨骨折的临床表现	采用典型图片，并予肢体语言演示	2
5. 髌骨骨折的治疗（教学重点、难点）	（1）非手术治疗：石膏、支具 （2）手术治疗：超过 0.3cm 的分离应手术、张力带、记忆合金聚髌器	采用临床病例、典型图片展示，总结归纳不同治疗方法的不同之处，以加深记忆	3
膝关节韧带损伤			
1. 课程导入	用一个膝关节模型导入今天的课程——膝关节韧带损伤（图 16–11） 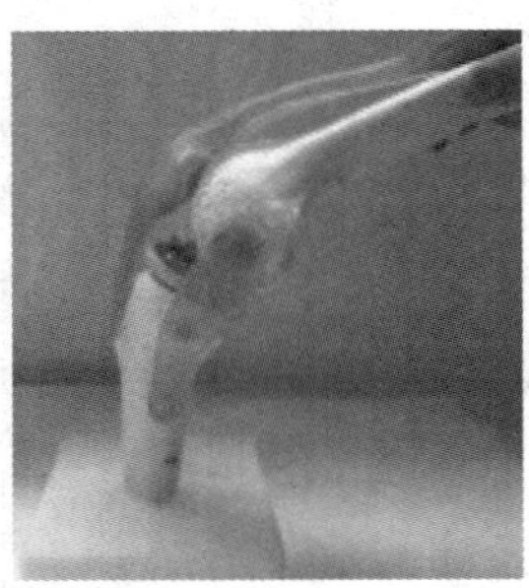 图 16–11　膝关节模型	采用模型，激发学生的学习兴趣，使学生直观了解膝关节周围的韧带构成	1

续表

教学步骤	教学内容	教学形式与手段	时间（分钟）
2. 膝关节韧带的解剖概述	解剖特点：内侧副韧带最重要，前交叉韧带在膝关节完全屈曲和内旋胫骨时牵拉最紧；膝关节伸直时韧带拉紧，无内收、外展和旋转动作；膝关节屈曲时韧带松弛，内收、外展和旋转动作增加	采用模型与图片结合的方法，介绍膝关节韧带的解剖特点，使学生直观认识膝关节韧带的构成及特点	2
3. 膝关节韧带损伤机制与病理变化（教学难点）	内侧副韧带多在外翻应力下损伤，膝关节处于半屈曲位，小腿突然外展、外旋，多见于运动损伤（足球、滑雪、摔跤） 外侧副韧带损伤多为内翻暴力所致，单独损伤少见，暴力强大时，髂胫束和腓总神经易受伤 前交叉韧带多为伸直位内翻损伤、屈曲位外翻损伤，很少单独损伤；关节过伸时可单独损伤；后方暴力可致损伤，多见于竞技运动 后交叉韧带损伤是因胫骨上端后移的暴力所致，相对少见，常与前叉韧带同时损伤，单独损伤更少见 膝关节损伤三联征见图 16–12 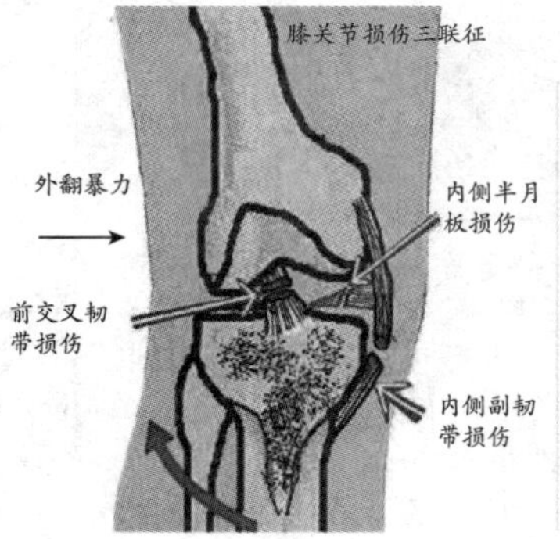 图 16–12　膝关节损伤三联征	采用典型图片并结合膝关节模型，讲授膝关节韧带损伤时肢体的位置，并将韧带比喻为橡皮筋进行讲授，使学生对于韧带损伤有直观的认识，便于理解	2
4. 临床表现（教学重点、难点）	讲授膝关节韧带损伤后一般临床表现及特殊的查体试验（侧方应力试验、抽屉试验、Lachman 试验、轴移试验）	采用典型图片，讲授膝关节韧带损伤时如何进行查体，使学生对韧带损伤后的临床检查有直观的认识，便于理解	1
5. 影像学检查与关节镜检查（教学重点、难点）	（1）影像学检查：① X–ray 能显示撕脱骨折块、内外翻应力位。② X–ray 可判断内、外侧韧带损伤。③ MRI 检查可清晰显示韧带损伤的情况，有时还可发现隐匿性骨折线（图 16–13）		1

续表

教学步骤	教学内容	教学形式与手段	时间（分钟）
5. 影像学检查与关节镜检查（教学重点、难点）	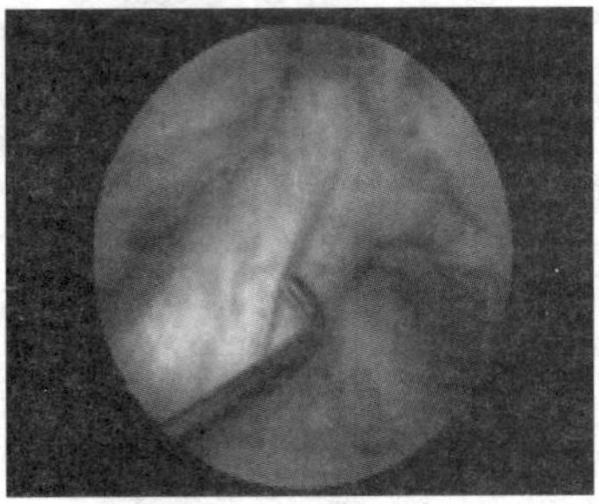 图 16-13　膝关节韧带损伤的关节镜检查（正常的韧带） （2）关节镜检查：对诊断交叉韧带损伤十分重要（图 16-14） 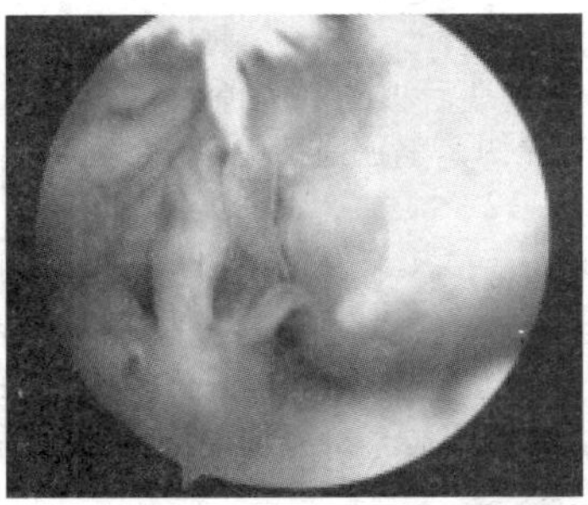 图 16-14　膝关节韧带损伤的关节镜检查（损伤的韧带）	采用典型图片，讲授膝关节韧带损伤时关节镜下的表现，使学生对韧带损伤后关节镜下所见情况有直观认识，便于理解	1
6. 治疗（教学重点、难点）	①内侧副韧带扭伤或部分断裂可长腿管形石膏固定 4~6 周，完全断裂需尽早修补 ②外侧副韧带断裂应立即手术修补 ③前交叉韧带完全断裂主张在关节镜下重建。伴髁间嵴骨片抬高移位 >2mm 应行螺钉固定 ④后交叉韧带断裂目前主张在关节镜下早期修复重建（图 16-15） 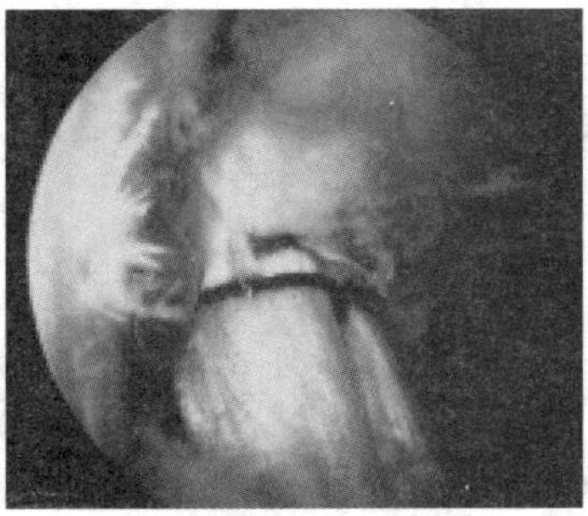 图 16-15　膝关节韧带损伤的治疗	采用典型图片，讲授膝关节韧带损伤时关节镜下修复交叉韧带，使学生对韧带损伤在关节镜下修复有直观认识，便于理解	1

续表

教学步骤	教学内容	教学形式与手段	时间（分钟）
	膝关节半月板损伤		
1. 课程导入	用一个膝关节模型导入今天的课程——膝关节半月板损伤	采用模型，激发学生的学习兴趣，使学生直观了解半月板的位置及形态	1
2. 膝关节半月板损伤的解剖概要	解剖特点：边缘较厚，中间较薄。接触股骨髁的上面略凹陷，接触胫骨髁的下面较平坦。分红区和白区，红区与白区血供不同 盘状半月板 功能：保持膝关节的稳定性；承受重力，吸收震荡；散布滑液，润滑关节；协同膝关节伸屈和旋转活动	采用模型与图片相结合，介绍膝关节半月板的解剖特点，使学生对其有直观认识	2
3. 膝关节半月板损伤的机制与病理（教学难点）	（1）损伤机制：膝关节半屈、内收或外展重力挤压和旋转力量（图 16-16） 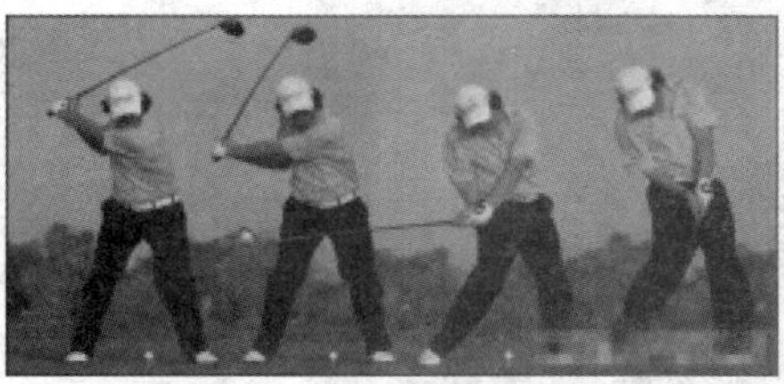 图 16-16　膝关节半月板损伤的机制与病理 （2）O'Connor 分类：纵行撕裂；水平撕裂；斜形撕裂；横行撕裂（放射状撕裂）；变异型撕裂（图 16-17） 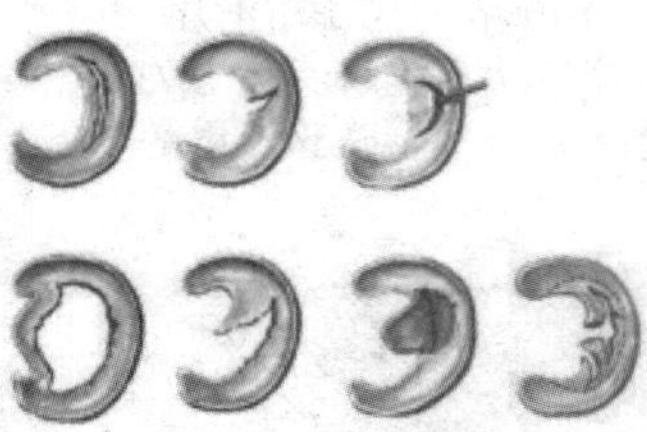 图 16-17　膝关节半月板损伤的 O' Connor 分类	采用典型图片，讲解膝关节半月板损伤的机制及病理分型，使学生对于半月板损伤的机制与病理有直观的认识，便于理解	3
4. 膝关节半月板损伤的临床表现与诊断（教学重点、难点）	（1）临床表现：①急性损伤有外伤史，慢性损伤无明确外伤史。②运动员及体力劳动者多见，男性多于女性。③关节剧痛、不能伸直、迅速肿胀，关节积血。④慢性疼痛，活动有弹响，关节交锁。⑤慢性阶段表现为关节间隙压痛，弹跳、膝关节屈曲挛缩及股内侧肌萎缩 （2）诊断：特殊试验，如过伸、过屈、半月板旋转挤压、研磨、蹲走试验	采用典型图片，讲授膝关节半月板损伤的临床表现、特殊试验及如何进行查体，使学生对半月板损伤后如何进行临床检查有直观认识，便于理解	4

续表

教学步骤	教学内容	教学形式与手段	时间（分钟）
5. 膝关节半月板损伤的影像学检查与关节镜检查（教学重点、难点）	（1）影像学检查：① X-ray 主要除外膝关节其他的病变及损伤。②分辨率高的 MRI 可清晰显示半月板的损伤，还可察觉关节积液及韧带损伤（图 16-18） 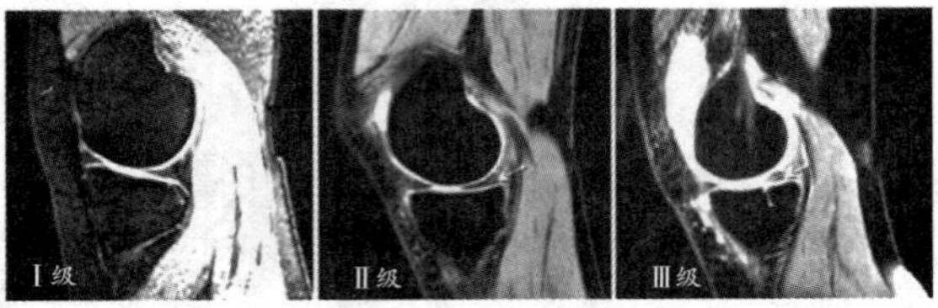 图 16-18　半月板损伤的影像学检查 （2）关节镜技术：既是诊断手段，又是治疗手段（图 16-19） 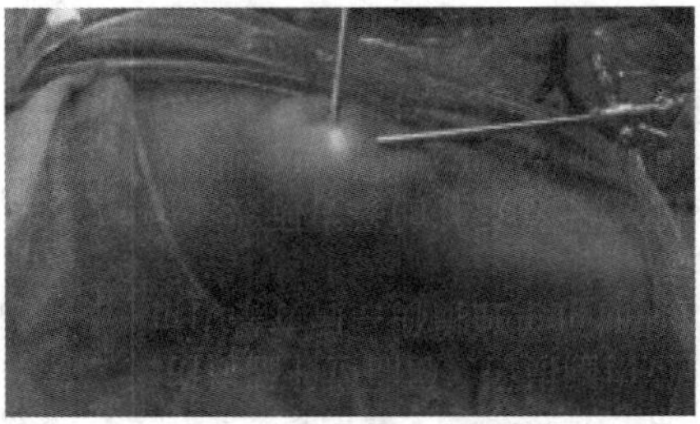 图 16-19　半月板损伤的关节镜检查	采用典型图片，讲授膝关节半月板损伤的影像学特征和关节镜下表现，使学生对半月板损伤后的影像学及关节镜下所见有直观认识，便于理解	1
6. 膝关节半月板损伤的治疗（教学重点、难点）	急性期长腿石膏固定 4 周，抽积血，加压包扎，拆除石膏后功能锻炼。症状不能消除者考虑手术治疗 确诊半月板损伤，保守治疗症状不缓解者考虑关节镜下手术治疗，有条件缝合予以修复。破碎不堪的半月板在关节镜下摘除 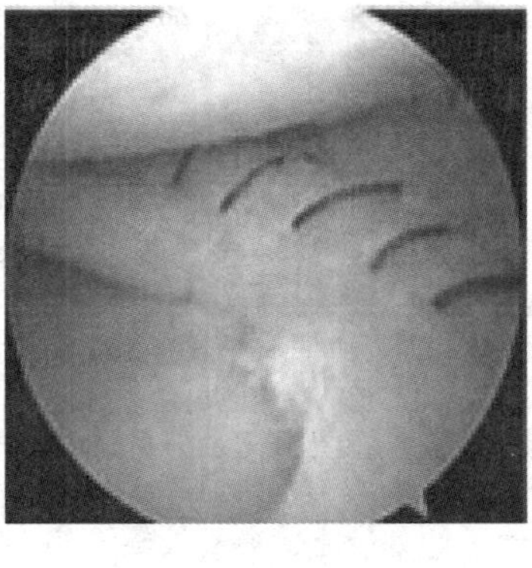 图 16-20　膝关节半月板损伤的修复	采用典型图片，讲授膝关节半月板损伤的关节镜下修复，使学生对半月板损伤的关节镜下修复有直观认识，便于理解	1

续表

教学步骤	教学内容	教学形式与手段	时间（分钟）
	胫腓骨干骨折		
1. 课程导入	通过临床病案（上海申花队登巴巴骨折）导入	采用临床病案导入，快速吸引学生注意力，使课堂教学顺利进行	1
2. 胫腓骨干骨折解剖概要	解剖特点：胫骨中、下 1/3 易发生骨折，常为开放性骨折。胫骨上 1/3 骨折可损伤胫后动脉，骨折后易发生骨筋膜室综合征。胫骨下 1/3 骨折易出现骨折延迟愈合甚至不愈合，腓骨颈骨折易损伤腓总神经	采用图片展示，引导学生对胫腓骨干的解剖学知识快速回顾	1
3. 胫腓骨干骨折的病因与分类（教学重点、难点）	（1）骨折的病因：胫腓骨位置表浅，皮包骨，为重要负重骨，容易受直接暴力损伤，常为开放性骨折。不同的致伤因素可导致不同类型的骨折。需警惕不在同一平面发生的双骨折（因外力可通过骨间膜进行传导），防止漏诊（图 16–21） 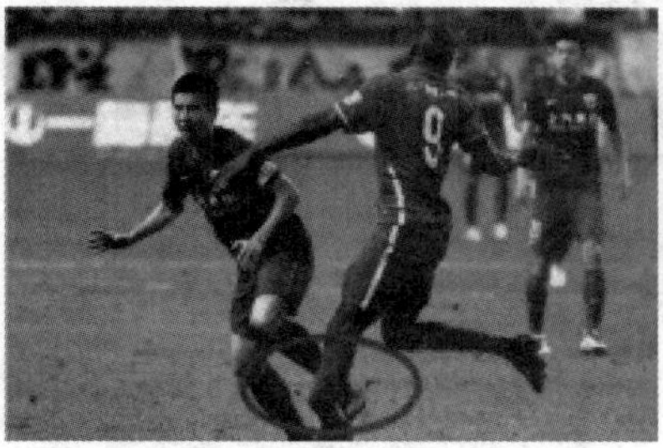 图 16–21　球赛中导致的胫腓骨干骨折 （2）分类：①根据骨折线形态分类：可分为横行骨折、短斜形骨折、粉碎性骨折、长斜形骨折、螺旋形骨折、胫骨下 1/3 螺旋形骨折合并后踝骨折。②根据骨折的骨数量分类：可分为胫腓骨干双骨折、单纯胫骨干骨折和单纯腓骨骨折。胫腓骨干双骨折多见，多因较大的暴力导致，骨与软组织损伤重，并发症多，治疗有一定困难。单纯胫骨干骨折较少见，多因比较轻的直接暴力导致，常不发生明显移位（腓骨支撑）。单纯腓骨骨折少见，多因于外侧的直接暴力，多不发生明显移位，预后好	采用课程导入时介绍的病案图片，使学生直观认识胫腓骨干骨折的病因。采用示意图及临床 X 线片，介绍骨折的分类，让学生对骨折分类有直观的印象	3
4. 胫腓骨干骨折的治疗（教学重点、难点）	治疗目的：纠正成角、旋转畸形；恢复胫骨上、下关节面的关系；恢复肢体长度 非手术治疗：无移位的胫腓骨干骨折（石膏或小夹板）；有移位的横形或短斜形骨折（手法复位，石膏或小夹板，10~12 周可扶拐部分负重行走）；不稳定的胫		3

续表

教学步骤	教学内容	教学形式与手段	时间（分钟）
4. 胫腓骨干骨折的治疗（教学重点、难点）	腓骨干双骨折（跟骨结节牵引，纠正短缩畸形，手法复位，小夹板固定，6 周后改小腿功能支架或石膏，10~12 周可扶拐部分负重行走） 不稳定的胫腓骨干双骨折，切开复位内固定的适应证：手法复位失败；严重粉碎性骨折或双段骨折；污染不重，受伤时间较短的开放性骨折。若固定牢固，4~6 周可扶双拐下地部分负重行走 单纯的胫骨干骨折，石膏固定 10~12 周可下地活动 不伴有上、下胫腓联合分离的单纯腓骨干骨折，石膏固定 3~4 周可下地活动	采用临床病例、典型图片展示，总结归纳不同治疗方法的不同之处，以加深记忆	3
	足部骨折		
1. 课程导入	通过一个足部骨折的 3D 打印模型导入（图 16–22） 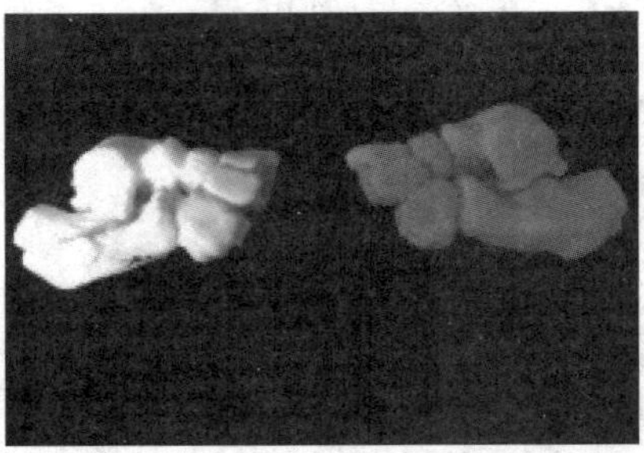 图 16–22 足部骨折 3D 图	采用临床病案 3D 打印模型，激发学生的学习兴趣	1
2. 足部骨折的解剖概要	解剖特点：存在足弓。足弓具有弹性，可吸收震荡、负重，完成行走、跑跳等动作。足部骨折的治疗目的是尽可能恢复足部的解剖关系和生理功能	采用图片展示，引导学生对足部的解剖学知识快速回顾	1
3. 跟骨解剖概要（教学重点、难点）	（1）解剖特点：为足部最大的骨，松质骨为主，形态不规则 （2）Boehler's 角：跟骨结节和跟骨后关节突的连线与跟骨前结节最高点——后关节突连线形成的夹角。正常为 25°~40°（图 16–23） 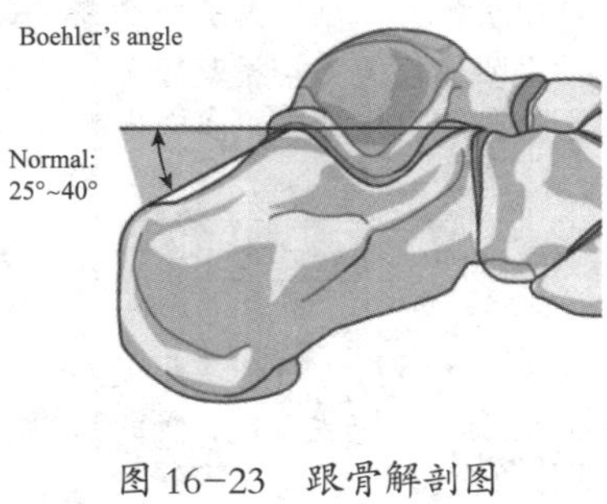 图 16–23 跟骨解剖图	采用图片展示，结合模型，引导学生对跟骨的解剖学知识快速回顾	2

续表

教学步骤	教学内容	教学形式与手段	时间（分钟）
4. 跟骨骨折的病因与分类（教学重点、难点）	（1）病因：高处坠落，足跟着地；战争中从下而上的暴力（踩地雷） （2）分类：①不波及距下关节的关节外骨折（占跟骨骨折的 20.9%）：跟骨前端骨折，仅波及跟骰关节；载距突骨折；跟骨结节垂直骨折；跟骨结节鸟嘴状骨折。②波及距下关节的关节内骨折（占跟骨骨折的 79.1%）：垂直压缩骨折；单纯剪切暴力骨折（Ⅰ度损伤）；剪切与挤压暴力骨折（Ⅱ度损伤，临床上最多见）；粉碎骨折（Ⅲ度损伤）。③ Sanders 分型——基于跟骨后关节面半冠状位 CT 扫描图像	采用示意图和临床 X 线片展示，介绍跟骨骨折的病因与分类，让学生对跟骨骨折分类有直观印象	4
5. 跟骨骨折的临床表现与诊断（教学重点、难点）	（1）临床表现：足跟部疼痛、肿胀、瘀斑，足底扁平和局部畸形，不能行走（图 16–24） 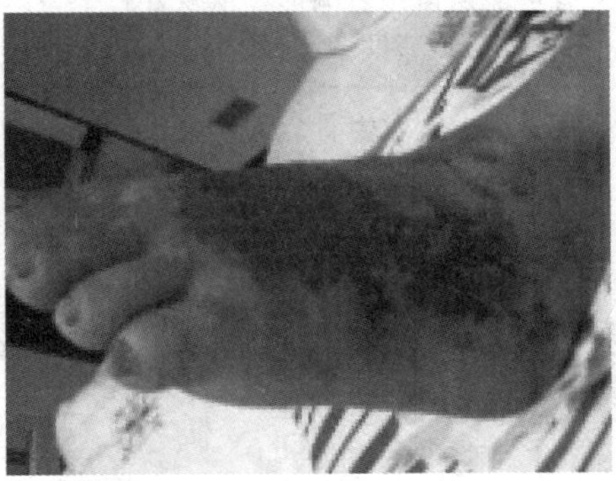 图 16–24　跟骨骨折的临床表现 （2）诊断：X–ray（踝关节正侧位、跟骨轴位）可了解骨折部位和移位情况。根据力的传导性，注意脊柱及髋部情况，避免漏诊	采用典型图片，并予肢体语言演示	2
6. 跟骨骨折的治疗（教学重点、难点）	（1）治疗原则：恢复距下关节的对位关系和跟骨结节关节角，纠正跟骨变宽，维持正常的足弓高度和负重关系（恢复关节面，维持正常的长、宽、高） （2）治疗 不波及距下关节的关节外骨折：跟骨前端骨折、结节骨折、无移位的载距突骨折，石膏固定 4 周，功能锻炼；较大的载距突骨折移位，内侧入路切开复位内固定；跟骨体骨折块较大，手法复位，石膏固定，若失败则切开复位内固定；跟骨结节鸟嘴状骨折，闭合撬拨复位或切开复位内固定 波及距下关节的关节内骨折：以解剖复位为目标，非手术治疗；闭合撬拨复位；微创切开复位，解剖钢		8

续表

教学步骤	教学内容	教学形式与手段	时间（分钟）
6. 跟骨骨折的治疗（教学重点、难点）	板、加压骨栓内固定；切开复位内固定；关节融合术；石膏或支具；无移位或无明显移位的关节内骨折；明显移位但高龄或合并严重内科疾病。治疗过程中需注意防止深静脉血栓形成及肌肉萎缩 闭合撬拨复位：需在C臂X线机透视下进行，跟骨变宽需双侧挤压，复位成功后以石膏或克氏针进行固定6周 切开复位内固定的适应证：后关节面移位明显的骨折；鸟嘴样骨折（跟骨结节撕脱骨折）；关节面骨折块无明显移位，跟骨体骨折移位较大。注意防止术后并发症 关节融合：严重粉碎性骨折，手术难以达到关节面的解剖复位，非手术又有可能遗留跟骨畸形，恢复外形的同时行关节融合，一期融合或二期融合有争议	采用临床病例、典型图片展示，总结归纳不同治疗方法的不同之处，以加深记忆	8
7. 跖骨骨折	（1）解剖特点：第一跖骨粗大，发生骨折的机会较少；第五跖骨基底为松质骨，常因肌肉牵拉发生骨折 （2）致伤因素：直接暴力（重物打击、车轮碾压）；长期慢性损伤（长跑、行军）导致疲劳骨折 （3）临床表现：基底部骨折远端向下、向后移位，易损伤足底动脉弓；跖骨干骨折常无移位；跖骨颈骨折远端向下、向后移位，需复位、固定 （4）治疗：非手术治疗和手术治疗	采用典型图片、临床病例和示意图，以加深记忆	1
8. 趾骨骨折	（1）致伤因素：重物高处落下直接打击（粉碎骨折或纵行骨折，合并趾甲损伤，开放骨折多见）；走路踢及硬物（横形或斜形骨折） （2）治疗：有移位的单个趾骨骨折，采用手法复位，将伤趾与临近趾用胶布固定，可早期行走。治疗过程中需注意纠正旋转和跖侧成角畸形	采用典型图片、临床病例和示意图，以加深记忆	1

九、教学互动环节设计

TBL 教学法在下肢骨关节损伤的具体实施。

（一）组建 TBL 教学小组

由 5~7 人组成一个小组，教师指导和参与小组的组建。

1. 指导学生妥善组建小组：①根据技能和能力多样性原则组建小组，即同一小组成员的能力应有强弱差异，以便学习过程中以强带弱。②小组规模适宜（5~7 名成员）。③确保小组成员保持稳定，以利于学生在小组中成长。

2. 对小组进行辅导，使每个成员明确自己的责任：①充分做好课前准备。②参与小组活动的开展和任务的完成。③参与小组的正常运作。

（二）确定教学要点，准备教案

根据实际情况制定教学计划，将课程内容分为几个大的单元，分部分实施 TBL 教学。每次进行 TBL 教学的前 1 周将有关教学资料提供给学生，指导阅读书目，并告知课上将进行个人和小组测试。资料为电子教材、教案、病历、影像学资料等，同时明确教学目的和要求，如学生须掌握的概念、知识点、要点及其认知级别等，便于有效进行自学。

TBL 教学是通过以小组为单位的团队模式将学生引导到知识目标上，所以好的教案是完成要求的关键。教研室团队根据《外科学》下肢骨、关节损伤和《教学大纲》要求编写专门的 TBL 教案，包括每个单元的个人测试题、小组测试题、应用性练习题或病案、课前供学生预习的课件、授课的课件、教学评价反馈表等。

（三）课堂测试（分为个人测试和小组测试两部分）

1. 个人测试（10 分钟左右完成） 个人测试试卷：①题型为选择题，单选或多选。②题量适中，确保在 10 分钟内能完成（20~30 道题）。③测试目的在于考查学生对前 1 周给出的教学要点是否掌握，难度不宜太大。

2. 小组测试（个人测试之后立即进行，30 分钟内完成） 小组测试试卷：①题型为选择题，单选或多选。②题量适中，确保 30 分钟内能完成，总计 15~20 道题。③题目的难度较个人测试有较大提升，须经过小组讨论方能确定答案。④精心设计答案，使备选答案有一定的迷惑性。例如，可提供多个正确答案，但只有一个最佳答案。

（四）应用性练习、教师总结和教学评价

应用性练习的目的是考查学生应用知识的能力，可以是编写好的案例或组织好的临床病例。问题难度大，备选答案通常没有对错之分，引导学生通过小组辩论以获得最佳答案，要求 30 分钟内完成。教师总结和教学评价在 10 分钟内完成。

十、课外自主学习设计

1. 建立班级师生共享微信群，借助微信，搭建教学辅导答疑平台，了解学生课外

自主学习遇到的困难，并及时引导和解难。

2. 将自主学习的范例发到微信群里，激发学生的创造性思维。

3. 指导学生使用数字资源平台，利用人机交互，实施自主学习、自我测试，随时掌握自身的学习动态，实时进行自主评价，合理调整自己的学习方法，科学分配学习时间。

十一、参考书籍

1. 胥少汀，葛宝丰，徐印坎 . 实用骨科学 .4 版 . 北京：人民军医出版社，2012.

2. 王满宜，曾炳芳 . 骨折治疗的 AO 原则 .2 版 . 上海：上海科学技术出版社，2010.

3. 王岩 . 坎贝尔骨科手术学 .12 版 . 北京：人民军医出版社，2013.

4. 赵建宁，王瑞 . 奈特简明骨科学彩色图谱 .2 版 . 北京：北京大学医学出版社，2007.

十二、教学反思与改进

（一）多种教学方法结合，提高学生的学习积极性

传统讲授式教学法过于频繁的应用（特别是理论知识的讲授）会影响学生的学习积极性，导致部分学生对前期理论基础知识掌握不足。

解决方法：讲授基础内容时，尽可能将深奥的理论知识简单化、生活化，以深入浅出的方式让学生明白深刻的道理。采用启发式教学，使用多种教具及教学手段，提高学生的学习兴趣，培养独立思考的能力。

（二）加强课后互动与管理，确保学生高效参与

随着智能手机的普及和信息化社会的到来，智能手机及平板电脑的应用极大地丰富了大学的生活与学习途径，但也在一定程度上影响了课堂讲授这一重要的手段，表现为学生发言不积极、思考不主动、纪律不遵守等，自学内容和查房后作业的完成情况不尽人意。

解决方法：授课时确保每个学生都参与，一方面建立约束机制，严肃课堂纪律，对迟到、逃课、玩手机等现象不能放任自流；另一方面，加强互动，让学生反客为主地融入学习，善于以问题为引导，运用适当的指向性提问、提示、探究等技巧，调动学生的学习兴趣。

（三）注重学生的学习体验，提高自身形象气质

作为教师应更注重个人形象、礼仪和气质的提升，教学时衣着得体，行为端正，提高普通话水平和语言表达能力，带给学生内在美和外在美的双重享受。

（附属人民医院　米雷）

第 17 讲 外科学（二）

一、教学基本情况

教学基本情况见表 17–1。

表 17–1 教学基本情况

<table>
<tr><td>课程名称</td><td colspan="2">外科学</td><td>课程性质</td><td colspan="2">必修</td></tr>
<tr><td>教材版本</td><td colspan="5">陈孝平，王建平 . 外科学 .8 版 . 北京：人民卫生出版社，2013.</td></tr>
<tr><td>授课内容</td><td>腹部损伤</td><td>章节</td><td>第三十五章</td><td>课时</td><td>6 学时</td></tr>
<tr><td>教学对象</td><td colspan="2">2014 级中医专业本科生</td><td>授课形式</td><td colspan="2">课堂讲授、讨论与见习</td></tr>
</table>

二、教学目标

（一）知识目标

1. 掌握 腹部损伤的临床表现（包括实质脏器与空腔脏器的症状体征的特点及其两者的异同点）、诊断（包括诊断困难时的观察处理及辅助检查的要点）与处理原则。

2. 熟悉 脾破裂的分型、临床表现、手术治疗的原则及手术分类；肝破裂的分型、临床表现、手术治疗的原则及手术分类。

3. 了解 胰腺及胃肠道损伤的临床表现及处理原则。

（二）技能目标

1. 学生通过学习，初步掌握腹部损伤的病因、诊断和治疗的基本方法。

2. 学生通过本课程网络数字资源的辅助学习功能，加深对腹部损伤分类、诊查要点的理解，巩固前期所学知识，掌握各类相关疾病的特点。

3. 掌握理论知识，通过临床见习、病例分析讨论，提高学生自主学习的兴趣与能力，为以后开展腹部相关手术打下坚实基础。

4. 帮助学生在遇到急难危重症患者时能够从容应对，胆大心细。

5. 通过各种学习手段与方法，初步构建以临床病史采集为重点、以诊断为中心的临床诊疗思维，为成为一名优秀的临床医师打下基础。

（三）学习态度目标

1. 服务热情，仪表端庄，语言文明，遵守职业道德规范，尊重老师。

2. 注意与患者及家属沟通，耐心倾听患者主诉，各项操作前均向患者解释操作目的，操作动作轻柔，态度和蔼。

3. 遵守各项规章制度，工作严谨，严格操作规程，严防差错事故，出现问题及时报告。

4. 认真学习，虚心向老师求教，做好笔记，积极发言。

（四）价值观目标

1. 始终不忘进入神圣医学殿堂时的初心。

2. 坚持“以人为本”“以患者为中心”的理念，努力让每个患者感受到医者的仁心仁术。

3. 树立底线意识，始终坚守作为一名临床医师的道德操守。

三、学情分析与教学预测

（一）学情分析

1. 智力因素　外科学是西医临床专业和中医临床专业的主干课程，无论将来学生从事哪一方面的临床工作，外科学的基本知识都不可或缺。然而，作为中医药院校的中医临床专业学生，外科学又恰恰是整个知识体系中的短板。特别是外科临床基本技能的掌握，相关疾病外科手术的适应证、禁忌证和并发症的认识，外科急难危重症患者救治原则的把握。在外科的临床带教中，教师时常遇到身边的实习医师无所适从、一问三不知的情况。

另外，学习外科学知识往往需要扎实的系统知识以及局部解剖学、内科学、生理病理学知识作为基础。如果这些知识不够熟悉，则会导致学习效果不显。在学习中，不能忽略相关知识的复习。正所谓“温故而知新”，没有扎实的医学基础知识作为铺垫，临床学科的学习就会十分吃力，也不会取得好的教学效果，外科学的学习尤其如此。

2. 非智力因素　从学生的角度分析，外科学的学习往往在各教学医院完成，由临床医师授课。其优点是学生有更多的机会接触患者，实践机会增多，相关知识掌握起来相对容易。缺点是临近实习与毕业，学生往往把更多的时间和精力放在考研与就业上，忽视了外科学的学习。加之很多学生认为，自己的专业是中医临床，主观上缺乏学习自信与动力，以后的职业是中医医师，客观上不太需要西医的外科学知识。

另外，外科学的一些章节，如甲状腺手术、腹部损伤的手术治疗专业性、实践性极强，学生进入临床前，仅通过教材很难理解和掌握相关知识，学生学习兴趣不高。

从教师的角度分析，临床课教师往往同时承担着的临床工作。其优点是临床经验丰富的教师在教授相关课程时，往往能够结合临床病案，使课堂生动有趣，学生容易接受；缺点是因为临床工作繁重，导致教师常常备课相对不足、教学技巧不够新颖等。

（二）可能出现的问题与解决预案

1. 可能出现的问题

（1）临床上遇到腹部损伤患者时往往不知所措，不知该如何处理，而临床上医师对腹部损伤患者的病情分析与判断，以及治疗对患者的预后极其重要。

（2）腹部损伤章节中，实质性脏器损伤与空腔脏器损伤的临床表现看起来有明显区别，但临床上医生往往会碰到空腔脏器与实质性脏器的合并损伤，这就导致空腔脏器造成的剧烈腹痛掩盖了实质性脏器损伤所造成的大出血，易导致误诊甚至漏诊。学生在学习的过程中，程式化、教条式的学习往往难以跳出惯性思维，导致进入临床后遇到类似情况而诊疗措施缺失。

（3）对腹部损伤的急难危重症患者的处理要点及轻重缓急把握不准，教科书与临床实践的脱节会出现“讲起来头头是道，做起来错漏百出”的情况。

2. 解决预案

（1）结合图片、表格，深入浅出地向学生讲授相关知识，鼓励学生到急诊科去学习、见习。实质脏器损伤与空腔脏器损伤比较见表 17–2。

表 17–2　实质脏器损伤与空腔脏器损伤比较

项目	实质脏器损伤	空腔脏器损伤
突出特点	大出血	弥漫性腹膜炎
全身症状	面色苍白，脉搏加快，进而脉搏微弱，血压不稳、下降，甚至休克	恶心，呕吐，便血，呕血，发热
腹部症状	持续性不甚剧烈的腹痛，腹膜刺激征亦不明显	剧烈腹痛
腹部体征	腹膜刺激征不明显	腹膜刺激征明显
特殊情况	胰、胆管断裂时造成胰液、胆汁漏出，可表现为剧烈腹痛，腹膜刺激征明显	腹膜后十二指肠破裂：睾丸疼痛，阴囊血肿，阴茎异常勃起

（2）通过惨痛的临床教训，向学生讲解腹部损伤误诊漏诊的严重后果，强调及时正确进行诊断和治疗的重要性。

（3）强调构建以临床病史采集为重点、以诊断为中心的临床诊疗思维模式，从这个角度出发，讲解相关临床知识。

（4）结合临床病例分析，使学生初步掌握对腹部损伤急难危重症患者的救治。

（5）课后布置思考题，指导学生阅读相关参考书和文献，以达到理解提升、拓宽视野之目的。

（6）安排专门针对所讲授内容的见习，进行分组讨论；让学生对医院抢救危重患者的流程有初步了解，如心肺复苏、抗休克治疗、止血等治疗原则与规范等。

四、教学内容

教学时数共 3 学时。

1. 概论（1.5 学时）

（1）腹部损伤的病因与分类（10 分钟）。

（2）腹部损伤的临床表现（10 分钟）。

（3）腹部损伤的诊断（20 分钟）。

（4）腹部损伤的处理原则（20 分钟）。

2. 脾破裂（0.5 学时）。

3. 肝破裂（0.5 学时）。

4. 胰腺破裂（0.25 学时）。

5. 腹腔其他脏器损伤（0.25 学时）。

五、重点与难点

（一）教学重点

1. 腹部损伤的分类及不同分类的常见损伤器官。

2. 实质性脏器损伤与空腔脏器损伤的临床表现、处理原则，以及两者比较。

3. 诊断性腹腔穿刺，包括适应证、禁忌证、穿刺要点、抽吸物的观察检测及临床意义。

4. 腹部损伤剖腹探查的指征，探查脏器的顺序。

5. 腹腔内出血手术止血的要点与原则。

（二）教学难点

1. 腹部闭合性损伤的诊断要点及治疗要点。

2. 对于诊断不明确的腹部闭合性损伤的观察、辅助检查及处理原则。

3. 脾破裂的处理原则（包括手术指征、手术原则）。

4. 肝破裂的分型、手术原则及分类。

5. 胰腺损伤的临床表现、治疗原则。

6. 腹腔内其他脏器损伤的临床表现、治疗原则。

六、教学策略与方法

（一）教学策略

1. 以提问互动及案例分析导入本单元教学内容，以问题为线索贯穿整个教学过程，以学生为主体，以教师为主导，形成师生间良好互动的班级授课。“以学生为中心、以能力为重点”，教学设计着眼于激发学生兴趣，培养学生能力，不仅使学生掌握知识，更重视培养学生用中医思维分析问题、利用中医理论解决问题的能力。

2. 综合运用提问互动、案例式、引导式、讨论式、探究式等教学法，以问题为导向，激发学生思考及解决问题的欲望，从解决问题中获得成就感和自信心，通过师生互动，达到良好的教学效果。

3. 本单元设计以课堂讲授为主，采用多媒体、图片、图表与板书相结合的形式组织教学。

（二）教学方法

1. 比较法　针对繁多、复杂、多样的知识点，采用比较法，对其中有相似之处的知识点进行比较，找出规律，求同存异，从而将不同的知识点串在一起，以助于学生理解、掌握这些知识点，达到所需要的教学效果。例如，比较两种脏器损伤的临床表现，找出相同点和不同点，使学生能轻松记住两种疾病的临床表现和诊断要点，将不同章节的内容联系起来，培养学生诊断与鉴别诊断的思维方法。

2. 直观教学法　利用 X 光片、CT 片等教学用具，并结合多媒体课件中的图片等直观方法，加深学生对教学内容的理解，增强对临床实际的感性认识。如钩椎关节侧方增生压迫椎动脉形成椎动脉型颈椎病。

3. 多媒体教学法　多媒体教学是目前常用的教学方式，因其有很强的直观性和交互性，容量大，信息多，有助于开阔学生视野，一些较复杂的内容仅靠教师讲解、演示学生尚难以理解，必须插入视频，在播放时讲解其要点，使学生一目了然，从而领会和掌握这些知识点。同时多媒体课件与板书结合。幻灯是主要的授课工具，对于疾病典型的临床表现和临床案例，通过图片、视频和现场演示，能使学生更直观地理解。板书是对课程重点内容的概括，在课程总结时起着重要作用。

4. 趣味教学法　很多学生上课一听就明白，一上临床就忘记，因此，记忆法是一种十分重要的教学法。将一些难以记忆的重点内容提炼为生活化的关键词或关键字，以此强化记忆。这样既能摆脱枯燥的重复记忆，又能记牢记准。比如甲状腺功能亢进的临床表现便可归纳为“人体的加法和减法”（图 17–1）。

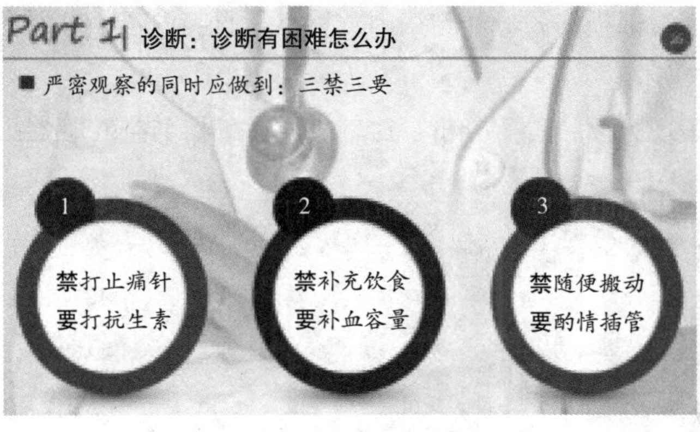

图 17–1　趣味教学法举例

七、教学过程（课堂讲授）

（一）复习提问，导入新课

教师介绍教学进度与复习提问，承上启下，导入新课。

教学活动与设计：

1. 以热播电视剧《急诊科医生》为导引，导入本次课程学习内容，进而列举刚刚进入临床、刚刚进入急诊科工作的医生遇到腹部损伤患者时的困惑。

困惑一：腹部闭合性损伤如何做到不漏诊误诊？

困惑二：患者的症状与病情的严重程度相应吗？如果不相应，如何判断病情？

困惑三：怎样的处理治疗才是科学的？面对多发伤，如何理清头绪，从容应对？

困惑四：对于诊断不明确的病例，剖腹手术的指征是什么？

让学生带着这些问题和困惑有针对性地学习与分析，去鉴别，去讨论。

2. 告知学生，患者不会告诉医生他得的什么病。特别是腹部创伤患者，我们要跳出先入为主的思维，不要被本章各论的内容框死，要通过不断学习和实践，逐步构建以临床病史采集为重点、以诊断为中心的临床诊疗思维，不断提高自己诊查和治疗急难危重病证的本领。所以本章的重点是概论部分。

（二）展开讲授与探讨

1. 教学内容一：腹部损伤的分类、病因与临床表现（图 17–2）。

教学活动与设计：

（1）扼要讲授腹部损伤的分类与病因，重点是腹腔内各个脏器在不同因素影响下的损伤概率和特殊伤情。

（2）在临床表现方面，着重分析、比较实质性脏器与空腔脏器损伤的不同点。这是判断伤情的重要着眼点。

实质脏器和大血管损伤

腹腔内或腹膜后出血

✓ **全身症状：**面色苍白、脉搏加快，进而脉搏微弱、血压不稳、下降，进而休克

✓ **局部症状：**持续性不甚剧烈的腹痛，腹膜刺激征亦不明显

✓ **特殊情况：**胰、胆管断裂时，造成胰液、胆汁漏出，可表现为剧烈腹痛，腹膜刺激征明显

✓ **体征：**压痛最明显处一般即损伤所在

✓ **特征性症状体征**

- 肩部放射痛：肝或脾损伤
- 包块：肝脾包膜下破裂或肠系膜、网膜内出血
- 血尿：肾脏损伤
- 移动性浊音阳性：腹腔内大出血

图 17–2　腹部实质脏器损伤的临床表现

2. 教学内容二：腹部损伤的诊断。

教学活动与设计：

（1）强调不要漏诊误诊，重点注意有无合并伤、致命伤。要沉着冷静，要有整体思维，全面考虑。

（2）提出诊断当中的几个为题（图 17–3）。

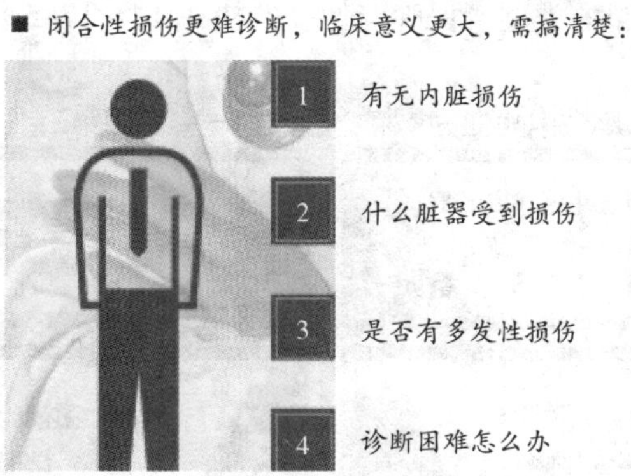

图 17–3 腹部损伤诊断的课堂启发式提问

（3）在逐步解开这些疑问的过程中，重点讲授诊断性腹腔穿刺与观察处理原则，以及剖腹探查的指征（图 17–4）。

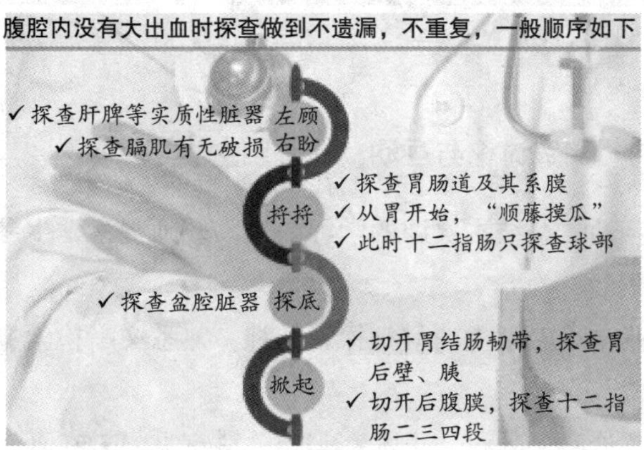

图 17–4 腹部剖腹探查的一般顺序

3. 教学内容三：腹部损伤的治疗原则。

教学活动与设计：

（1）以临床病例为引子，向学生提出问题：遇到腹部损伤患者我们先做什么，后做什么？患者出现休克，是先手术还是先抗休克？剖腹探查时如何做到不遗漏？如何迅速发现出血点或破裂部位？

（2）可先让学生自由发言，然后教师总结归纳。

（3）强调生命压倒一切，首先处理危及生命的伤情。

4. 教学内容四：常见内脏损伤的特征与处理。

教学活动与设计：

（1）扼要讲授肝脾破裂、胰腺损伤、胃及十二指肠损伤的临床表现与手术原则。

（2）重点突出脾破裂的类型、保脾与切脾的抉择（图 17–5）。

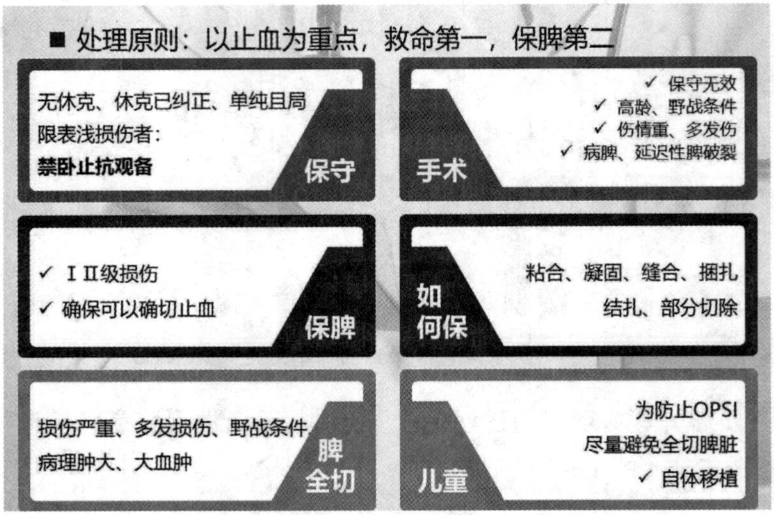

图 17–5　脾破裂的处理原则

（三）总结归纳、实践讨论与互动、课外自主学习

1. 教师与学生互动，总结本次课的学习内容，教师观察学生参与情况，反馈教学效果，做出即时性评价。

2. 布置课后作业，培养学生的科学探索精神，熟悉文献检索方法，提高学生的自主学习能力。

3. 安排学生到急诊科、外科、手术室等相关科室见习，在真实的案例中加强对本章内容的理解和掌握。

八、板书设计

第一节　概论

1. 分类与病因

2. 临床表现

3. 诊断

4. 处理

第二节　常见内脏损伤的特征与处理

1. 脾破裂

2. 肝破裂

3. 胰腺破裂

4. 胃及十二指肠损伤

八、课外自主学习设计

1. 建立班级师生共享微信群，借助微信搭建教学辅导答疑平台，了解学生课外自主学习遇到的困难，并及时引导和解难。

2. 将自主学习的范例发布到微信群，激发学生的创造性思维。

3. 指导学生登录数字资源平台，利用人机交互，实行自主学习、自我测试，随时掌握自身的学习动态，实时自主评价，以便合理调整自己的学习方法和分配学习时间。

九、参考书籍与课外学习资源

（一）参考书籍

1. 陈孝平，王建平 . 外科学 .8 版 . 北京：人民卫生出版社，2013.

2. 吴在德，吴肇汉 . 外科学 .7 版 . 北京：人民卫生出版社，2008.

3. 童培建 . 创伤急救学 . 北京：中国中医药出版社，2016.

4. 黎介寿，吴孟超，黄志强 . 普通外科手术学 . 北京：人民军医出版社，2005.

5. 何清湖 . 中西医结合外科学 . 北京：中国中医药出版社，2014.

（二）网络资源

1. 国家精品课程资源网 https：//www.jingpinke.com

2. 中国知网：https：//www.cnki.net

3. 超星数字图书馆 https：//book.chaoxing.com

4. 中医世家 https：//www.zysj.com.cn

5. 丁香园 https：//www.dxy.cn

十、教学测量与评价

1. 外科教研室建立了完善的教学评估体系，一方面不定期抽查中医骨伤科学教学情况，听理论授课，并作详尽记录，给老师提意见、评分。另一方面，要求青年教师坚持旁听老教授讲课，主治医师、住院医师听骨伤科理论课，除学习各科临床知识外，还要吸取教学经验。要求教学人员相互听课，共同提高教学质量。坚持青年教师试讲、预讲制度；坚持集体备课制度，提高教学效果。教学质量评价涉及 4 个一级指标：即教学态度、教学内容、教学方法和教学效果，并进一步细分为 15 个二级指标。具体内容为：

（1）教学态度 10 分。其中备课认真，治学严谨，4 分；教态庄重、从容，严格要求学生，3 分；重视课堂管理，严格课堂纪律，3 分。

（2）教学内容 40 分。其中明确教学目的，讲授符合大纲要求，15 分；概念、原理、规律阐述正确，11 分；内容组织科学，材料确凿，论证有力，6 分；能贯彻理论联系实际原则，反映现代科学成就，8 分。

（3）教学方法 30 分。其中讲授系统连贯，重点突出，难点讲清，9 分；层次分明，条理清楚，9 分；语言规范、生动，讲授有感染力，板书工整，板图正确，6 分；能按大纲要求，围绕教学目的，正确使用现代教学技术，6 分。

（4）教学效果 20 分。其中能达到讲授预定的目的要求，8 分；绝大多数学生能学习掌握教学内容，4 分；有利于培养和提高学生的智能，4 分；为临床课教学打下坚实基础，4 分。

2. 不定期发放《外科学目标实施学生评估表》，通过对学生填写意见的总结，不断改进教学模式。评价指标见表 17–3。

表 17–3　外科科学目标实施学生评估表

调查内容	满意	基本满意	不满意
是否能反映本课程的基本内容			
是否能突出教学内容的重点			
是否能帮助你更快地掌握教学内容			
是否能培养你打下解决临床问题的基础			
是否帮助你更好地掌握临床基本问题			
对更快适应临床课教学要求是否有帮助			
是否能缩短教学与临床之间的距离			
是否能帮助你提高学习效率			

3. 通过随堂提问并给予口头表扬、体态语言等方式对学生予以赞赏和认可，给他们以成就感和愉悦感，同时把握学生对知识点的掌握程度，调节讲解速度。

4. 通过网络习题库布置课后作业，加深学生对知识点的理解与把握。

十一、教学反思与改进

1. 外科学不仅是理论知识，更重要的是实践操作，应当结合人体解剖学标本、模型，X 光片、C T 片等教学器具，并结合多媒体课件中的图片等直观的再现方法，加深学生对教学内容的理解，增强对临床实际的感性认识。

2. 直观教学法将外科学中许多抽象、难以描述和理解的教学内容通过标本、模型、多媒体等方式加以形象化、直观化，有助于激发学生的学习兴趣，有利于教师突破重点和难点，促进教学质量和效果的提升。

3. 绝大部分学生能积极参与教学互动，但也存在个别学生积极性不高的情况。解决办法：教师课后找学生谈话，了解其想法，特别是在学习中是否遇到困难，从而进行针对性指导和帮助，在课堂提问等环节予以特别关注，使其逐步融入课堂。

（附属衡阳医院　刘剑）

第 18 讲　内科学（一）

一、教学设计阐述

西医内科学是研究内科疾病发生、发展规律及诊疗技术的学科，涉及多门基础学科，以临床为核心，是临床医学中的核心课程。其教学设计如下。

（一）教学目标

学生通过本课程的学习，能够掌握和熟悉西医内科学常见病、多发病的病因、发病机理、临床表现、诊断，以及防治的基本知识、基本理论和临床技能，初步提高分析问题、解决问题和理论联系实际的能力，能体恤患者疾苦，体会医师的责任、义务和担当，在学习中不断增强信心。

（二）教学起点

根据学生的发展水平确定教学起点。五年制临床本科学生的特点是具有一定的临床医学基础知识，有一定的学习热情，但主动学习能力较差，临床实践和分析问题的能力相对欠佳，需要通过理论学习和临床见习激发其对西医内科学的学习兴趣，并以此为出发点，引导学生加深对内科学的整体认识，培养学生运用基本理论询问病史，分析病例，有效解决实际问题；通过亲身体验，加深对内科疾病的认识，培养观察能力、应用能力，以及自主学习与合作能力。

（三）教学内容

该课程内容以西医内科学理论教学为主干，以临床应用为落脚点。通过系统学习和锻炼，要求学习掌握和熟悉西医内科的常见病与多发病的病因、发病机理、临床表现、诊断，以及防治的基本知识、基本理论和临床技能，为临床实践打好基础。

（四）教学时间

教学时间（以第五篇泌尿系统疾病为例）见表 18-1。

表 18-1　教学时间

章节	学时	学时分配（学时）时）		教学内容
		讲课	实践操作	
第一章　泌尿系统总论	2	2	0	肾脏的基本结构、生理功能、防治原则
第二章　肾小球疾病概述 第三章　肾小球肾炎	3	3	3	各型原发性肾小球疾病的病因、病理、诊断和治疗
第四章　肾病综合征 第五章　IgA 肾病	3	3	3	肾病综合征的病因、病理、诊断和治疗
第八章　泌尿系感染	2	2	2	泌尿系感染的诊断和治疗
第十二章　急性肾损伤	3	3	2	急性肾损伤的病因、发病机理、诊断及治疗
第十三章　慢性肾衰竭	3	3	3	慢性肾衰竭的病因与分型、诊断和治疗要点

（五）教学方法

1. 以问题为中心，提出问题，分析问题，解决问题。
2. 配合各种教学 PPT 课件、视频资料等。
3. 敦促学生课下查阅资料，了解最新进展。

（六）教学评价

1. 学生评价　通过理论考试、操作考核、课堂讨论、提问等评价学生的学习效果，考核方式与成绩评定构成见表 18-2。

表 18-2　考核方式与成绩评定构成

考核内容	考核方式	成绩比例（%）
理论	笔试	50
操作	操作考核	35
课堂讨论 / 提问	随堂	15

2. 教师评价　通过教师自我反思、教学督导评价、学生评价反映教学效果。

二、教学基本情况

教学基本情况见表 18–3。

表 18–3　教学基本情况

课程名称	内科学	课程性质	专业必修课	
授课对象	2015 级西医临床班		授课时间	2018 年 10
教学内容	肾病综合征		学时数	3 学时
教材版本	葛均波，徐永健 . 内科学 .8 版 . 北京：人民卫生出版社，2013.			

三、教学目标与大纲要求

（一）教学目标

1. 掌握　肾病综合征的概念、病因与并发症、发病机理与诊断、主要治疗方案。

2. 熟悉　肾病综合征的病理类型。

3. 了解　肾病综合征的最新研究进展。

（二）能力目标

引导学生学习与肾病综合征相关的知识，培养学生的归纳能力；指导学生进行病史采集和病例分析，提高学生的知识应用能力，激发和培养学生的创新能力；适当介绍肾病综合征研究新动态；指导学生开展创新性实验科研小组活动、读书小组活动等，提高学生的科研能力。

（三）情感目标

让学生站在医者与患者两个角度思考临床问题，进一步认识肾病综合征患者的痛苦，积极帮助患者建立正确的饮食习惯，督促其按时定期复查。

四、教学背景与学情分析

1. 知识基础　授课对象为临床专业三年级学生，已学完解剖学、生理学、病理学、病理生理学、药理学等较多相关课程，少数学生存在基础知识薄弱的情况，需在教授新内容的同时复习相关知识点。

2. 认知特点　西医内科学为临床课，有趣，实用，学生学习热情高，但知识枯燥难懂，需基础与临床相结合。

3. 学习风格　学生主动学习能力较差，多依赖课上教师讲授，临床分析问题的能力需不断提高，需布置课后练习。

五、教学重点、难点分析与解决方法

（一）教学的主要内容

1. 肾病综合征的定义、病因、生理、病理。
2. 肾病综合征的诊断、鉴别诊断及并发症。
3. 肾病综合征的治疗、病例分析及总结。

（二）重点与突破

肾病综合征的生理病理、临床表现、诊断、鉴别诊断、并发症及其他发生机制；肾病综合征的治疗。

重点突破：分清主次，详略得当；围绕重点，通过病例讲解，使讲授内容深入临床，重点突出；在教学时间安排上予以保证，使重点部分能够讲清讲透。

（三）难点与突破

肾病综合征的病理类型，病理如何与临床相结合。

难点突破：采用图片进行详细讲解，与临床病例、大体解剖相结合，引导学生将病理与临床相结合。

六、教学策略与方法选择

以讲授为主，借助多媒体将文字信息与动画、图片等相结合，利用板书使教学内容条理清楚，重点部分采用启发式提问、情景模拟详细讲解，难点部分结合病理分型及临床特点进行讲解。

七、教学过程

由病例导入，临床特点“三高一低”，掌握肾病综合征的定义（教学背景，拟用 5 分钟）。以原发性肾病综合征患者的临床表现、体征、实验室检查导入新课。

第四章 肾病综合征

一、定义与病因（10分钟）

肾病综合征（nephrotic syndrome，NS）是因多种肾脏病理损害所致的大量蛋白尿（尿蛋白≥3.5g/d），常伴有相应的低蛋白血症（血浆白蛋白≤30g / L）、水肿、高脂血症等一组临床综合证候群（图18-1）。

提问：大家除肾内科外，还在哪些科室见过肾病综合征患者？

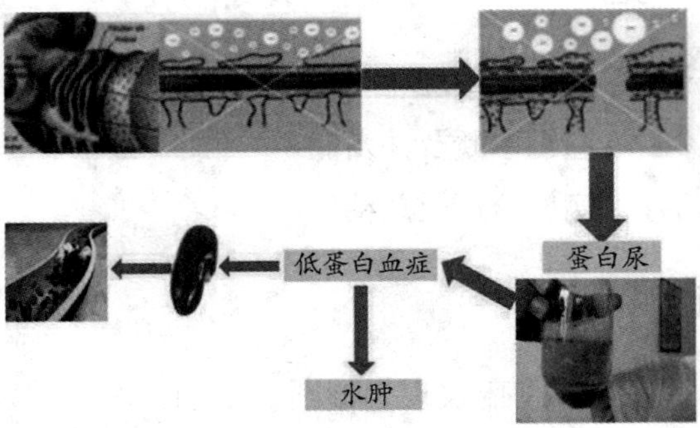

图18-1 肾病综合征的临床特点

（一）要点

儿童、青少年常见的继发病因考虑：过敏性紫癜肾炎、乙型肝炎病毒相关性肾炎、系统性红斑狼疮肾炎，中老年人常见的继发病因考虑糖尿病肾病、肾淀粉样变性、骨髓瘤肾病、淋巴瘤、实体肿瘤性肾病

（二）思考题（多选）

青少年患者常见的肾病综合征继发病因包括（A B C）

A. 乙型肝炎病毒相关性肾炎　B. 过敏性紫癜肾炎

C. 系统性红斑狼疮肾炎　D. 骨髓瘤肾病　E. 淋巴瘤

二、发病机理（20分钟）

重点：通过图片讲解。

（一）大量蛋白尿

1. 肾小球滤过膜的分子屏障及电荷屏障受损。

2. 肾小球内压力及导致高灌注、高滤过。

（二）血浆蛋白变化

1. 血浆白蛋白减少：①肝白蛋白合成增加不足，以克服丢失和分解。②饮食减退、蛋白质摄入不足。③吸收不良或丢失

2. 血浆球蛋白及补体成分减少：患者易感染。

3. 抗凝及纤溶因子减少：产生高凝状态。

4. 金属结合蛋白减少：引起微量元素缺乏。

5. 内分泌素结合蛋白减少：引起内分泌紊乱。

（三）水肿

1. 血浆胶体渗透压下降。

2. 原发于肾内的钠、水潴留。

提问：水肿的原因有哪些？如何分度？

（四）高脂血症

1. 肝合成脂蛋白增加。

2. 脂蛋白分解减弱。

（五）总结

肾病综合征的发病机理见图 18–2。

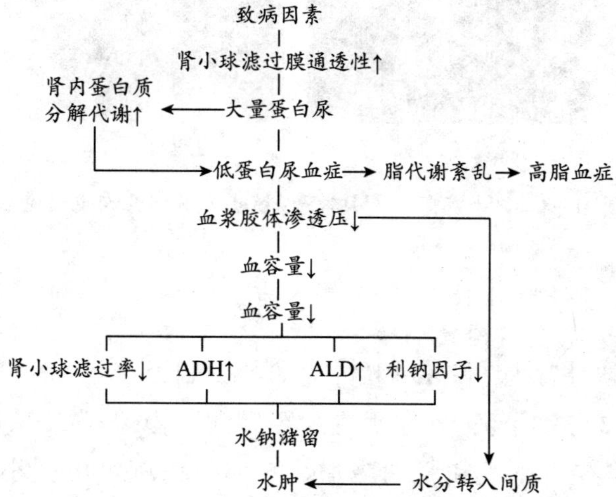

图 18–2　肾病综合征的发病机理

难点：肾病综合征需与临床表现结合起来讲，设计提问。

三、类型（45 分钟）

难点：肾病综合征 5 种类型的病理特色。

（一）微小病变型肾小球肾炎（9 分钟）

1. 临床特点（2 分钟） ①常见于儿童（80%~90%）。②表现为典型的肾病综合征。③常无血尿、高血压和肾功能减退（60 岁后呈一小高峰，仅 15% 左右患者伴镜下血尿）。④ 90% 的病例对激素敏感。⑤复发率高达 60%。⑥可演变为 MsPGS 或 FSGS。

2. 光镜特点（5 分钟） 采用示意图及典型光镜表现详细介绍（图 18-3）。

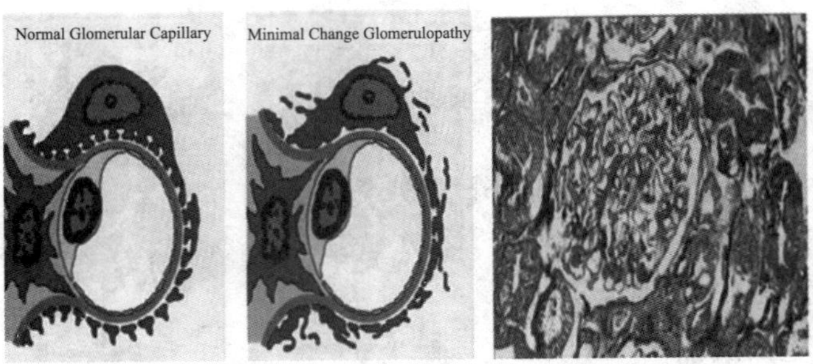

1.示意图（1） 2.示意图（2） 3.光镜特点

图 18-3 微小病变型肾小球肾炎示意图和光镜特点

3. 免疫荧光特点与电镜特点（2 分钟） 采用病理图片说明（图 18-4）。

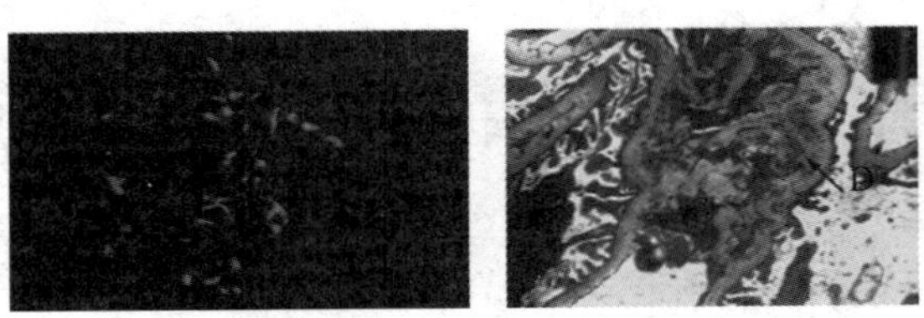

1.免疫荧光特点 2.电镜特点

图 18-4 微小病变型肾小球肾炎免疫荧光特点与电镜特点

（二）局灶节段性肾小球硬化（9 分钟）

难点：局灶节段性肾小球硬化的光镜特点和电镜特点

1. 临床特点（2 分钟） ①好发于青少年男性。② NS 为主要临床表现。③ 70% 左右血尿。④多伴有高血压和肾功减退。⑤部分病例可由微小病变型转变而来。

⑥ 30%~50% 激素治疗有效，但显效较慢。激素抵抗定为足量激素用至 6 个月无效；激素效果不佳者可试用环孢素。

2. 光镜特点（5 分钟） 采用示意图及典型光镜表现详细介绍（图 18–5）。

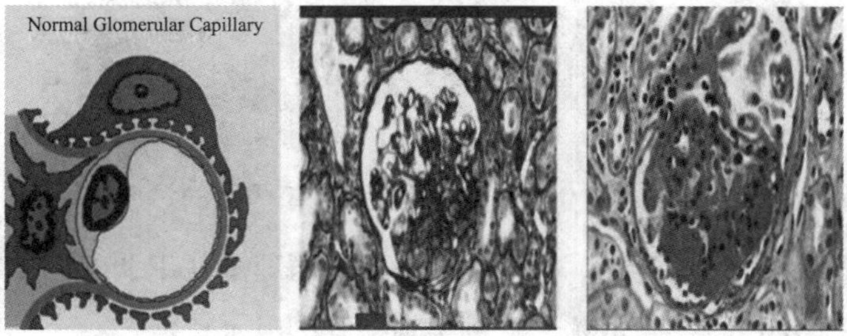

1.示意图　　2.光镜特点（1）　　3.光镜特点（2）

图 18–5　局灶节段性肾小球硬化示意图与光镜特点

3. 免疫荧光与电镜特点（2 分钟） 采用病理图片说明（图 18–6）。

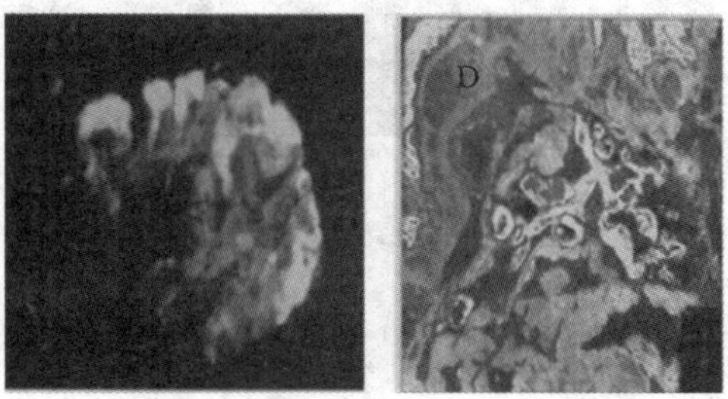

1.免疫荧光特点　　2.电镜特点

图 18–6　局灶节段性肾小球硬化免疫荧光特点与电镜特点

（三）膜性肾病（9 分钟）

提问：膜性肾病的病理特点是什么？通过示意图及病理图片逐一讲解。

1. 临床特点（2 分钟） ①常见于中老年人，男性多于女性。②起病隐匿，很少有前驱感染。③约 80% 表现为 NS，占原发性 NS 的 25% ~30%。④一般无肉眼血尿，30% 可伴镜下血尿。⑤早期常无高血压和肾功能损害。⑥极易发生血栓、栓塞性并发症（肺栓塞、肾静脉血栓形成），肾静脉血栓发生率高达 40% ~50%。⑦积极给予抗凝溶栓治疗。⑧本病进展缓慢，5~10 年后逐渐出现肾功能损害。⑨ 20% ~35% 患者的临床表现可自行缓解。⑩大部分患者经治疗可达到临床缓解。

2. 光镜特点（5 分钟） 见图 18–7。

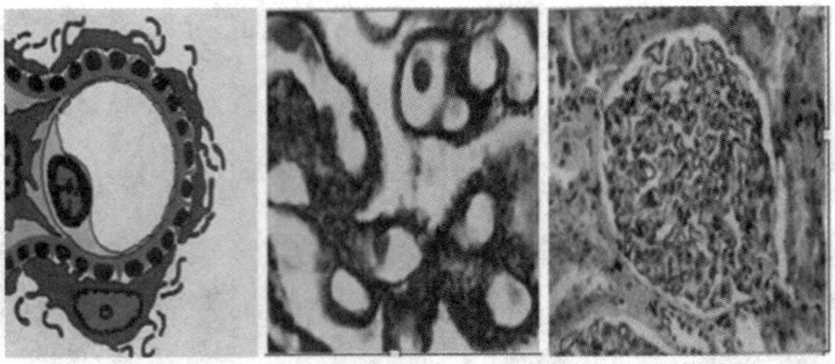

1.示意图　2.光镜特点（1）　3.光镜特点（2）

图 18-7 膜性肾病示意图与光镜特点

3. 免疫荧光特点与电镜特点（2 分钟） 采用病理图片说明（图 18-8）。IgG 和 C3 呈细颗粒状，沿 GBM 沉积；GBM 上皮侧排列整齐的电子致密物。

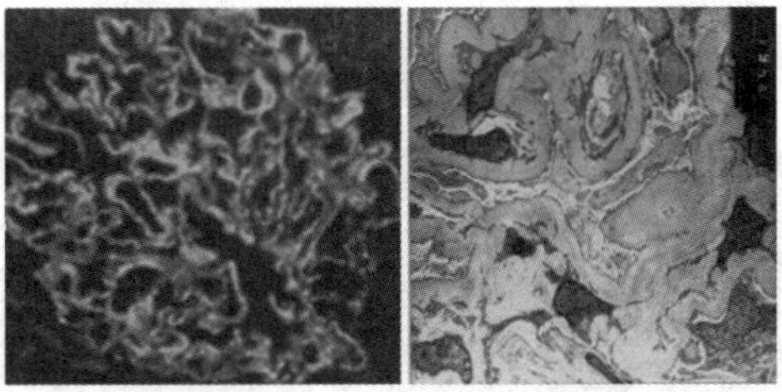

1.免疫荧光特点　2.电镜特点

图 18-8 膜性肾病免疫荧光特点与电镜特点

（四）系膜增生性肾小球肾炎（9 分钟）

提问：系膜增生性肾小球肾炎的病理特点是什么？通过病理图片逐一讲解。

1. 临床特点（2 分钟） ①我国发病率很高，占原发性肾病综合征的 30% 左右。②以青少年发病为主，男性多于女性。③血尿（IgA~100%，No-IgA~70%）。④非 IgA NS（50% 左右）分为隐匿性、急性、慢性。⑤免疫病理分为 IgA 肾病和非 IgA 肾病。⑥疗效的好坏取决于病理改变的程度。

2. 光镜特点（5 分钟） 采用示意图和光镜特点说明（图 18-9）。

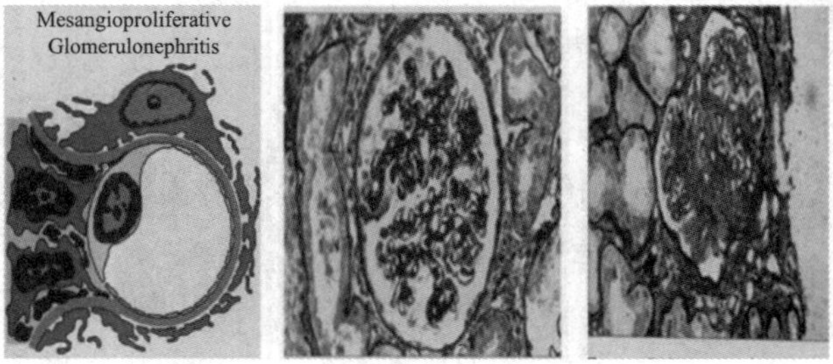

1.示意图　2.光镜特点（1）　3.光镜特点（2）

图 18-9 系膜增生性肾小球肾炎示意图与光镜特点

3. 免疫荧光特点与电镜特点（2 分钟） 采用病理图片说明（图 18–10）。

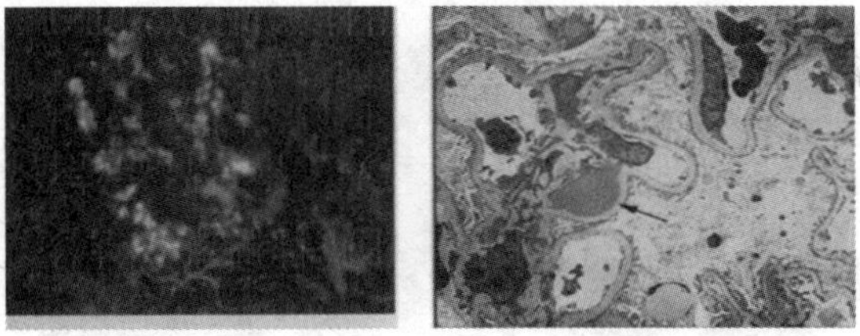

1.免疫荧光特点　　2.电镜特点

图 18–10　系膜增生性肾小球肾炎免疫荧光特点与电镜特点

（五）系膜毛细血管性肾小球肾炎（9 分钟）

提问：系膜毛细血管性肾小球肾炎的病理特点是什么？通过示意图和病理图片逐一讲解。

1. 临床特点（2 分钟） ①好发于青壮年，男性多于女性。② 30%的患者有前驱感染。③ 50% ~60% 表现为肾病综合征。④约 30% 表现为急性肾炎综合征。⑤ 少数表现为无症状性血尿 / 蛋白尿。⑥ 100%伴有血尿，少数为发作性肉眼血尿。⑦ 50% ~70% 的血清 C3 持续降低。⑧肾功能损害、高血压及贫血出现得早。⑨发病后 10 年，约 50%进展至慢性肾衰竭。

2. 光镜特点（5 分钟） 采用示意图和光镜表现说明（图 18–11）。

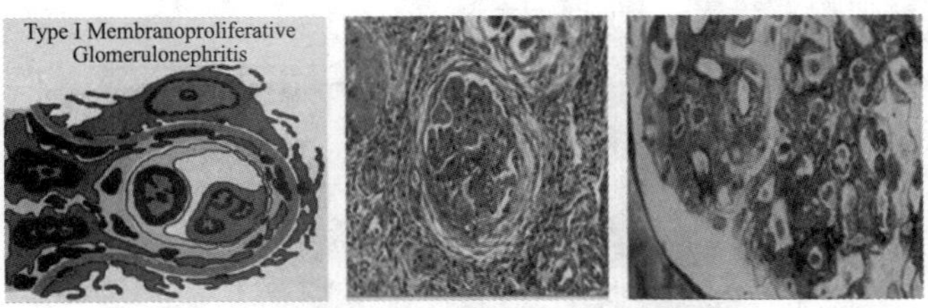

1.示意图　　2.光镜特点（1）　　3.光镜特点（2）

图 18–11　系膜毛细血管性肾小球肾炎示意图与光镜特点

3. 免疫荧光特点与电镜特点（2 分钟） 采用病理图片说明（图 18–12）。

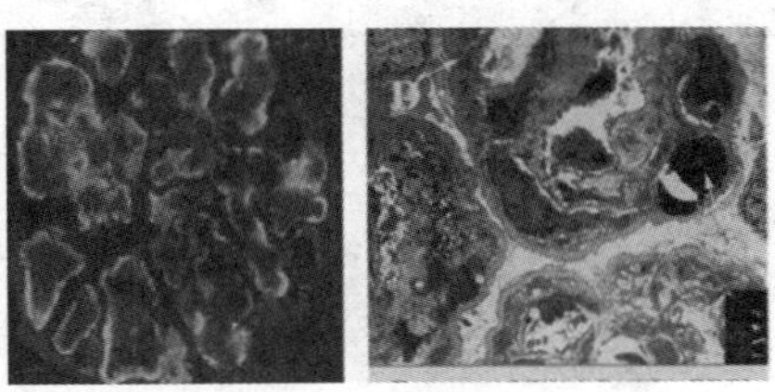

1.免疫荧光特点　　2.电镜特点

图 18–12　系膜毛细血管性肾小球肾炎免疫荧光特点与电镜特点

四、肾病综合征的并发症（10分钟）

（一）感染（4分钟）

通过图片讲解常见感染（图18–13）。

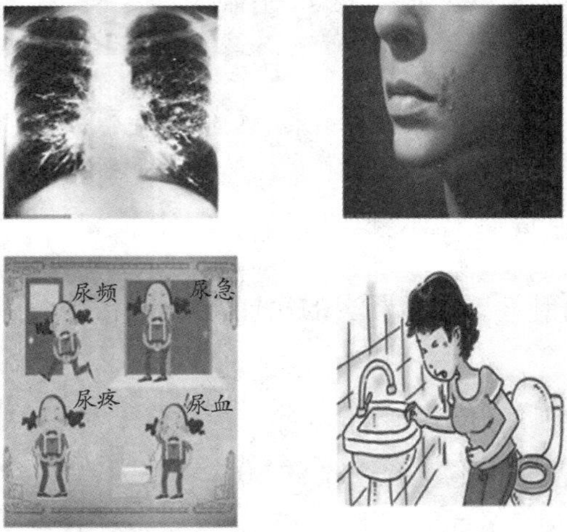

图18–13　常见感染

（二）血栓、栓塞（3分钟）

通过图片讲解血栓、栓塞（图18–14）。

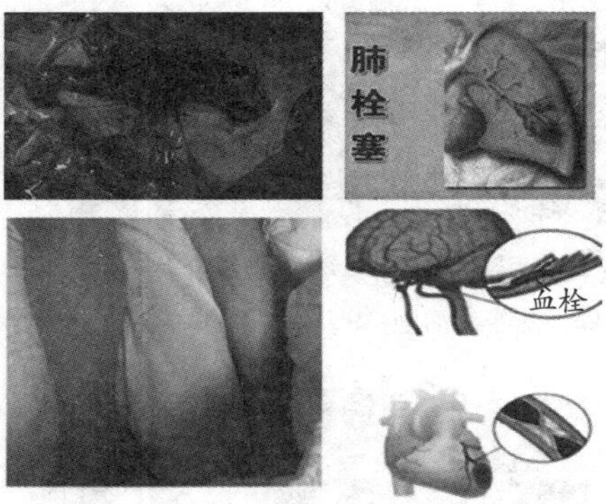

图18–14　血栓、栓塞

（三）急性肾损伤（2分钟）

1. 突发少尿、无尿。
2. 肾功能进行性下降。

（四）蛋白质及脂肪代谢紊乱（1 分钟）

1. 营养不良（小儿生长迟缓）。
2. 免疫球蛋白减少，机体免疫力低下（易感染）。
3. 金属结合蛋白丢失，微量元素缺乏（铜、铁、锌）。
4. 内分泌紊乱（低 T3 综合征）。
5. 药物结合蛋白减少。
6. 血脂异常（血液黏稠度增高，导致血栓、栓塞的发生）。

五、肾病综合征的诊断（10 分钟）

（一）诊断标准

1. 明确有无肾病综合征。
2. 确认病因。
3. 明确有无并发症。

（二）明确病因

1. 过敏性紫癜（图 18–15）。

互动：皮肤科会诊过敏性紫癜的患者如何询问病史？

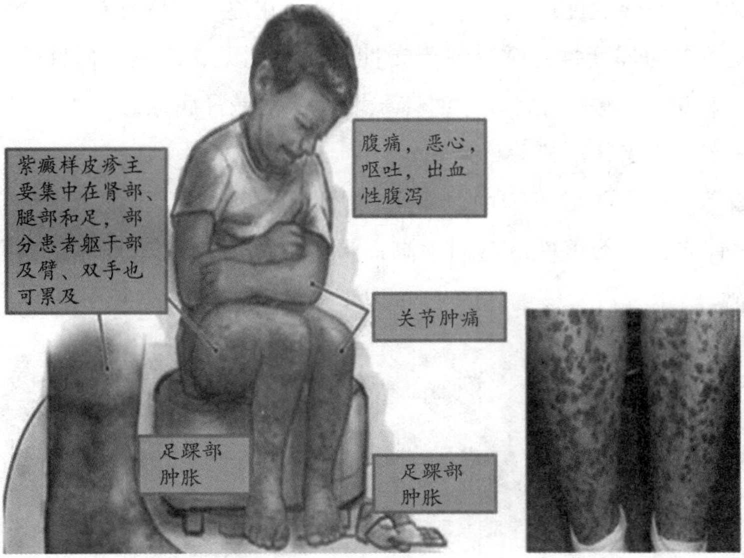

图 18–15 过敏性紫癜的临床表现

2. 系统性红斑狼疮（SLE）的诊断标准与要点（图 18–16）。

互动：风湿科会诊系统性红斑狼疮患者如何询问病史？

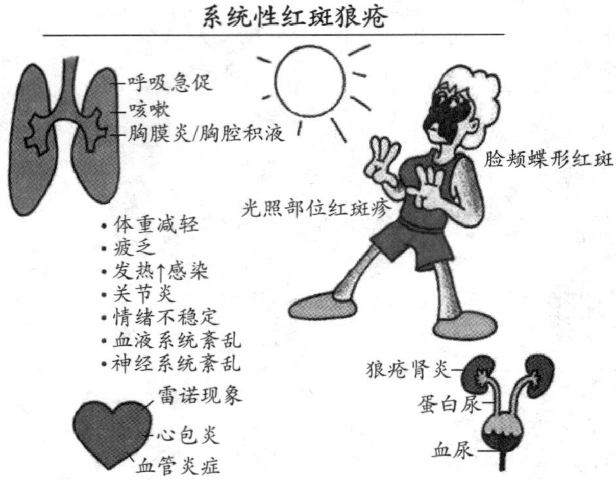

图 18–16　系统性红斑狼疮的 11 条诊断标准

3. 乙型肝炎病毒相关性肾炎：好发于儿童及青少年，以蛋白尿或肾病综合征为主要表现。诊断标准：①血清 HBV 抗原阳性。②患肾小球肾炎，排除继发性肾小球肾炎。③肾活检切片中找到 HBV 抗原。

4. 糖尿病肾病。

5. 肾淀粉样变性：好发于中老年人，是全身多器官受累的一部分。

（1）原发性淀粉样变性：主要累及心、肾、消化道、皮肤和神经。

（2）继发性淀粉样变性：常继发于慢性化脓性感染、结核、恶性肿瘤等疾病，主要累及肾脏、肝和脾等器官。肾受累时体积增大，常呈肾病综合征。

肾淀粉样变性常需肾活检确诊。

6. 骨髓瘤性肾病：①好发于中老年人，男性多见。②可有多发性骨髓瘤的特征性临床表现，如骨痛，血清单株球蛋白增高，蛋白电泳 M 带，本周尿蛋白阳性，骨髓象显示浆细胞异常增生（占有核细胞的 15% 以上）并伴有质的改变（图 18–17）。

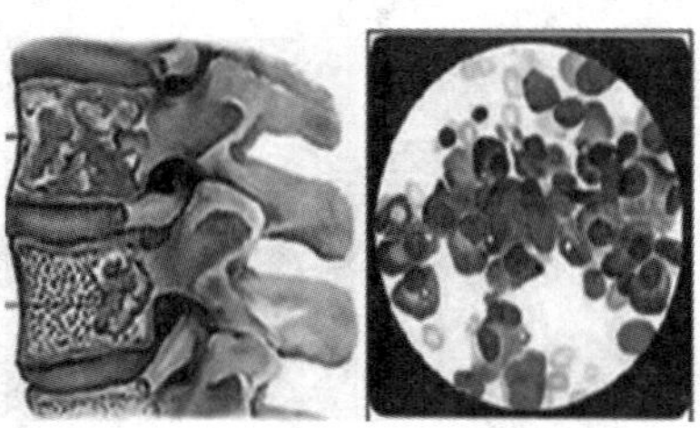

1.示意图　　2.电镜特点

图 18–17　骨髓瘤性肾病示意图和电镜特点

提问：骨髓瘤性肾病有哪些典型的临床表现？

（三）总结

围绕病例询问病史，明确诊断（表 18–4）。

表 18–4　肾病综合征常见继发病因

分类	儿童	青少年	中老年
继发性	过敏性紫癜肾炎 乙肝病毒相关性肾炎 狼疮性肾炎	狼疮性肾炎 过敏性紫癜肾炎 乙肝病毒相关性肾炎	糖尿病肾病 肾淀粉样变性 骨髓瘤性肾病 淋巴瘤 / 实体瘤

六、治疗（40 分钟）

（一）一般治疗（1 分钟）

1. 有严重水肿、低白蛋白血症者需卧床休息，水肿消失、一般情况好转后，可下床活动。

2. 水肿时低盐（＜ 3g/d）饮食。

3. 正常量 0.8~1.0g/kg · d 的优质蛋白（富含必需氨基酸的动物蛋白）饮食。

4. 少进富含饱和脂肪酸（动物油脂）饮食，多吃富含多聚不饱和脂肪酸（如植物油、鱼油）。

5. 进食富含可溶性纤维（如燕麦、米糠及豆类）饮食。

（二）对症治疗（2 分钟）

提问：肾病综合征的一般治疗包括哪些？

1. 利尿消肿

（1）噻嗪类利尿剂。

（2）潴钾利尿剂。

（3）袢利尿剂。

（4）渗透性利尿剂。

低分子右旋糖酐或 706 代血浆可造成肾小管内液的高渗状态，减少水、钠的重吸收而利尿。随后 + 袢利尿剂，可增强利尿效果。但对少尿者慎用，因其易与肾小管分泌的Tamm–Horsfall蛋白和肾小球滤过的白蛋白共同形成管型，阻塞肾小管。因其高渗作用，易致肾小管上皮细胞变性、坏死，诱发渗透性肾病，导致急性肾衰竭。

（5）提高血浆胶体渗透压：血浆或白蛋白静脉输注，随后+袢利尿剂。

适应证：严重低蛋白血症及营养不良、感染、低血容量所致低血压等。

对肾病综合征患者的利尿原则是不宜过快过猛，以免造成血容量不足，从而加重血液高黏倾向，诱发血栓、栓塞并发症。

2. 减少蛋白尿

（1）ACEI/ARB：①通过有效控制高血压而减少尿蛋白。②通过影响肾小球基底膜对大分子的通透性和降低肾小球内压而减少尿蛋白。

（2）钙通道阻滞剂、利尿剂等：通过有效控制高血压而减少尿蛋白。

互动：利尿剂的分类？肾病综合征患者应怎样利尿？

（三）主要治疗——抑制免疫与炎症反应（16分钟）

1. 根据临床制定的基础治疗方案

重点：糖皮质激素的应用原则和方案。

（1）糖皮质激素（5分钟）：通过抑制炎症反应、抑制免疫反应、抑制醛固酮和抗利尿激素分泌，从而影响肾小球基底膜的通透性等而发挥其利尿作用，减轻尿蛋白。使用原则与方案：起始足量、缓慢减药、长期维持。

①糖皮质激素使用原则和方案

起始足量：常用泼尼松1mg/kg·d，口服8周，必要时可延长至12周。

缓慢减药：足量治疗后，每1~2周减原用量的10%，当减至20mg/d左右时症状易复发，应更加缓慢减量。

长期维持：以最小有效剂量（10mg/d）作为维持量，再服半年至1年或更长。

②分类：根据患者对糖皮质激素的治疗反应，可分为激素敏感型（8w激素依赖型）和激素抵抗型。

（2）细胞毒药物（3分钟）

①环磷酰胺：最常用的一种免疫抑制剂。不良反应有白细胞减少、肝功能损害、短暂脱发及出血性膀胱炎（用法：200mg加入生理盐水注射液20mL内，隔日静脉注射。2mg/kg·d，分1~2次口服。累积量：达到6~8g后停药）。

②环孢素（5mg/kg·d）：多用于难治性肾病综合征。长期使用有肝肾毒性、多毛、牙

龈增生、高血压、高尿酸血症，分两次口服，监测并维持其血药浓度为 100~200μg/mL，2~3 个月后缓慢减量（停药后易复发）。

③骁悉：新型免疫抑制剂，不良反应少，确切疗效尚待观察。

2. 根据病理类型制定治疗方案（8 分钟）

难点：根据病理类型制定治疗方案，强调肾活检为金指标。

（1）微小病变型肾病、轻度系膜增生性肾小球肾炎：用激素（初治者可单用激素治疗）或合用细胞毒药物（疗效差或反复发作者），力争达到完全缓解。

（2）膜性肾病：①单用激素无效，必须激素联合烷化剂。效果不佳可试用小剂量 CSA，一般用药在半年以上；也可与激素联合应用。②早期膜性肾病疗效相对较好，若肾功能严重恶化，Scr ＞ 354μmol/L 或肾活检示有严重间质纤维化则不采用上述治疗。③激素联合烷化剂治疗的对象主要为有进展高危因素的患者，如严重、持续性 NS，肾功能恶化和肾小管间质较重的可逆性病变等，应予治疗。反之，则提议先观察 6 个月，控制血压和用 ACEI 降蛋白尿，病情无好转再接受激素联合烷化剂治疗。

（3）局灶节段性肾小球硬化：30%~50% 激素治疗有效，但显效较慢，建议足量激素治疗延长至 3~4 个月。上述足量激素用至 6 个月后无效，才称之为激素抵抗。激素效果不佳者可试用 CSA。

（4）系膜毛细血管性肾小球肾炎：部分儿童长期足量激素治疗可延缓肾功能恶化。对成年人，目前没有激素和细胞药物治疗有效的证据。

（5）系膜毛细血管性肾小球肾炎、局灶节段性肾小球硬化、重度系膜增生性肾小球肾炎：已有肾功能不全者，不再用激素及细胞毒药物，按慢性肾功能不全处理。肾功能正常者，先给予足量激素及细胞毒药物，疗程完成后，无论疗效如何均及时减撤药，随后保持维持量激素及抗血小板药长期服用。少数病例可能缓解，多数患者虽未缓解，但仍有可能延缓肾功能减退。

（四）中医药治疗（1 分钟）

1. 辨证施治。

2. 拮抗激素及细胞毒药物副作用。

3. 雷公藤总苷：作用：抑制免疫，抑制肾小球系膜细胞增生，改善肾小球滤过膜通透性，从而降低尿蛋白。可配合激素应用。用法：每天每次 1mg/kg，每日 3 次，口服。副作用：性腺抑制、肝功能损害、血白细胞减少、急性肾衰竭。

互动：大家熟悉哪些治疗肾脏病的中成药。

（五）病例总结，结合基础治疗及并发症防治（20 分钟）

重点：总结病例分析，重点排除继发因素，确定有无并发症。

1. 感染　无需应用抗生素预防感染，一旦发现感染，及时选用对致病菌敏感、强效且无肾毒性的抗生素积极治疗，有明确感染灶者应尽快去除。

2. 血栓及栓塞　血浆白蛋白浓度低于 20g/L、高凝状态应开始抗凝治疗。可用肝素、低分子肝素、华法林等，辅以抗血小板药。已发生血栓、栓塞者采用溶栓治疗。抗凝及溶栓治疗时均应避免药物过量导致出血。

3. 急性肾衰竭　可采取以下措施。

（1）袢利尿剂：对袢利尿剂仍有效者应予以较大剂量，以冲刷阻塞的肾小管管型。

（2）血液透析：利尿无效，已达透析指征者，采用血液透析以维持生命，并在补充血浆制品后适当脱水，以减轻肾间质水肿。

（3）原发病治疗：因其病理类型多为微小病变型肾病，应予积极治疗。

（4）碱化尿液：口服碳酸氢钠碱化尿液，以减少管型形成。

4. 蛋白质及脂肪代谢紊乱　血管紧张素转化酶抑制剂（ACEI）及部分降压药可减少尿蛋白。黄芪可促进肝合成白蛋白。降胆固醇可选用他汀类药（不与纤维酸类如安妥明及吉非罗齐联用）。降甘油三酯可选用非诺贝特等。肾病综合征缓解后高脂血症可自然缓解，无需再继续药物治疗。

5. 预后（图 18–18）

微小病变型肾小球肾炎
轻度系膜增生性肾小球肾炎
⟶ 预后较好

系膜毛细血管性肾炎
局灶节段性肾小球硬化
重度系膜增殖性肾小球肾炎
⟶ 预后较差

图 18–18　不同病理类型的预后情况

八、参考资料

1. 葛均波，徐永健 . 内科学 . 北京：人民卫生出版社，2014.

2. 梅长林 . 肾病综合征 . 北京：科学出版社，2017.

3. 张训，侯凡凡 . 危重症肾脏病学 . 北京：人民卫生出版社，2009.

4. 陈香美 . 临床肾脏疾病经典问答 . 北京：人民卫生出版社，2015.

九、板书设计

肾病综合征
一、定义、病因、病理生理
二、肾病综合征的病理
1. 微小病变型
2. 局灶节断性肾小球硬化
3. 膜性肾病
4. 系膜增生型
5. 系膜毛细血管型
三、诊断及主要治疗方案

十、课后作业

1 . 课后学习典型肾病综合征的临床病例，翻阅资料完成思考题。

2 . 肾病综合征有哪些类型，各型的主要治疗方案是什么？

十一、教学反思与自我教学评价

1. 对教学对象进行反思　授课对象为西医临床专业本科学生，掌握肾病综合征的病理有一定难度。

2. 对教学方法进行反思　讲授过程必须有学生的积极参与，只有通过临床典型病例分型，才能让学生更好地领会和理解，可选择个别学生总结病例特点，诊疗不规范处及时点评和纠正，以促进其临床能力的提高。

3. 对教学内容进行反思　肾病综合征是临床常见的综合征，可引导学生从多学科角度进行探讨 。

4. 对教学环节进行反思　理论教学中教师应注意仔细讲解，让难点容易理解。由于实际教学中学生人数较多，往往无法兼顾全体，故可采用分组分析病例的形式。

5. 对教学效果进行反思　引导学生对不规范之处及时改正，鼓励学生积极参与临床病例分析，培养学生分析问题和解决问题的能力，以取得良好的教学效果。

（附属宁乡人民医院　余亚敏）

第19讲 内科学（二）

一、教学阐述

内科学是作为中医专业的专业必修课，目的是让学生掌握内科各类系统疾病的特点，对各大类疾病有个宏观的认识，并为临床思维的建立打好基础。

从本科生的认知特点看，他们已具有一定的医学基础知识，对疾病有初步的认知，理解能力较强，如果按教材的编排体例纵向地从病因、发病机理、病理生理、临床表现、诊断和防治原则进行灌输，势必使学生觉得枯燥无味，画面感不强，无法结合临床的鲜活病例。作为一名临床医生，很多时候临床先接触的不是某个病，而是患者因某个症状如腹痛、呕吐、烧心等，或某些体检结果，如幽门螺杆菌阳性、转氨酶升高等而就诊。根据症状、体征或化验结果，我们如何横向地将学生所学过的医学知识联系起来，建立起临床思维，是作为教师最应该重视和培养的。所以在教学设计时，我将教学内容紧密地联系临床实际，找出一些疾病的共同规律和共有症状，以这些症状或规律将不同的病联系在一条主线上，让学生们建立一张临床思维网，以故事的形式跟学生讲述疾病的发展，在理解的基础上认识和记忆，并不断通过有趣的故事、笑话、情景再现激发学生的学习兴趣和学习热情。

在教学演示的过程中也设置一些问题，鼓励学生积极思考，积极发言，着重培养学生发现问题、分析问题和解决问题的能力，强化学生对重要知识点的理解。这门课是学生进入临床前认识疾病的一个窗口，学好这门课有助于学生进入临床前打好对疾病认识的理论基础。在教学过程中要注重各个方面多联系其他基础学科的知识，从本质上加深学生对疾病的认识，鼓励学生多针对问题进行思考、探讨和研究，在不断学习和思考中掌握更多的知识。

二、教学基本情况信息

教学基本情况见表 19–1。

表 19–1　教学基本情况

课程名称	内科学	课程类型		必修课	
使用材料	葛均波，徐永健 . 内科学 .8 版 . 北京：人民卫生出版社，2015.				
授课内容	消化性溃疡	章节	第五章	课时	2 学时
教学对象	中医学专业	授课形式		课堂讲授	

三、教学目标

（一）知识目标

1. 掌握　消化性溃疡的临床表现、并发症、诊断方法及药物治疗；消化性溃疡的诊断和鉴别诊断。

2. 熟悉　消化性溃疡的病因、发病机理及病理。

3. 了解　消化性溃疡的流行病学；消化性溃疡的发病情况；消化性溃疡的鉴别诊断；消化性溃疡的辅助检查。

（二）能力目标

1. 知识点　采用口述、故事、图片、列表、动画等多种手段进行展示，问题由浅入深，逐步深入，培养学生采用归纳总结的方法获取知识点，进行系统记忆。采用病案分析和互动方式，使学生体验从诊断到治疗的完整诊疗过程，建立正确的临床思维。

2. 操作内容　主要采用课堂演示，以加强学生的动手能力。采用精讲法互动式讲解、对比讲解、问题式教学、多媒体辅助教学、病例教学等多种教学方法，激发学生的学习兴趣，补充新进展，及时总结归纳，密切前后联系，开展课堂教学互动。强调重点内容，课程结束前进行小结。

（三）学习态度目标

1. 根据西医内科学的特点，结合新版西医内科学和中医内科学内容，认真备课，将前期课程，如生理学、生物化学、解剖学、诊断学等贯穿整个教学当中，充分结合临床，了解临床指南的意义，多演示实际病例，通过典型的完整病例教学，激发学生的学习热情，整合知识结构，逐渐从之前的纯理论学习思维转变为临床思维，培养优秀的医学生。

2. 采用丰富多彩的临床教学，使学生树立崇高的使命感和自豪感，用人格魅力感染学生，使其认识作为一名合格医学生需终身学习的必要性，不断提高其自学能力，端正学习态度。

（四）价值观目标

1. 介绍幽门螺杆菌的流行病学情况，使学生认识到目前我国幽门螺杆菌感染的严峻现状，端正学习态度，提高学习兴趣。

2. 以小故事的形式串讲病因病机，使学生易于理解，并将消化性溃疡病的预防观念贯穿于实际生活，促进学习。

3. 讲授消化性溃疡的临床表现，尤其是消化性溃疡诸多并发症的特点，使学生认识到预防及治疗消化性溃疡并发症的重要性，并结合消化性溃疡的治疗，进一步认识消化性溃疡知识宣教的重要性，如饮食、休息、锻炼的重要性，引导学生建立医者仁心的价值观。

4. 通过与学生互动讨论和临床案例分析，将课堂知识与临床实际相结合，力争做到即学即用，提高学生分析问题和临床应用的能力，使其感觉到学好知识对于临床工作的重要性。

四、教学内容

1. 消化性溃疡的定义、临床表现、典型消化性溃疡的临床特点。
2. 消化性溃疡的诊断，结合临床表现特点、胃镜检查和钡餐 X 线进行确诊。
3. 幽门螺杆菌的检测及根治方案。
4. 幽门螺杆菌感染、非甾体类药物、特殊类型的消化性溃疡。
5. 病案分析。
6. 回顾本章的主要内容，对重点、难点进行归纳总结。
7. 课后关注消化性溃疡的最新治疗进展，引导学生学习名医的消化性溃疡诊治经验。

五、学情分析与教学预测

教学对象为中医学大三本科学生。他们已经具备较为完善的中西医学基础知识，但所学知识尚零散，且局限于理论，不具备临床思维与诊疗能力。通过本课程的学习，学生将在巩固以前所学内容的基础上，进一步学习各门临床课程，逐步培养其临床诊疗思维。目前，中西医结合专业的学生需学习的内容较多，学习负担重，如何破除中西医结合专业“不中不西”的魔咒，达到西医学与中医学两种诊疗模式“两手抓，两手都要硬”的目的，就要鼓励学生西医知识不弱于西医生。西医知识的学习按照专业设置严格要求，不拘泥于教科书。课堂教学要求学生掌握本专业的知识，并要充分利用课余时间补充学习。另外，综合多种疾病的共同点，找出规律，引导学生按规律发散思维，为进入临床实习、建立临床思维打好基础。

六、教学重点与难点

1. 重点　消化性溃疡的发病机理及幽门螺杆菌的致病机制。

2. 难点　幽门螺杆菌的致病机制。

七、课堂设计

（一）教学方法

1. 采用 PPT 展示，视频、图、文结合，使学生更容易理解和掌握知识点。
2. 采用 PBL 教学法，提高学生主动思考的能力。
3. 总结复习：使学生能够更系统、清晰地掌握此次课的教学重点和难点。

（二）教学过程

1. 导入（5 分钟）　将胃和幽门螺杆菌设为故事的男女主角，以一个爱情故事的形式导出要讲的内容，标题为“胃与幽门螺杆菌的爱恨情仇”，引起学生的兴趣。

2. 概述（15 分钟）

（1）围绕男女主角的相识、相知、相爱过程展开。以爱情故事的形式串讲幽门螺杆菌与胃的结合过程，整个过程分别对应胃和幽门螺杆菌各自的特点、传播途径、检测方法和治疗方案（图 19–1）。

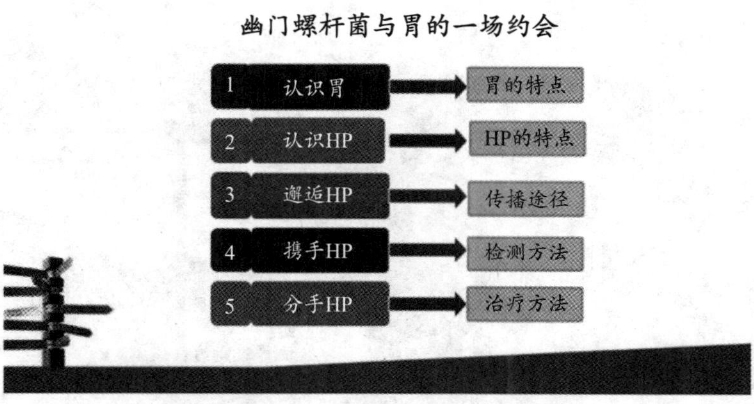

图 19–1　概述目录

（2）分别介绍男女主角

①“女主角”幽门螺杆菌的由来及其生物学特点：幽门螺杆菌是个妩媚多姿、手段毒辣的腹黑女，她是一种单极、多鞭毛、螺旋形弯曲的 G- 细菌（图 19-2）。Warran 和 Marshall 因为发现了幽门螺杆菌而荣获 2005 年诺贝尔生理学或医学奖。

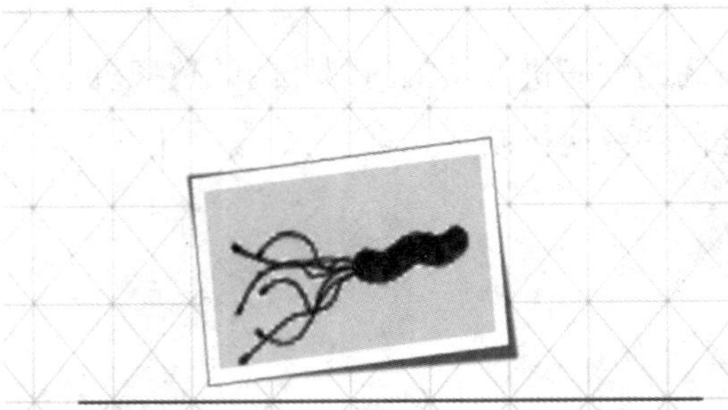

图 19-2 幽门螺杆菌（helicobacter pylori）

胃的环境如此特殊，那么幽门螺杆菌是如何在胃黏膜成功定居的呢？因为幽门螺杆菌有以下特点（图 19-3）。

第一，传染力强。幽门螺杆菌是个多鞭毛、螺旋形生物，具有极强的运动能力，故很容易在人群中传播。

第二，吸附力强。有人不禁会问，难道幽门螺杆菌不会随着食物被推送下去吗？当然不会。因为幽门螺杆菌能分泌多种黏附因子，将自己牢牢黏附在胃黏膜表面，甩都甩不掉。

第三，毒性大。幽门螺杆菌还能生成尿素酶、氧化酶、磷脂酶等，对胃黏膜造成毒性。

第四，对胃内的强酸幽门螺杆菌也毫不畏惧，它能分泌尿素酶。尿素酶可分解尿素产生氨，中和周围的酸性环境，从而成功地保护自己。

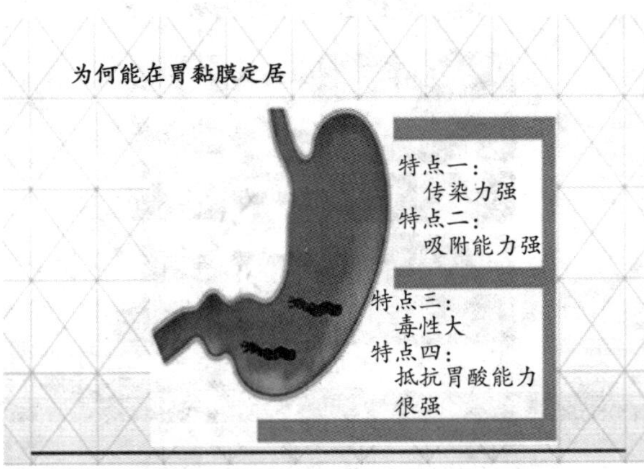

图 19-3 幽门螺杆菌的特点

②“男主角”胃的病理生理特点：食物在我们的胃里完成初步的消化，肌肉的推送和消化液的作用使食物与消化液充分混合（图 19–4）。

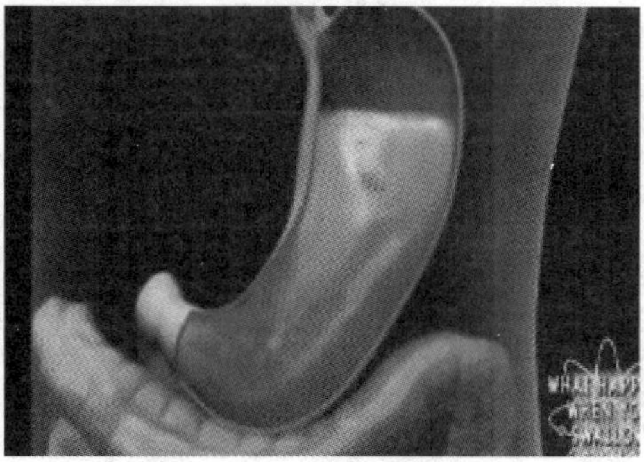

图 19–4　食物在胃内初步消化图

设问：我们的消化液是胃酸，也就是盐酸。盐酸是一种强酸，强到什么程度呢？强到可以溶解一个生锈的铁钉。那么问题就来了，我们的胃是血肉之躯啊，泡在强酸中，胃怎么就不怕呢？

解答：让我们一起来看看胃的五个层次，分别为黏液 –HCO3– 屏障、上皮层屏障、胃黏膜血流、免疫细胞 – 炎症反应、修复重建因子屏障，从而引出胃黏膜五个层次的详细讲解（图 19–5）。

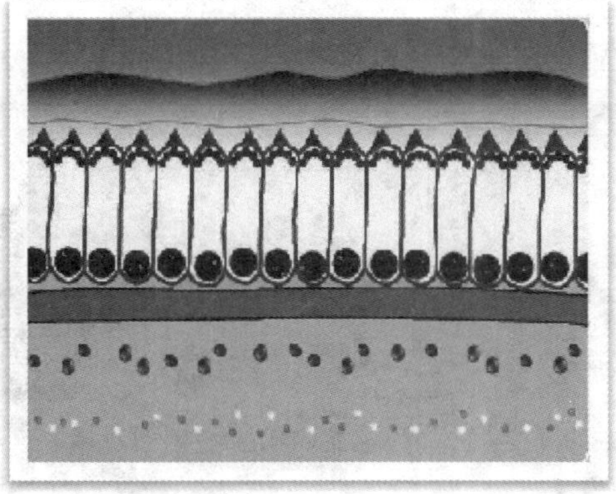

图 19–5　胃黏膜修复的五个层次

至此我们认识到，我们男主人公的胃确实是十分优秀，他也曾一度以为他的强大可以拒所有的微生物于千里之外，直到有一天，他遇到了我们美丽的女主角，也就是幽门螺杆菌，从而引出下面男女主角相遇的内容——传播途径。

（3）男女主角相遇：讲授幽门螺杆菌的传播途径（图 19–6）。幽门螺杆菌手段多样，善于打感情牌，常常在恋人的亲吻中、母子的喂食中、家庭的聚餐中悄悄随着食物进入我们的唇齿之间，然后浪漫地与我们的胃君相遇。一相逢，她便胜却人间无数！他们一见钟情，坠入爱河，并高调地向众人宣布他们在一起了。

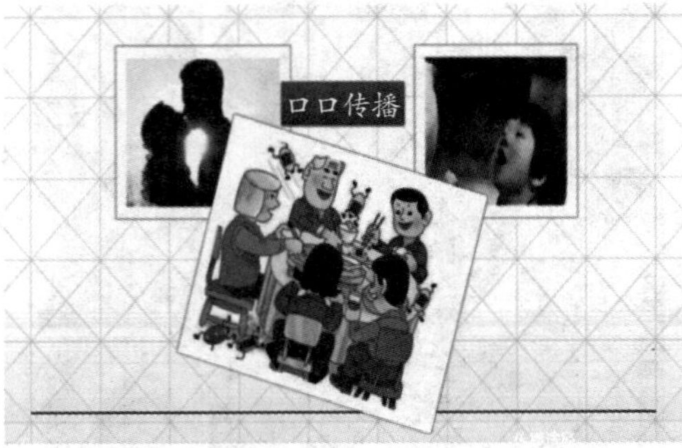

图 19-6 幽门螺杆菌的传播途径

3. 男女主角的相处　讲授幽门螺杆菌如何导致胃黏膜损伤，发生消化性溃疡等改变，即发病机理（10 分钟）。

（1）引入“天平学说”，讲授消化性溃疡的发病机理：消化性溃疡形成是黏膜的防御因素和损害因素平衡失调的结果，如果损害因素增加或（和）防御因素减弱就有可能导致溃疡的发生。

（2）采用图的形式讲授胃感染幽门螺杆菌后会产生的各种疾病（图 19-7）。

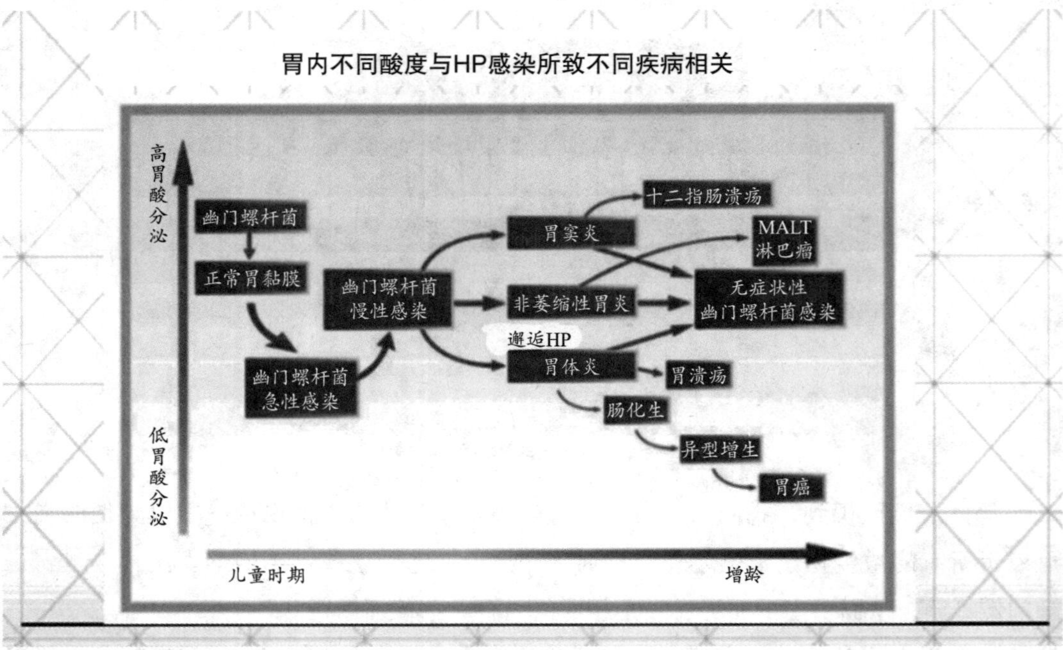

图 19-7 幽门螺杆菌感染导致胃疾病

（3）提出消化性溃疡最重要的致病因素是幽门螺杆菌感染，进一步讲授幽门螺杆菌的致病机制，巧妙引入“漏屋顶”假说（图 19–8）。先总结性说明幽门螺杆菌感染导致溃疡主要是因为黏膜屏障的损坏（不查不知道，一查吓一跳，原来幽门螺杆菌竟然可以导致胃发生胃炎、胃溃疡、淋巴瘤、胃癌等疾病，细思极恐啊！此时胃才幡然醒悟，于是决定尽快跟幽门螺杆菌分手——男女主角相离，借此引出下面抗幽门螺杆菌的治疗方案）。

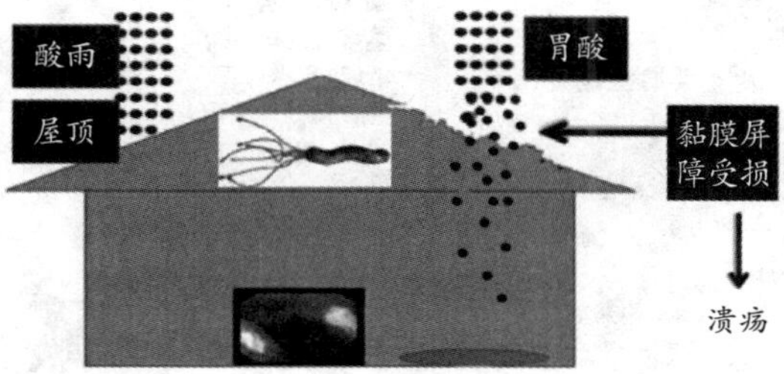

图 19–8　“漏屋顶”假说示意图

4. 男女主角分离，进而提出抗幽门螺杆菌的治疗方案（10 分钟）。目前，国际推荐的杀菌方案是铋剂 +PPI+ 两种抗菌药物组成四联疗法。

（1）对于无青霉素过敏的患者，可以选用阿莫西林 + 克拉霉素，或联合左氧氟沙星，或联合呋喃唑酮，或四环素 + 甲硝唑 / 呋喃唑酮等方案。

（2）对于青霉素过敏的患者，我们推荐无阿莫西林的其他组合方案，如：①克拉霉素 + 甲硝唑。②克拉霉素 + 左氧氟沙星。③克拉霉素 + 呋喃唑酮。④四环素 + 甲硝唑 / 呋喃唑酮（图 19–9）。

根除方案推荐铋剂+PPI+两种抗菌药物组成四联疗法

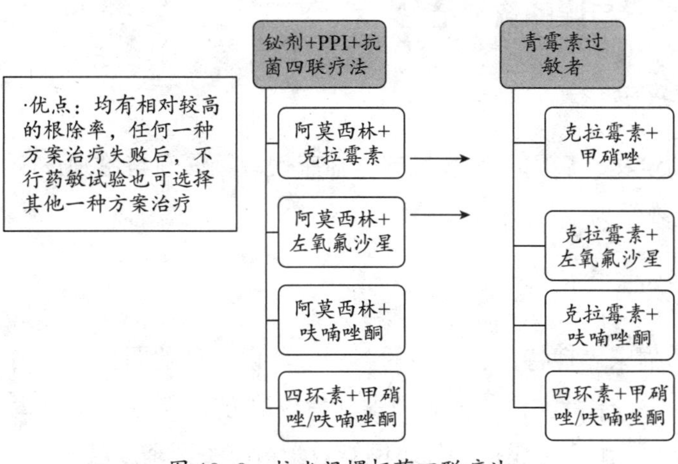

图 19–9　抗幽门螺杆菌四联疗法

5. 小结（5 分钟）　针对这个爱情故事进行总结和思考，告诉学生幽门螺杆菌导致溃疡的形成过程及如何预防，引导学生参与进来主动思考（图 19–10，2 分钟）。

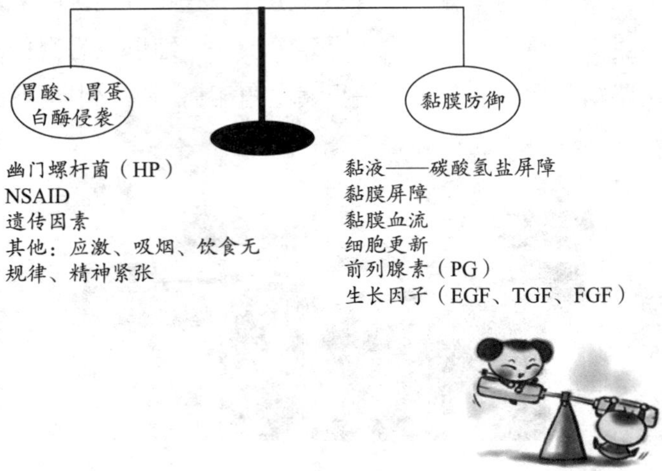

图 19–10　溃疡形成机制

面对如此多的诱惑，我们该如何保护我们的胃呢？这个答案我留给同学们来解答。请同学们拿起手机，扫一扫我们的微信二维码，加入我们消化小分队的微信群，关注我给大家推送的内容，并积极参加我们的讨论，相信大家很快就会得到满意的答案。

板书设计：主要板书，如疾病的定义、病因、发病机理、病理生理、临床表现、诊断与鉴别诊断、治疗方法。知识点中的重点、难点结合传统手段在黑板上加以辅助板书。

八、课堂教学与媒体教学结合

（一）课堂教学

本章疾病的定义、病因、发病机理、临床表现、诊断与鉴别诊断、治疗方法及归纳总结等以课堂教学为主。

（二）媒体教学

本章疾病的临床表现特征、相关的鉴别诊断以大量的图片、动画、故事形式为学生展示。临床特征、治疗方法（如幽门螺杆菌根治方案等）、病案导入或典型病案讨论等以教师讲授为主，配合多媒体课件、网络教学数字资源辅助教学。

以上两者有机结合应用非常重要，一个目标（教学目标），两种形式，教师为主导，媒体为辅助，千万不可颠倒。

九、教学互动环节设计

1. 教师提问：注意先提出问题，等待学生主动回答问题。若1分钟还没有举手的同学，再根据班级花名册之前的教学互动记录情况，尽可能照顾到还没被抽查到的学生回答问题。①何为消化性溃疡？②胃溃疡与十二指肠溃疡的区别是什么？③幽门螺杆菌是如何定居在胃内的？④幽门螺杆菌是如何传播的？

2. 学生提问：①根据所提问题与学习内容的相关性予以评价，作为形成性评价的依据之一。问题提出先由学生主动回答，或提出问题的学生邀请同学回答，最后教师答疑解惑。②直接向教师提出课程相关的问题，教师即刻在课堂上答疑解惑。

3. 师生间可采用互动形式，通过典型病案讨论，启发学生主动思考，自主归纳总结知识点，并以提问方式随堂了解学生的掌握程度。

十、课外自主学习设计

1. 建立班级师生共享微信群，借助微信搭建教学辅导答疑平台，了解学生课外自主学习中遇到的困难，并及时引导和解难。

2. 将自主学习的范例发到群里，激发学生的创造性思维。

3. 指导学生登录使用湖南中医药大学教学数字资源平台，利用人机交互资源。

4. 组织学生积极参加病房查房、科内病例讨论等临床实践活动，通过问诊、望诊及病例书写，使学生建立临床思维。

5. 鼓励学生自主学习、自我测试，随时掌握自身的学习动态，实时进行自主评价，合理调整学习方法和分配学习时间。

十一、教学总结

通过此次课的学习，要求学生掌握消化性溃疡的发病机理和幽门螺杆菌的致病机理，熟悉消化性溃疡的定义，了解幽门螺杆菌的生物学特点。以视频为切入点，采用问题式教学，通过学生所学过的微生物学、生理学、病理学等相关知识，引入“天平学说”，解释消化性溃疡的发病机理；引入“漏屋顶”假说，先总结性说明幽门螺杆菌导致溃疡是因为黏膜屏障的损坏，再从多个方面讲授幽门螺杆菌是如何损坏黏膜屏障而引起溃疡的，最后进行总结，使学生能够更系统地把握此次课的重点和难点。

十二、课后学习资源

（一）参考书籍

1. 陈灏珠，林果为 . 实用内科学 . 北京：人民卫生出版社，2009.
2. 王吉耀 . 内科学 . 上海：复旦大学出版社，2009.
3. 蒋小玲，王雯 . 内科医嘱速查手册 .2 版 . 北京：化学工业出版社，2015.
4. 曾学军，沙悦，黄晓明 . 内科临床思维基本功释例 . 北京：中国协和医科大学出版社，2013.
5. 王涤非 . 内科程序诊疗手册 . 北京：化学工业出版社，2010.
6. 陈卫昌 . 内科住院医师手册 .2 版 . 南京：江苏科学技术出版社，2004.

（二）网络数字资源

1. 教学课件。
2. 胃镜操作视频。

十三、教学测量与评价

1. 本课程学习结束，指导学生课外自主复习，包括复习的方法、本课程教学资源的使用，下一次课前提问，内容为这一章节的重点和难点，以便掌握学生的学习情况，检验教师的教学效果。

2. 利用课余时间，对消化性溃疡一章的重点内容进行临床自测打分。以临床病案为例，从诊断到开具处方与医嘱，并列出依据，由教师点评。

3. 以上两项评价都计入形成性评价之中。对教师的教学效果评价，作为教学反思和改进教学的重要依据。

十四、教学反思与改进

1. 传统教学以讲授为主，教师采用口头讲授，向学生系统地传授知识。这种教学形式基本上是教师讲、学生听，忽视了学生的主动性。因此，要摆脱生浇硬灌的教学模式，通过老师与学生的相互提问和回答，让教学在共同思考中展开，充分发挥学生的主体作用。

2. 多媒体教学能极大地丰富课堂，提高趣味性，但不能完全依靠多媒体，仍要以老师的讲授为主。多媒体课件的制作要充分突出教学内容，不能杂乱无章，课件内容要衔接好。

3. 现代通信手段的普及，如智能手机和平板电脑的应用极大地丰富了大学生的校园生活与学习途径，但也在一定程度上影响了课堂讲授这一重要手段，因此应严格控制其在课堂授课时使用。

4. 可以将故事、动画、动漫等多种形式穿插于课堂知识讲授中，提高课堂教学的趣味性，但要紧紧围绕本次课程的主题，注重逻辑性和严谨性。

（附属常德医院　严巧锋）

第 20 讲　康复护理学

一、课程设计

（一）课程基本情况

康复护理学作为康复医学与护理学交叉的一门新兴学科，发展迅速，被广泛应用于神经、精神、肿瘤、骨伤、内分泌等领域，且受到越来越多的重视。该学科突出康复护理的新理念、新知识和新技术，突出康复护理特色，注重康复护理实践。

（二）课程一般信息

课程一般信息见表 20–1。

表 20–1　课程一般信息

课程名称	康复护理学	课程类型	专业选修
使用教材	陈锦绣 . 康复护理学 . 北京：人民卫生出版社，2016.		
授课章节	康复护理方法 康复护理技术	课时	6 学时
教学对象	康复治疗专业 本科生	授课形式	课堂讲授 现场观摩 实操训练 视频播放

（三）课时分配

课时分配见表 20–2。

表 20-2　课时分配

章节	课时（学时）	学时分配		教学内容
		讲课	实践操作	
第三章 康复护理方法	2	2	0	物理疗法、作业疗法、言语治疗
第四章 康复护理技术	4	2	2	康复护理环境、日常生活能力训练、体位摆放和体位转移等

二、教学目标

（一）知识目标

1. 掌握　物理疗法治疗前、中、后的护理要点；作业疗法的计划制定及护理要点；言语治疗的护理要点。

2. 熟悉　康复护理技术的类型；康复护理技术对患者功能的促进作用；治疗师和康复护理之间的协同作用。

3. 了解　目前残疾人的社会康复和职业康复。

（二）能力目标

1. 采用脊髓损伤案例教学法，使学生对康复护理技术在康复护理中的分阶段应用有更深刻的认识，培养其将理论知识与实践相结合、辨证求因的思考能力，使理论知识不再是纸上谈兵，从而吸引学生的注意力，激发学生对于本课程学习的兴趣和求知欲。

2. 采用现场观摩、视频播放等形式，使学生了解康复技术（如环境、日常生活能力训练、体位摆放和体位转移等）在实践中的应用，培训老师现场演示，并邀请同学们参与转移技术、辅具使用等实际操作，活跃课堂气氛，激发学生的参与热情。

（三）情感态度目标

1. 通过案例分析、视频播放和实操训练等方法，培养学生理论知识联系临床实践的辨证思维能力，加深学生对康复护理技术的理解和认同，增强其学习兴趣和自信心。

2. 通过临床实例教学，加深学生对康复护理技术的认识，通过演示治疗、护理使患者功能恢复的实例，让学生体会自己所学的知识给患者带来的社会价值和职业价值，突出康复治疗和临床护理相得益彰的功效，体会临床康复治疗的生命力，增强学生对康复治疗护理技术的热爱和学习的浓厚兴趣。

三、教学设计

（一）教学内容

该课程以康复护理方法和康复护理技术为主干，以临床应用、实践操为落脚点，以夯实学生的理论知识基础为目的。

（二）教学重点

1. 康复治疗前、中、后的护理要点。

2. 康复护理技术对康复治疗的促进和协同作用。

重点突破：分清主次，详略得当；围绕重点进行必要的拓展补充，以求课堂讲授内容具体、深入、明确，重点更加突出；在教学时间的安排上予以切实保证，使重点部分讲清讲透。

（三）教学难点

康复护理技术内容较多，涉及患者不同时期恢复的各个阶段，可通过案例讨论或问题的提出，引导学生独立思考→尝试解题→合作交流→比较归纳→反思小结→形成体验。

（四）解决方法与措施

1. 理论授课以点带面，重点导入实际案例，在护理查房案例中凸显护理技术对患者功能的促进作用。

2. 现场演示康复辅助器具的选择和使用，如床椅转移、体位摆放等。

四、教学情况及教学预测

（一）起点水平

授课对象是大三康复治疗专业的学生，学生具备一定的康复治疗技术的基础知识，在授课时可结合案例进行理论联系实际的知识点拓展，强化知识点的实际应用。由于学生对康复护理技术了解较少，需重点讲授康复护理技术的类型、方法及康复治疗后的延伸护理服务对疾病功能恢复的影响，使学生对于康复护理技术有更加形象、直观的认识，激发学生学习知识的兴趣。

（二）认知特征

该年级的学生具备一定的知识概括能力和问题分析能力，对临床实践知识更加感兴趣，能适应教学进度。有较强的学习探索求知欲，能更好地发挥其学习的主观能动性和思辨能力。在讲课过程中借助图片、视频等多媒体教学手段，可充分调动学生学习的兴趣和积极性。

（三）情感态度

学生乐于在生动活泼、平等开放、充满时代气息的课堂环境中学习，理论知识比较枯燥，课堂上学生注意力难以贯穿教学全过程。因此，在课堂上以讲授为主，借助多媒体演示，将文字信息与视频、实物、图片等相结合，通过案例分析、超链接视频播放、问题导入、问题提问、问题讨论等方式吸引学生的注意力，激发其自主学习的兴趣，引导学生对于相关知识的探索求知兴趣。理论知识是经验的积累总结，其更新程度往往滞后于临床，这就需要学生动手查阅相关知识，做好课前预习准备。

（四）可能出现的问题及解决预案

康复护理学是康复治疗专业的选修课程，大部分学生在学习态度上对该课程可能不够重视，因此在授课时要重点突出知识点拓展，使其对于护理技术为患者带来的促进效能有更加深入的认同感，了解康复护理技术是对康复治疗的延伸，更加深入地体现康复护理技术对康复治疗的促进和协同作用。

五、教学策略与方法选择

1. 以脊髓损伤护理查房案例导入本章节教学内容，将物理疗法、作业疗法、中医治疗技术、无障碍环境改造、体位转移、日常生活能力训练、神经源性膀胱和直肠评估和训练方法、呼吸功能训练、康复辅具使用、家庭环境改造等康复治疗和护理技术融入教学过程，让学生通过回顾之前学过的知识，将康复护理技术运用到治疗技术当中，分析实践中的问题，培养学生理论联系实际、分析问题、解决问题的能力，以学生为主体，以教师为引导，形成师生间良好互动的班级授课模式。“以学生为中心、以能力为重点”，教学设计着眼于激发学生兴趣、培养学生能力，不仅使他们掌握知识，更重点培养其发现问题、解决问题的能力。

2. 授课中导入视频，拓展学生的知识面，使学生对于康复护理的新模式、新技术、新方法对患者的功能促进有更加生动、深刻的认识。

3. 本次授课安排为理论授课与实践授课分别 3 小时，现场观摩物理因子疗法、运动疗法、作业疗法、日常生活能力训练、康复辅具的选择和使用等康复护理技术，并让学生参与到康复护理技术的实践中。

4. 综合运用互动问答、案例式、引导式、讨论式、探究式等教学法。重点部分配合举例讲解和启发式提问，以问题为向导，激发学生思考及解决问题的探索求知欲，并从发现问题、解决问题的循证实践中获得成就感和自信心。难点部分结合案例教学法和研讨式教学法，在师生互动的授课模式中，达到良好的教学效果。

六、教学过程

（一）课堂讲授与理论授课

1. 了解学生需求，导入新课（约 5 分钟） 教师介绍教学进度及重点，了解学生的学习兴趣和方向，承上启下，导入新课。

教学活动与设计意图：课堂随机提问学生康复治疗技术的掌握情况，引导学生思考康复护理对康复治疗的协同作用，采用启发式提问，引出本节内容，并归纳学生的回答。

教师提问：“康复医师、康复治疗师与康复护士之间是配合协同关系，你认为康复护理对患者功能恢复的协同意义存在于哪些方面？”

2. 问题探究，讲授新课（约 125 分钟）

（1）教学内容：康复护理方法。

①物理疗法（约 10 分钟）

教学活动与设计意图：讲述物理因子疗法和运动疗法的概念。物理因子疗法是应用声、光、电、磁、热、冷、力等人工物理因子治疗疾病和功能恢复的方法（图 20–1）。徒手运动疗法是徒手或利用器械和仪器进行全身或局部运动，以达到治疗目的的一种方法（图 20–2）。徒手运动疗法和物理因子疗法是康复治疗中最重要、应用最多的方法。重点了解各种治疗的作用意义以及治疗前、治疗中和治疗后的护理要点及注意事项。

采用脊髓损伤案例导入物理疗法，通过图片让学生感知各种物理治疗仪器的效能和运动疗法介入的时机、方法。

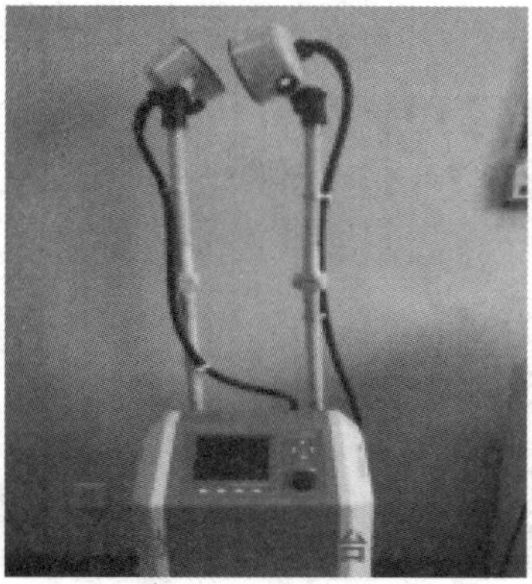

图 20-1　物理因子疗法

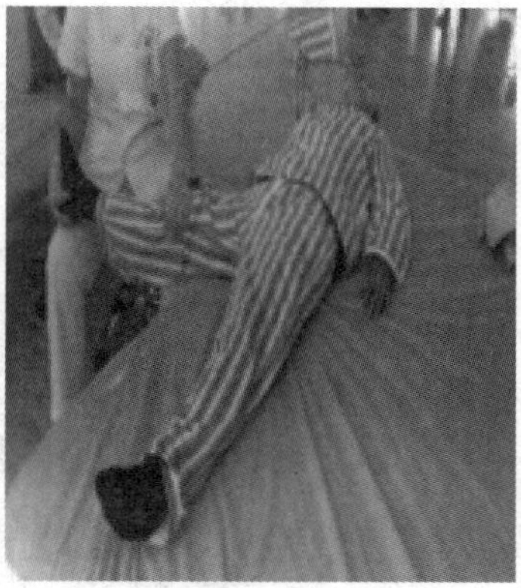

图 20-2　徒手运动疗法

②作业疗法（约 10 分钟）

教学活动与设计意图：作业疗法是有目的地选择作业活动进行训练和治疗，最大限度地恢复、改善患者的生理功能和心理健康，使康复对象恢复工作、学习和适应社会的能力。作业疗法以提高生活质量为目标，对预防劳动能力丧失和残疾的发生有积极的作用。采用案例导入法，使学生了解临床治疗中如何进行有效评估，如何开具作业治疗处方，有目的地进行训练和康复。采用案例导入和图片展示，加深学生对作业疗法的认知。通过康复医院为患者进行的作业疗法展现，加深学生的认知（图 20-3、图 20-4）。

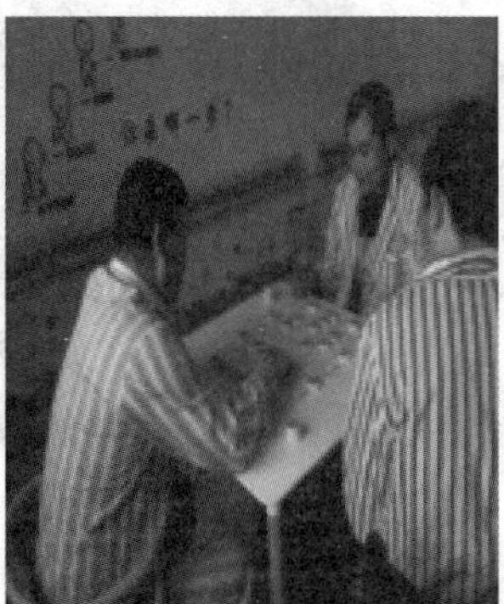

图 20-3　作业疗法（1）

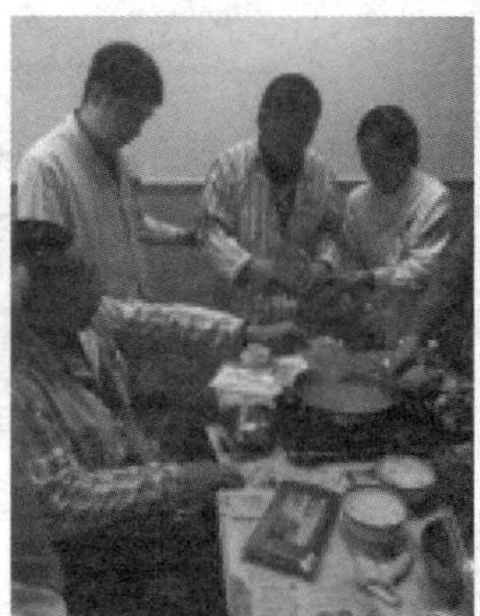

图 20-4 作业疗法（2）

③言语治疗（约 5 分钟）

教学活动与设计意图：言语训练是通过听、说、写、读等对患者进行针对性的治疗和训练，以改善患者的言语功能，提高其语言交流能力。教师展示各种言语治疗的图片，以形象直观的方式让学生感受言语训练的特点，然后进行总结，激发学生对言语治疗的学习兴趣（图 20-5）。

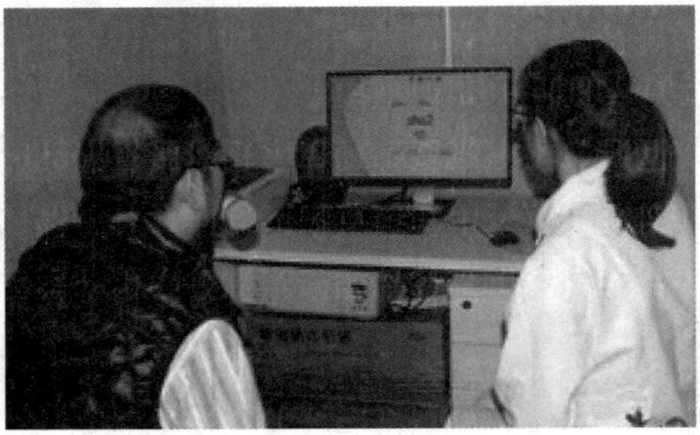

图 20-5　言语治疗

（2）教学内容：康复护理技术。

①康复护理环境（约 5 分钟）

教学活动与设计意图：教学过程中结合 PPT，展示康复医院无障碍环境，介绍室内环境和室外环境的布局和要求（图 20-6、图 20-7），引导学生对康复环境的无障碍化构思，关注社会的无障碍设计。

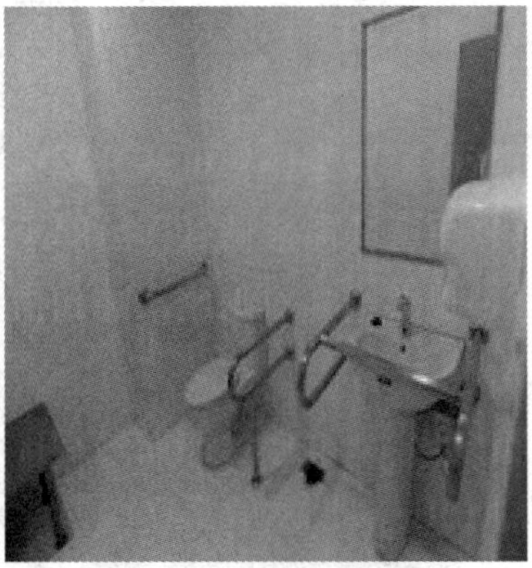

图 20-6　室内环境部分

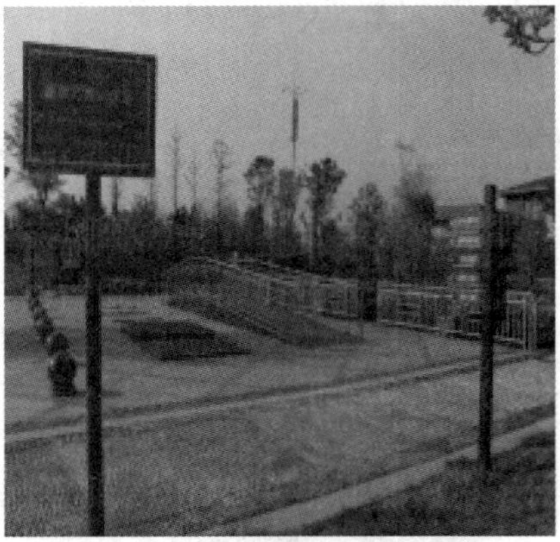

图 20-7　室外环境部分

②日常生活能力训练（约 15 分钟）

教学活动与设计意图：ADL 训练的目的是以提高患者的日常生活能力为宗旨，包括洗漱、修饰、穿衣、进食、出行及社会参与。掌握训练要领，关注患者安全。重点导入脊髓损伤、脑卒中等日常生活能力训练视频（图 20-8、图 20-9），让学生直观、全面地了解训练的基本要领，通过案例教学，提高学生的学习兴趣，提高辨证求因的思维能力。

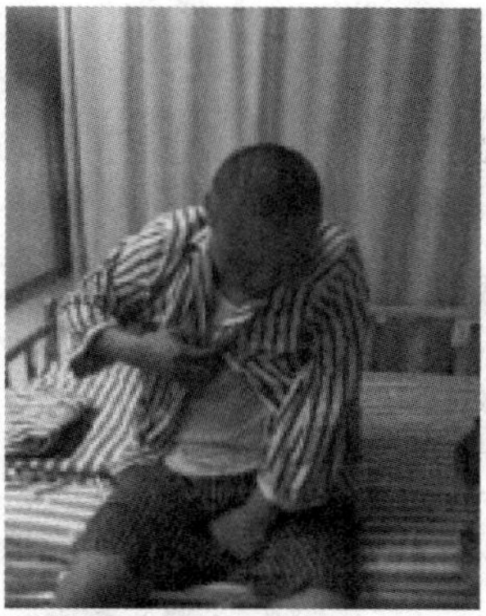
图 20-8　脑卒中患者的日常生活能力训练

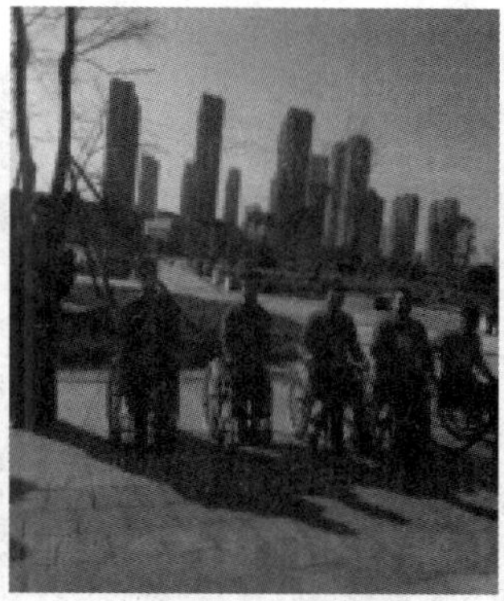
图 20-9　脊髓损伤患者的轮椅训练

③体位摆放和体位转移（15 分钟）

教学活动与设计意图：良肢位是保证肢体处于功能位的一种正确体位。体位转移是让患者掌握各种转移技巧，能自主完成从一点到另一点的转移，从而降低并发症，最大限度地提高其生活自理能力。重点导入脊髓损伤、脑卒中日常生活能力训练视频（图 20–10、图 20–11），让学生直观、全面地了解体位摆放和体位转移的基本要领，通过案例教学，提高学生的学习兴趣，培养学生用归纳总结的方法获取临床知识点，培养其辨证求因思维。

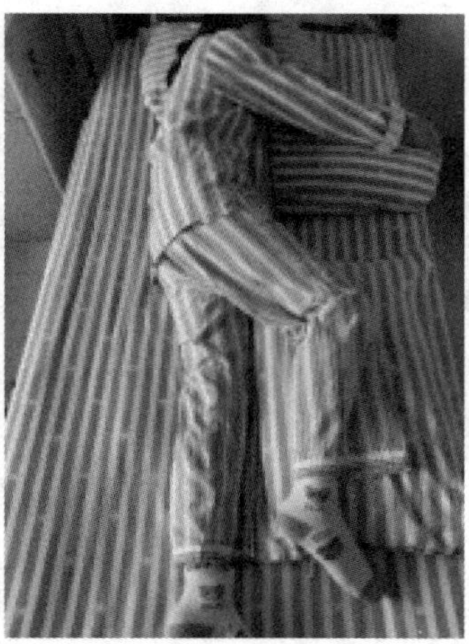
图 20-10　脑卒中患者良肢位

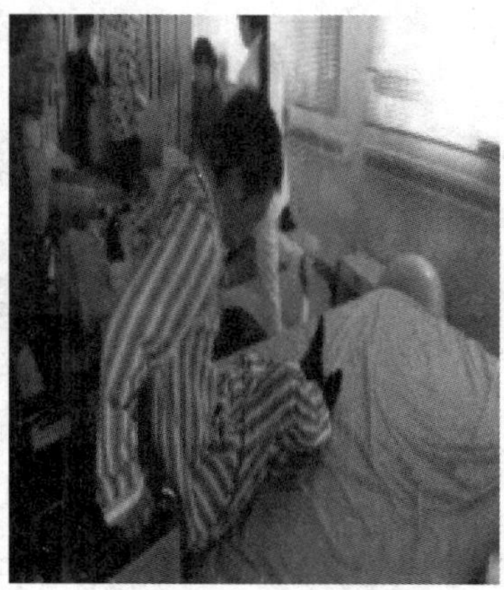
图 20-11 脊髓损伤体位转移

④吞咽障碍的康复护理（10 分钟）

教学活动与设计意图：吞咽障碍是指不能有效将食物从口中送到胃内的一种进食障碍。要求学生掌握吞咽功能的评定方法、基础训练、摄食训练和代偿性训练等多种方法。重点是注意吞咽安全，防止误吸、呛咳引发的窒息，掌握必要的急救方法（图

20–12、图 20–13）。

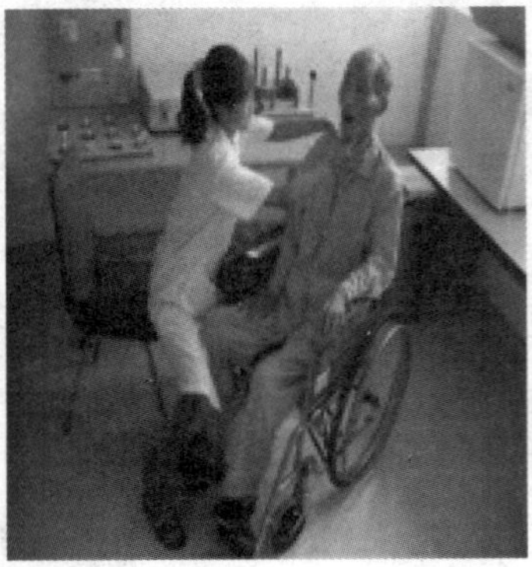

图 20–12　吞咽功能评定（1）

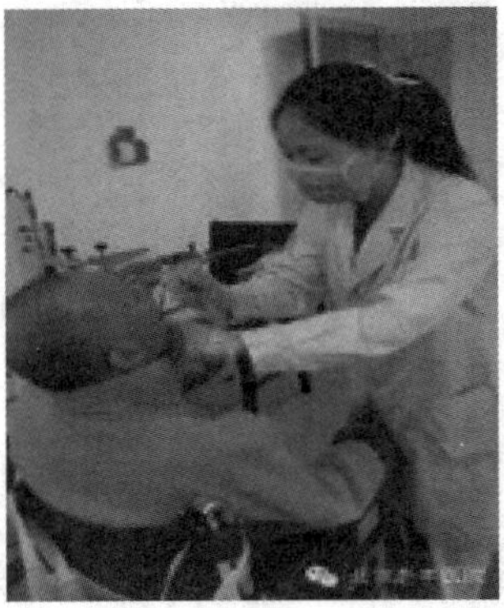

图 20–13 吞咽功能评定（2）

⑤呼吸训练与排痰技术（15 分钟）

教学活动与设计意图：呼吸训练和排痰技术可改善肺通气和换气，进一步增强肺功能，提高呼吸的有效性，在肺康复中起着重要作用。让学生重点了解腹式呼吸、缩唇呼吸、呼吸肌训练和抗阻训练；重点了解排痰技术中的体位引流、有效咳嗽、手法的叩击和震颤。通过图片和现场演示呼吸训练及叩击排痰方法，加深学生对腹式呼吸、缩唇呼吸及叩击手法的理解和掌握（图 20–14）。

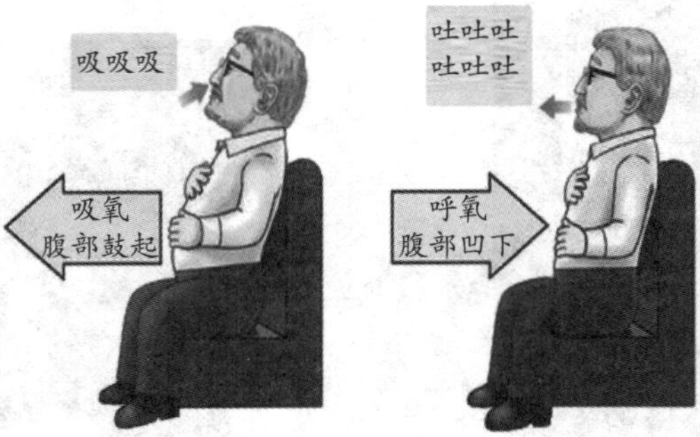

图 20–14　腹式呼吸

⑥排泄功能障碍的康复护理（约 15 分钟）

教学活动与设计意图：排泄功能障碍的康复护理是对因神经系统损伤或疾病所致的膀胱、尿道、直肠功能障碍而实施的特殊护理。要求学生重点了解神经源性膀胱和直肠的评估、训练方法，达到平衡膀胱、减少并发症的目的，解决患者最基本的生理问题。导入神经源性膀胱和直肠课件，使学生深入了解其发生原因及评估、处理方法，提高学生对康复护理技术的认知。

⑦关节功能障碍的康复护理（10 分钟）

教学活动与设计意图：关节功能障碍是骨关节与肌肉损伤后纤维组织挛缩而引起的关节活动范围受限。导入骨科关节功能障碍案例，使学生进一步了解康复治疗介入的时机，采取合适的运动疗法和物理因子疗法，在治疗过程中切忌暴力，注意劳逸结合，避免再次损伤的发生（图 20–15、图 20–16）。

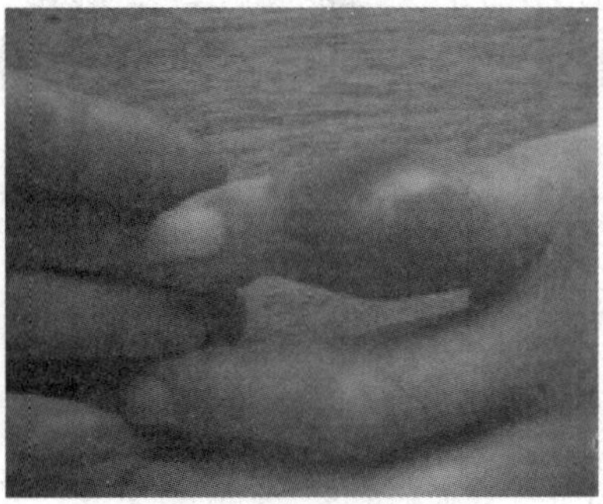

图 20−15　指关节功能障碍

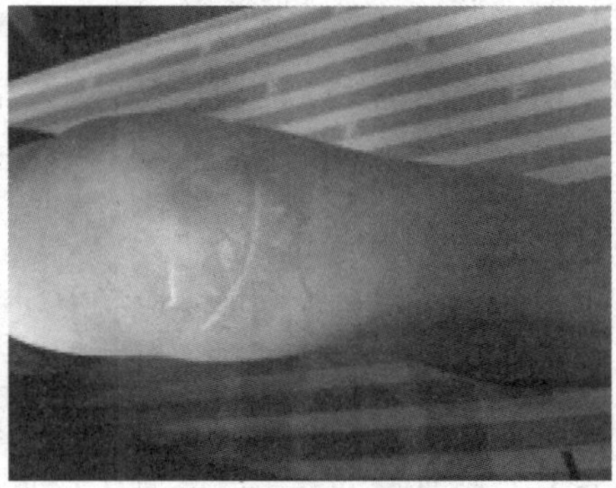

图 20−16　膝关节功能障碍

⑧康复器具的使用与护理（约 15 分钟）

教学活动与设计意图：康复器具是患者康复过程中常见的治疗辅助器具和生活辅助器具，常见的有假肢、矫形器、助行器、轮椅及自助具。导入康复辅具使用的 PPT，该课件能详细讲解辅具的种类、选择、使用和保养，使学生对康复辅具的选择使用有更深一步的认识，正确判定该患者的辅具选择使用是否合适，提高学生应用知识解决问题的能力（图 20–17、图 20–18）。

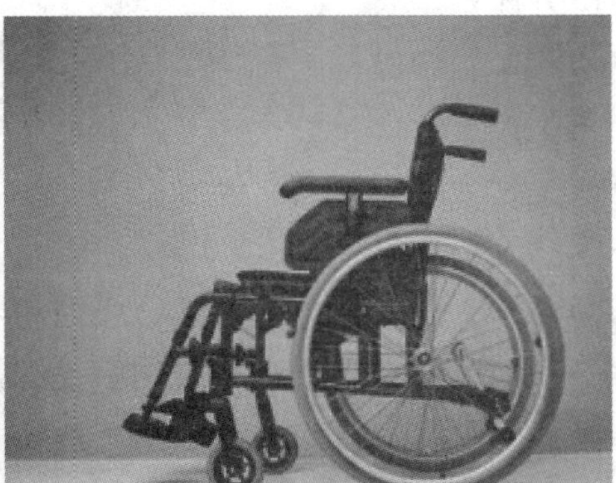

图 20−17　辅助器具——轮椅

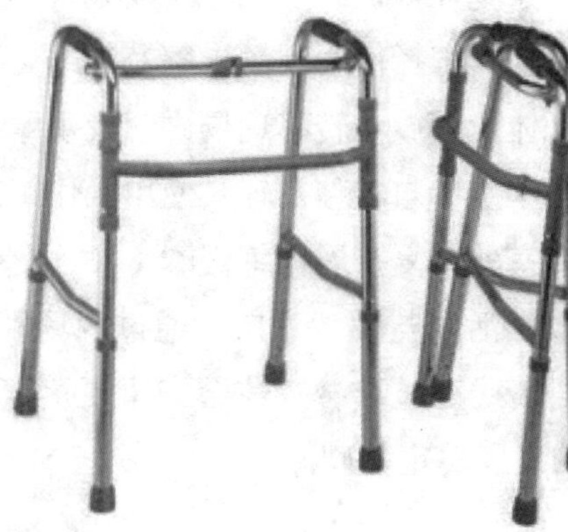

图 20−18 辅助器具——助行器

3. 课堂小结，布置作业（约5分钟）

（1）教学内容：总结本次课的教学内容，归纳重点与难点，布置复习思考题，介绍课后自主学习资源。

（2）教学活动与设计意图：教师与学生互动，总结本次课的学习内容。教师观察学生的参与情况，展开思考与讨论，反馈教学效果，做出即时性评价，提高学生的学习兴趣和学习效果。布置课后作业，发挥学生自主学习的主观能动性，培养学生的科学探索精神，熟悉文献检索方法，提高学生的自主学习能力。

（3）复习思考题

①简述运动疗法的主要作用。

②物理因子疗法治疗前、治疗中和治疗后的护理要点是什么?

③简述PT和OT的联系与区别。

④轮椅等辅助器具如何选择与使用。

⑤神经源性膀胱和直肠的评估及训练方法是什么?

⑥提高日常生活能力的方法有哪些?

（二）实践课（3学时）

1. 物理因子疗法现场观摩（10分钟）。

2. 运动疗法现场观摩（10分钟）。

3. 作业疗法现场观摩（10分钟）。

4. 中医适宜技术针灸、推拿、艾灸等现场观摩（15分钟）。

5. 家庭环境训练及无障碍设施现场观摩（15分钟）。

6. 辅具选择使用现场讲解及观摩（10分钟）。

7. 体位摆放和转移现场讲解及观摩（20分钟）。

8. 学生参与转移及辅具使用操作（20分钟）。

9. 室外康复拓展训练观摩（10分钟）。

教学活动与设计意图：通过现场观摩和实践操作，提高学生的动手能力，能够将理论与实践有机结合，体会到康复治疗的价值，从而更好地投入到学习当中，为康复事业的发展奠定基础。

七、教学方法

1. 理论授课。

2. 视频播放。

3. 现场观摩。

4. 实操训练。

5. 学生参与。

八、自主学习资源

（一）参考书籍

1. 何建华，才艳红 . 康复护理学 . 北京：科学技术文献出版社，2015.

2. 史艳莉，徐国莲，徐玲琳 . 康复护理学 . 北京：教育科学出版社，2015.

3. 燕铁斌 . 康复护理学 .2 版 . 北京：人民卫生出版社，2015.

（二）网络资源

1. 国家精品课程资源网 http：//www.jingpinke.com

2. 中国知网 https：//www.cnki.net

3. 超星数字图书馆 https：//book.chaoxing.com

4. 中医世家 https：//www.zysj.com.cn

5. 丁香园 https：//www.dxy.cn

九、教学反思与自我评价

（一）教学反思

1. 康复护理学是康复治疗本科生的专业选修课，学生在思想上对该学科重视程度不够。

2. 鉴于多年在临床一线工作，实践经验大于理论拓展，因此专业理论高度需要不断地学习加强，与时俱进，掌握最前沿的理论新知识。

3. 摆脱生浇硬灌的教学模式，通过老师与学生的相互提问和回答，让教学在共同思考中展开，充分发挥学生的主体作用。

（二）解决方法

1. 授课前主动与班长沟通，征求大家的意见，了解学生的学习动向、兴趣和爱好，建立班级师生共享微信群，借微信平台搭建教学辅导答疑，了解学生课外自主学习中遇到的困难，并及时引导和解难，有针对性地进行课程安排。

2. 在授课中对学生已经掌握的康复治疗技术简单带过，第一次课（3 学时）主要讲述治疗过程中的护理要点、注意事项，重点导入脊髓损伤和脑卒中案例，使学生充分了解康复治疗的方法、时机、效能，以及康复护理技术给患者功能恢复带来的效果。授课过程中插入超链接播放视频，播放北京脊髓损伤中途之家集中训练轮友，江苏脊髓损伤金俊武操纵轮椅获得吉尼斯纪录，轮椅小友上黄山、到长城。通过视频带给学生更多直观的康复认知，从患者恢复基本的自理生活能力到康复患者获得更多的社会正能量、参与感、归属感，激发学生学的康复护理的兴趣。在讲授基础内容时，尽可能将护理技术的理论知识简单化、生活化，以深入浅出的方式让学生明白学习目的。

3. 第二次课（3 学时），学生到康复医院进行现场观摩和实操训练，提高学生将理论与实践有机结合的思维能力，注重将理论与生活、临床实践相结合，采用启发式、问题解决式、案例讨论等多种方法进行教学，避免单一讲授带来的枯燥感，帮助学生将纯理论学习思维模式转变为临床思维模式，为临床实习做好准备。

（三）自我评价

案例教学法激发了学生的学习热情和探索精神，通过案例导入、视频播放、实操训练等多种形式的教学，启发学生思考，开阔学生的视野，认识康复事业的价值，激发学习兴趣。引导式、启发式教学方法注重知识的推导，突出了学生的主体地位，教学不再是“教给学生什么”，而是“学生学会了什么、发现了什么”，教学过程也不再是只教“是什么”，而是教会学生思考“为什么”“怎么办”，突出了学生自主学习能力的培养。

同时，在开放平等的课堂环境中进行师生互动，使学习过程成为学生心灵愉悦的主动认知过程，既让学生获得更多的学习参与感，也提高了教学效果，施展了个人才华，展现了个人魅力，体现了自身价值。

（附属洛阳正骨医院　许文）

第 21 讲　传统保健体育

一、课程主题

导引养生功法——八段锦（本单元教学 6 课时）

二、指导思想

依据《全国普通高等学校体育课程教学指导纲要》及新课程改革提出的“以学生发展为本”的教学理念，重视学生的主体地位和情感体验；以培养学生的学习兴趣为主线，以培养学生的实践活动能力和创新精神为主要教学目标，教师合理把握教学的自由度，给学生较大的学、练空间，让学生在此过程中，发自内心地感受主动参与运动的快乐和获得成功的喜悦，使我们的课堂真正成为交流情感、体验快乐的课堂。

三、教学理念与学情分析

八段锦是中国古代导引术中的一个重要组成部分，是一套针对一定脏腑、病证而设计的练功功法。其中每一句歌诀都明确提出了动作的要领、作用和目的。功法中伸展、前俯、后仰、摇摆等动作分别作用于人体的三焦、心肺、脾胃、肾腰等部位和器官，可以防治心火、五劳七伤和各种疾病，并有滑利关节、发达肌肉、增长气力、强壮筋骨、帮助消化和调整神经系统的功能。八段锦由八节动作组成，因简便易学、健身效果显著、体势动作古朴高雅，历来深受人们喜爱，被比喻成“锦”（精美的丝织品），故名八段锦。八段锦形成于 12 世纪，在历代流传中形成了许多练法和风格各具特色的流派。八段锦的体势有坐势（文）和站势（武）两种。坐势练法恬静，运动量小，适于起床前或睡觉前穿内衣锻炼。站势运动量大，适于各种年龄、各种身体状况的人锻炼。我们主要学习站姿八段锦。

随着《全民健身计划（2016—2020 年）》与《“健康中国 2030”规划纲要》的相继出台，明确指出加强“体医融合”是“健康中国”的重要组成部分。体育和医疗融合是落实习近平总书记关于体育工作和健康中国建设重要指示的迫切需要，是推动健康革命的迫切需要，是回应群众关切的迫切需要。根据中医药院校的专业性质、培养目标、校园文化环境、教学资源等方面的特殊性，体育教学更应结合自身实际，将“体医融合”作为切入点和突破口。本次功法课以八段锦功法为引，以吐纳呼吸方法的习作为要点，旨在促进学生的身心发展和社会适应能力，重在培养学生对古代运动疗法的认识和了解，把健康的理念和思想贯穿于课堂教学之中，为学生营造一个和谐、宽松、民主、活泼的课堂氛围，让学生在积极参与和体验中初步掌握一定的运动技能，同时学会倾听、交流、沟通、信任和合作，树立终身体育理念。

四、设计思路

设计思路是更好地突出教学重点，分散教学难点。重点是让学生体会传统运动养生功法的方法、中医学原理，学会如何调整气息和放松身体和心理。难点是如何体会和掌握功法中身体和气息吐纳协调配合的自然状态。吐纳者，呼吸也。庄子云：“吹嘘呼吸，吐故纳新，为寿而已矣。”意即吐出浊气，纳入人体所需之清气，以帮助培蓄人体内部之真气，达到修心养性、延年益寿之目的。教师要多让学生在体会气息方法的前提下再教习功法动作，以加深印象，使学生易于接受，并能形成较为深刻的动作记忆。为了能启发学生，提高其思考和分析解决问题的能力，需进一步强化学生对动作重点、难点和细节的理解。

五、教学目标

通过学习，全班大部分学生能掌握八段锦功法，学会放松身心，并结合自身专业掌握各动作的中医学原理；培养学生吃苦耐劳、顽强拼搏的精神，并发展其身体协调能力；逐步学会自我练习，互相帮助。

六、教学重难点

重点：各段功法的中医学原理。

难点：各段功法的动作要领。

七、教学流程

课程内容的导入→徒手操（热身）→动作演示与讲解→动作分解教学→整体教学→教师领做→学生自主练习→纠错练习→小结→布置课后练习。

八、教学基本情况

教学基本情况见表 21–1。

表 21–1　教学基本情况

课程名称	传统保健体育	授课内容	八段锦	
教学对象	专业 2017 年级班	授课时间	2018 年　月　日	
学时	3 学时		教材	殷宏亮．传统保健体育与养生，上海：上海交通大学出版社，2015.

九、教学过程

教学过程见表 12–2~ 表 12–4。

表 12–2　教学过程（一）

教学内容	学习八段锦 1~3 式			
教学目的与要求	目的： 1. 掌握八段锦 1~3 式的动作、要领及功用 2. 强调动作与呼吸、意识的协调配合，体验传统健身功法的特点 3. 培养团结协作、自主学习意识与精神 要求：学生积极主动、认真学习与练习，遵守上课纪律			
教学内容提要	第一式：两手托天理三焦 第二式：左右开弓似射雕 第三式：调理脾胃须单举			
重点难点	重点：做第一式上托时舒胸展体，头充分上抬 第二式做射雕动作时侧拉手五指并拢屈紧，肩臂端平，腰挺直 难点：第三式马步、弓步、扑步的转换与动作的规范			
教学过程（内容安排与要求、组织形式、时间分配）				
课程部分	时间（分钟）	课程内容	组织教法	负荷（量、强度）
开始部分	5	一、开始 1. 体育委员集合整队，报告人数 2. 师生问好 3. 宣布本次课的内容及要求 4. 安排见习生 二、准备活动 1. 绕场地慢跑两圈	教师 △ 体育委员 ⊗学生 × 队形：△⊗ × 教法：宣讲法	

续表

<table>
<tr><th colspan="5">教学过程（内容安排与要求、组织形式、时间分配）</th></tr>
<tr><th>课程部分</th><th>时间（分钟）</th><th>课程内容</th><th>组织教法</th><th>负荷（量、强度）</th></tr>
<tr><td>开始部分</td><td>5</td><td>2. 徒手操（2×8 拍）
①头部运动
②四肢运动
③俯背运动
④弓步运动
⑤扑步压腿
⑥正压腿
⑦膝关节运动
⑧踝、腕关节运动</td><td>组织：
1. 成两列纵队慢跑，队伍整齐，速度适中
2. 成广播体操队形散开
教法：教师口令指挥，学生练习
要求：准备活动充分</td><td></td></tr>
<tr><td>基本部分</td><td>30</td><td>三、学习八段锦基本动作
1. 介绍基本手型：拳、掌、爪
2. 介绍基本步型：马步、弓步、扑步
3. 学习预备式　起势调息
要点：头向上顶，下颌微收，舌顶上腭，双唇轻闭；沉肩坠肘，腹部松沉，呼吸徐缓，气沉丹田
作用：宁心静神，调整呼吸，内安五脏，端正身形，从精神和肢体上做好练功前的准备
四、学习第 1~3 式
第一式　两手托天理三焦（3 遍）
要点：
1. 两手上托要舒胸展体，略有停顿，保持拉伸
2. 两掌下落，松腰沉髋，沉肩坠肘，松腕舒指，上体中正
作用：
1. 通畅三焦，气血调和
2. 防治肩部疾患、预防颈椎病
第二式　左右开弓似射雕（3 遍）
要点：
1. 侧拉之手要并拢屈紧，肩臂放平
2. 八字掌侧掌需沉肩坠肘，屈腕，竖指，掌心涵空
作用：
1. 展肩扩胸，刺激督脉和背部俞穴。同时刺激三阴三阳经，调节手太阴肺经等经脉之气
2. 发展上、下肢力量，提高平衡和协调能力</td><td>教学方法：每种手型、步型，教师边讲解边示范，学生跟做，教师对学生存在的问题及时纠正

要点：在练习过程中，教师要重点强调动作的要点、要领、易犯错误及纠正方法，大家在课上不仅要练习，而且要观察、思考，进一步提高发现问题、解决问题的能力

动作教学方法：每式教授时，示范→边讲解边示范→学生跟做→教师领做→学生分寝室练习</td><td>四个基本手型
呼吸 6~9 次 / 分</td></tr>
</table>

续表

教学过程（内容安排与要求、组织形式、时间分配）				
课程部分	时间（分钟）	课程内容	组织教法	负荷（量、强度）
基本部分	30	3. 矫正不良身姿，预防肩颈疾病 第三式　调理脾胃需单举（3 遍） 要点：力在掌根，上撑下按，舒胸展体，拔长腰脊 作用： 1. 上肢上下对拉，牵拉腹腔，对脾胃中焦肝胆起按摩作用；刺激位于腹胸胁部的相关经络和背部俞穴，调理脏腑经络 2. 锻炼椎骨间的小关节及小肌肉，增强脊柱的灵活性和稳定性，预防肩颈疾病	注意：强调要领，熟记功用 组织、练习方法： 1. 集体练习，分组练习 2. 教师领做，个人练习	
结束部分	5	1. 集合整队 2. 师生放松 ①静力性放松 ②抖动四肢放松 3. 课后小结，师生再见	组织：集体练习 教法： 1. 教师提示并口令指挥学生放松 2. 教师总结 3. 提示课外练习注意事项，要求积极放松	

表 12–3　教学过程（二）

教学内容	复习八段锦 1~3 式 学习八段锦 4~6 式			
教学目的与要求	目的： 1. 熟练掌握八段锦 1~3 式的动作、要领及功用，基本掌握 4~6 式动作 2. 强调动作与呼吸、意识的协调配合，体验传统健身功法的特点 3. 培养团结协作、自主学习的意识与精神 要求：学生积极主动、认真学习与练习，遵守上课纪律			
教学内容提要	第四式：五劳七伤往后瞧 第五式：摇头摆尾去心火 第六式：双手攀足固肾腰			
重点难点	重点：掌握动作要领及结构 难点：摇头摆尾的动作			
教学过程（内容安排与要求、组织形式、时间分配）				
课程部分	时间（分钟）	课程内容	组织教法	负荷（量、强度）
开始部分	5	一、开始 1. 体育委员集合整队，报告人数	教师 △ 体育委员 ⊗ 学生 ×	

续表

教学过程（内容安排与要求、组织形式、时间分配）				
课程部分	时间（分钟）	课程内容	组织教法	负荷（量、强度）
开始部分	5	2. 师生问好 3. 宣布本次课的内容及要求 4. 安排见习生 二、准备活动 1. 绕场地慢跑两圈 2. 徒手操（4×8 拍） ①头部运动 ②四肢运动 ③俯背运动 ④弓步运动 ⑤扑步压腿 ⑥正压腿 ⑦膝关节运动 ⑧踝、腕关节运动	队形：△⊗ ××××××××× ××××××××× ××××××××× 教法：宣讲法 组织： 1. 成两列纵队慢跑，队伍整齐，速度适中 2. 成广播体操队形散开 教法：教师口令指挥，学生练习 要求：准备活动充分	
基本部分	30	三、复习八段锦 1~3 式 四、学习八段锦 4~6 式 第四式　五劳七伤往后瞧（3 遍） 要点： 1. 头要上顶，肩要下沉 2. 转头不转体，旋臂，两肩后张 作用： 1. 上肢伸展、外旋扭转，扩张牵拉胸腔、腹腔内的脏腑 2. 后瞧的转头动作，刺激颈部大椎穴，达到防治“五劳七伤”的目的 3. 增强颈部及肩关节周围肌肉的收缩力；活动眼肌，预防眼肌疲劳及肩颈背部疾患；改善颈部及脑部血液循环，解除中枢神经系统疲劳 第五式　摇头摆尾去心火（3 遍） 要点： 1. 马步下蹲要收髋敛臀，上体中正 2. 摇转时，颈部与尾闾对拉伸长，好似轴在相对运转。幅度上身大，尾闾处小。速度应柔和缓慢，动作圆活连贯 作用： 1. 两腿下蹲，摆动尾闾，可刺激脊柱、督脉；通过摇头，可刺激大椎穴，达到疏经泄热的作用，有助于去除心火	组织： 1. 成三列体操队形，教师居中，学生面对教师，集体跟教师复习 2. 集体分寝室自我练习，教师讲解要点，及时纠正动作存在的问题 要求：动作准确伸展，呼吸与动作相配合 动作教学方法：每式教授时，示范→边讲解边示范→学生跟做→教师领做→学生分寝室练习 注意：强调要领，熟记功用	

续表

教学过程（内容安排与要求、组织形式、时间分配）				
课程部分	时间（分钟）	课程内容	组织教法	负荷（量、强度）
基本部分	30	2. 摇头摆尾时，可使整个脊柱的头颈段、腰腹及臀、股部肌群参与收缩，增强颈、腰、髋的关节灵活性，增强这些部位的肌力 第六式　两手攀足固肾腰（3遍） 要点： 反穿摩运用力适当，至足背时送腰沉肩，两膝挺直，向上起身时手臂主动上举，带动上体立起 作用： 1. 刺激脊柱、督脉以及命门、阳关、委中等穴，有助于防治生殖、泌尿系统方面的慢性病，达到固肾壮腰的作用 脊柱大幅度前屈后伸，发展躯干前、后伸屈脊柱肌群的力量与伸展性，同时对腰部的肾、肾上穴、输尿管等器官有良好的牵拉、按摩作用	组织、练习方法： 1. 集体练习 2. 分寝室练习，一半做一半看，相互纠正错误 3. 集体练习并与第一、二、三式串接 注： 1. 五劳：心、肝、脾、肺、肾五脏的劳损 2. 七伤：喜、怒、悲、忧、恐、惊、思七情伤害	
结束部分	5	1. 集合整队 2. 师生呼吸放松 3. 课后小结，师生再见	组织：集体练习 教法： 1. 教师提示并口令指挥学生放松 2. 教师总结 3. 提示课外练习注意事项，要求呼吸缓慢、均匀、细长	4×8拍

表12–4　教学过程（三）

教学内容	复习八段锦1~6式 学习八段锦7~8式
教学目的与要求	目的： 1. 熟练掌握八段锦1~6式的动作、要领及功用，基本掌握7~8式动作 2. 强调动作与呼吸、意识的协调配合，体验传统健身功法的特点 3. 培养团结协作、自主学习的意识与精神 要求：学生积极主动、认真学习与练习，遵守上课纪律
教学内容提要	第七式：攒拳怒目增气力 第八式：背后七颠百病消
重点难点	重点：掌握动作要领及结构 难点：攒拳怒目增气力的动作

续表

教学过程（内容安排与要求、组织形式、时间分配）				
课程部分	时间（分钟）	课程内容	组织教法	负荷（量、强度）
开始部分	5	一、开始 1. 体育委员集合整队，报告人数 2. 师生问好 3. 宣布本次课的内容及要求 4. 安排见习生 二、准备活动 1. 绕场地慢跑两圈 2. 徒手操（4×8 拍） ①头部运动 ②四肢运动 ③俯背运动 ④弓步运动 ⑤扑步压腿 ⑥正压腿 ⑦膝关节运动 ⑧踝、腕关节运动	教师△体育委员⊗学生 × 队形：△⊗ ×××××××××× ×××××××××× ×××××××××× 教法：宣讲法 组织： 1. 成两列纵队慢跑，队伍整齐，速度适中 2. 成广播体操队形散开 教法：教师口令指挥，学生练习 要求：准备活动充分	
基本部分	30	三、复习八段锦 1~6 式 四、学习八段锦 7~8 式 第七式 攒拳怒目增气力（3 遍） 要点： 1. 马步高度根据自己的腿部力量灵活掌握 2. 冲拳时要怒目瞪眼，冲出之拳如重物阻拦，力达拳面。同时脚趾抓地；拳收回时要旋臂，五指用力握固 作用： 1.“怒目瞪眼”刺激肝经，使肝血充盈，肝气疏泄，有强健筋骨的作用 2. 两腿下蹲十趾抓地、双手攒拳、旋腕、手指逐节强力抓握等动作，可刺激手、足三阴三阳十二经脉的腧穴和督脉。同时，全身肌肉、筋脉牵拉刺激，使全身筋肉结实，气力增加 第八式 背后七颠百病消（两遍） 要点： 1. 上提时脚趾要抓地，脚跟尽力抬起，两脚并拢，百汇穴上顶，要掌握好平衡 2. 脚跟下落时，咬牙，轻振地面，动作不要过急 3. 沉肩舒臂，周身放松	组织： 1. 成三列体操队形，教师居中，学生面对教师，集体跟教师复习 2. 集体分寝室自我练习，教师讲解要点，及时纠正动作存在的问题 要求：动作准确伸展，呼吸与动作相配合 动作教学方法：每式教授时，示范→边讲解边示范→学生跟做→教师领做→学生分寝室练习	

续表

教学过程（内容安排与要求、组织形式、时间分配）				
课程部分	时间（分钟）	课程内容	组织教法	负荷（量、强度）
		作用： 1. 脚趾抓地，刺激足部经脉，调节相应脏腑功能；颠足刺激脊柱和督脉，使全身脏腑经络气血通畅，阴阳平衡 2. 发展小腿后部肌群，拉长足部脚底肌肉、韧带，提高人体平衡能力 3. 刺激下肢及脊柱各关节内外结构，使全身肌肉得到放松、复位，有助于解除肌肉紧张	注意：强调要领，熟记功用 组织、练习方法： 1. 集体练习 2. 分寝室练习，一半做一半看，相互纠正错误 3. 集体练习并与第前六式串接	
结束部分	5	1. 集合整队 2. 师生呼吸放松 3. 课后小结，师生再见	组织：集体练习 教法： 1. 教师提示并口令指挥学生放松 2. 教师总结 3. 提示课外练习注意事项，要求呼吸缓慢、均匀、细长	4×8 拍

（体育艺术学院　殷宏亮）

第 22 讲 社会医学

一、教学设计阐述

社会医学是一门医学和社会科学相结合的交叉学科。它具有一定的宏观性、全局性，教学目的是使学生树立正确的医学观或医学模式，为培养正确的医学思维模式奠定基础。

（一）课程目标

有明确的知识目标、能力目标、价值观目标和学习态度目标。我们常说教书育人，知识的掌握、能力的培养固然重要，但作为医学生来说，学生品德的塑造更要贯穿于整个教学过程中。

（二）设计理念与思路

教研组在学情分析上做了专门的调研。其中，61% 的学生对社会医学的学习积极性、主动性不够。原因在于社会医学是一门专业选修课，多数医学生只重视专业必修课，故而出现学生只关注期末考试而忽视平时课程学习的现象。39% 的学生认为，传统的“灌输式”教学方法，教师忙于讲，学生疲于记，无暇思考，学生易产生厌学情绪。针对以上特点，教研组采取 12 字应对方针，即“时常引导、激发兴趣、注重实践”，引导学生明确学习任务，树立整体医学和大卫生观念，用具体案例激发学生的兴趣，采用 TBL 教学方法分析讨论，进一步提升学生的认知能力，以及团队合作精神和人际交往能力，增加教学互动，促进学生集体智慧与信息量的大碰撞。同时，增加对实践课程的考核权重。

（三）教学环节与特色

坚持以学生为中心的原则，引领学生进入社会医学的殿堂。

1. 在教学内容上，采用启发式提问、图片演示、举例说明、表格总结等方式，增加趣味性，使学生加深对教学重点难点的理解。布置自学内容和课后的复习思考题，培养学生主动学习的能力和创新思维能力。

2. 在教学方法上，融入案例教学法、TBL 教学法、直观教学法、多媒体教学法，使教学形式多样化。

3. 在教学过程中，突出重点难点，设计教学互动，建立师生微信群，不断提高教学质量。教研组建立完善的教学评价体系，常评价、常分析、促改进，教学测量与评价让教学质量更进一步。

二、教学基本情况

教学基本情况见表 22–1。

表 22–1　教学基本情况

课程名称	社会医学	课程性质		选修	
教材版本	李鲁，吴群红 . 社会医学 . 北京：人民卫生出版社，2012.				
授课内容	社会因素与健康	章节	2	课时	2 学时
教学对象	2014 级中医专业	授课形式		课堂讲授	

三、教学目的与要求

（一）知识目标

1. 掌握　社会因素的内涵、社会因素影响健康的基本规律和特点；经济文化因素对健康的影响；社会心理因素的致病机制；行为生活方式的概念、行为生活方式与健康、疾病的关系。

2. 熟悉　社会经济因素与健康之间的相互影响和作用；社会发展因素与健康之间的相互影响和作用；文化的内涵及文化对健康的影响；危害健康的行为；熟悉促进健康的行为。

3. 了解　应激的概念和影响健康的应激源；行为改变干预方法的类型和内容。

（二）能力目标

1. 对与健康密切相关的社会因素的有关数据进行介绍，使学生正确认识社会因素对健康的影响。

2. 学生通过本课程网络数字资源的辅助学习功能，在巩固前期课程知识的基础上，掌握社会因素对人群健康的重要作用。

3. 采用提前预习、分组讨论、课后自学，使学生初步建立社会医学观念和思维模式，树立整体医学和大卫生观念，提高学生自主学习的兴趣和独立思考的能力。

（三）学习态度目标

1. 仪表端庄，语言文明，遵守职业道德规范，尊重老师。
2. 遵守各项规章制度，严谨务实，刻苦钻研。
3. 认真学习，虚心向老师求教，做好笔记，积极发言。

（四）价值观目标

"以学生为主体"，激发学习兴趣，增进师生互动，培养学生主动学习和善于思考的学习习惯，引导学生自觉加强实践能力的全面训练，掌握当前医疗卫生改革动态，提高医学人文素养，成为站在更高起点上的医务工作者。

四、学情分析与教学预测

社会医学是一门医学和社会科学相结合的交叉学科。它既有自身的基本理论和内容，亦与卫生管理学、预防医学、临床医学等学科密切相关。社会医学的教学目的在于使学生树立正确的医学观或医学模式，认识社会因素与疾病和健康之间的关系，学会分析社会因素在疾病发生、发展和转归过程中的作用，以及对医疗卫生工作的影响，为培养正确的医学思维模式奠定基础。

1. 学生特点　社会医学主要研究社会性的医学问题及医学的社会方面的问题，是人文教学中难度较大、比较难以理解和记忆的一门涉及面较广和整体性较强的学科。非预防医学专业的学生在学习社会医学时存在较大困难。其一，非预防医学类专业的学生对社会医学的学习目的不够明确，学习的积极性、主动性不够。可能是因为社会医学是医学生的一门专业选修课，故未引起非预防医学类专业学生的足够重视，多数学生只重视专业必修课，出现只关注期末考试、不注重平时课程学习的现象。其二，传统的"灌输式"教学方法，教师忙于讲，学生疲于记，学生无暇思考，比较被动，学生容易产生厌学情绪。

2. 应对措施

（1）引导学生明确学习社会医学的任务，构建社会医学观念和思维模式，树立整体医学和大卫生观念。1988 年世界医学教育大会发表的著名《爱丁堡宣言》指出，“医学教育的目的是培养促进全体人民健康的医生”，为医学教育和人才培养指出了新的方向，即要求医学生必须获得不仅对个人而且对人群的健康促进和处理疾病的能力。因此，医学生必须了解生活方式对健康的影响和健康与经济的相互关系，具备健康教育、卫生管理、社区卫生及预防医学的知识。西医学的医疗模式已经由生物医学模式向生物 – 心理 – 社会医学模式转变，它要求医学生用新的医学思维观念思考解决医学问题，社会医学正是促进医学生思维转变的重要学科。各项社会卫生和保健制度改革，客观上要求医务人员掌握社会医学知识，注重研究社会因素对人类健康的影响问题，运用多种医学手段加强防治工作。

（2）TBL 教学法结合微信平台及网络资源，激发学生的兴趣，注重案例教学方法的实际应用。在教学开始一周前，将即将要进行的案例布置给学生，以大量视听信息、高科技手段冲击学生的思维兴奋点，采用图形、图像、三维动画，使教学内容表现得丰富多彩、形象生动，让学生有充裕的时间完成对与案例相关基础知识的了解和掌握。只有在掌握基础知识的基础之上，学生才能对案例进行深入的分析，并提出观点。案例的分析讨论以小组为单位，每个小组就案例提出的问题进行分析讨论。团队小组成员之间通过协作与团队的集体智慧，使理论课教学能在传授给学生知识的基础上，进一步提升学生的认知能力、团队合作精神和人际交往能力，真正实现研究性、讨论式学习和互学互教的拓展性学习，变一名老师传授的信息量为学生集体智慧与信息量的大碰撞。引导学生由单纯的知识记忆型的被动学习转变为思考与探索问题的主动学习，以社会医学的大卫生观和新医学模式的基本理论观点研究和探讨社会卫生问题，将课程的理论学习与实践紧密结合起来，增加师生互动，提高课堂教学质量。

（3）增加对实践课程的考核，增加学生案例讨论、小组学习、课堂互动的考核比重。课程成绩的构成一般由四部分组成：考核方法为平时成绩占 40%，期末考试成绩占 60%。其中平时成绩考核方法为：出勤占 10%，平时作业占 20%，课堂互动占 10%。

五、教学内容

（一）讲授内容和要点

1. 概述

（1）社会因素的内涵：社会因素是指社会的各项构成要素，包括环境、人口和文明程度（政治、经济、文化等），也可将社会因素分为两个方面，即自然环境和社会环境。

（2）社会因素影响健康的基本规律和特点

①泛影响性：即作用的发散性，指一种社会因素可导致全身多个器官及系统发生功能变化。虽然有些社会因素致病或健康促进效应有较为明显的靶器官或靶系统，但特异性是相对的。

②恒常性：由于社会因素广泛存在于人们的现实生活中，加之人类具有强大的社会属性，故社会因素对人类必然产生稠密和持久的作用，即作用的恒常性。

③积累性：社会因素以一定的时序作用于人体，可形成应答累加、功能损害累加或健康效应累加。

④交互作用：社会因素作用于人类健康常常是以交互作用的方式产生效应，主要是由其因果关系的多元性所决定的，常常是一种社会因素可以直接影响人群健康，也可以作为其他社会因素的中介，或以其他社会因素为中介作用于健康。

（3）社会因素影响健康的机制：①感知觉系统是社会因素作用的门户。②神经-内分泌-免疫调节网络-社会因素的中介。③中枢神经系统（脑）-社会因素作用的控制器。

2. 社会经济因素与健康　分析不同经济水平对人群健康的影响，社会经济与人群健康的双向性关系。

（1）正面影响：社会经济的发展可明显改善人们的生活水平和生活质量，促进健康状况的提高；改善居民营养；改善居住环境；增加卫生投入。

（2）负面影响：带来健康新问题，即环境污染和破坏；生活方式的改变；大量合成化学物质进入人类生活；心理健康问题；社会流动人口增加。经济对健康产生巨大影响的同时，健康也促进经济发展。劳动能力、体力、技能和智力的提高，促进了经济的发展。

3. 社会环境因素与健康

（1）人口与健康：①人口数量与健康：人口增长过快和人口数量过多对人类健康

的影响主要包括：加重社会负担，影响人群生活质量；加重教育及卫生事业的负担，影响人口质量；加重环境污染和破坏。②人口结构与健康：年龄结构、性别结构。③人口素质与健康：人口素质是身体素质、文化素质和思想道德素质的综合体现。人口素质的提高对健康具有促进效应，公民素质始终是综合国力和国际竞争力的核心组成部分。④人口流动与健康。

（2）生活工作环境与健康：①营养状况与健康：总摄入热量与平均期望寿命呈正相关。②社会营养政策与健康——营养政策、引导食物消费；粮食生产政策。③食品安全与健康。④职业压力与健康。⑤体力活动与健康。

（3）社会制度与健康：①分配制度。②分配形式与人群健康的关系。③对卫生政策的决定作用。④影响人的行为。

（4）社会关系与健康：①社会支持与健康：社会支持是指一个人从社会所获得的情感、物质和生活上的帮助。支持是人的基本社会需要，获得社会支持不是被动的数据展示而是一个互动过程。其包括人际关系、社会网络、社会凝聚力。②家庭与健康。家庭是以婚姻和血缘关系组成的社会基本单位。家庭结构、功能和关系处于完好状态的健康家庭有利于增进家庭成员的健康。反之，则可能危害家庭成员的健康。

家庭结构：家庭功能对健康的影响。

家庭关系：家庭中各种关系协调，家庭气氛和谐有利于家庭成员生理、心理调节控制处于稳定状态，促进身心健康。

（5）社会发展与健康：①科技进步与健康。②城市化与健康。

（6）社会综合发展指标：①社会和人口统计指数体系（SSPS）。②生活质量指数（physical quality of life index，PQLI）。③人类发展指数（human development index，HDI）。④国民幸福指数（national happiness index，NHI）。

4. 社会文化因素与健康

（1）文化的概念与特征：广义文化与狭义文化，文化所包含的内容，文化的特征，文化对健康影响的特征。

文化的基本特征：历史性、现实性、渗透性、继承性、社会性。

（2）文化诸现象（教育、风俗习惯与宗教等）对健康的影响

①教育与人的社会化。社会化是指人从一个自然人转化为一个能够适应一定的社会环境、参与一定的社会生活、履行一定的角色职能的社会人的过程。

②教育水平与健康。教育是人社会化的重要手段，从健康的角度看，教育水平的高低影响着人们健康生活的能力及生活方式，如自我保健能力的提高、良好的生活习

惯、正确的求医行为等都与教育水平有着密切的关系。

③风俗习惯对人群健康的影响。不同民族人群有着不同的身体素质和生活习惯，疾病在各民族的分布差异一部分是由身体特质决定的，生活习惯也就是这里所说的民族习俗对健康产生着更大的影响。

④宗教对人群健康的影响：宗教具有精神的力量。宗教信仰常常使人对自己难以解决或难以回答的问题有了归宿。宗教对行为的影响表现为明显的强制性及高度的自觉性。

⑤非主流文化对健康的影响：亚文化、反文化等。

5. 行为心理因素与健康

（1）行为心理行为因素与健康：心理特征的主要内容，不同气质类型与健康的关系，性格的分类，不同性格对健康的影响。情绪与疾病、生活事件的概念，生活事件量表的使用及评分标准；应激与健康。

（2）致病机制：神经系统与中介机制；内分泌系统与中介机制；免疫系统与中介机制。

（3）行为生活方式与健康：行为生活方式的概念和类型，以及行为生活方式与疾病的关系。

（4）危害健康的行为：不健康饮食行为、吸烟行为、不健康的饮酒行为、生活不规律、不良性行为、冒险行为、医疗行为等。

（5）促进健康的行为：①日常健康行为：如合理营养、充足的睡眠、积极休息、适量运动、讲究个人卫生、保持规律的生活节奏等。②保健行为：如定期体检、接受预防接种、有病主动求医、积极配合医疗护理、遵循医嘱等。③预防性行为：避免导致健康损害的环境和事件，如避免环境中危害物质的侵入，系安全带预防车祸对健康的损害，安全的性行为等。

（6）改变危害健康的行为。

（7）行为改变的干预：①行为治疗：厌恶疗法、阳性强化法、自我控制法、模仿法等。②认知疗法。③健康信念模式。④跨理论阶段变化模式。

（二）自学内容和要点

课外阅读《卫生法学》《卫生经济学》《心理学》等书，了解卫生法规在医疗卫生工作中的地位和作用，健康投资效益计量分析方法，卫生费用控制措施，个性心理特征、情绪等概念，了解危害健康行为与健康之间的关系及关系强度。

（三）复习思考题

1. 试述社会因素影响健康的特点。
2. 我国经济水平低，而居民健康明显好于其他发展中国家，原因何在？
3. 为什么随着社会的发展，文化、心理因素对健康的影响越来越明显？
4. 我国居民的营养问题何在？适宜的社会措施有哪些？
5. 家庭的功能及家庭功能失调对健康有什么影响。
6. 科技进步对健康有哪些影响。
7. 什么叫应激？影响健康的应激源有哪些？
8. 试述行为生活方式与疾病和健康的关系。
9. 试述危害健康的行为对人群健康危害的程度。
10. 简述行为干预方法的类型和要点。

六、教学重点

1. 主要社会因素对健康的作用及影响。
2. 与健康密切相关的主要行为和心理状况。
3. 掌握行为生活方式的概念及与健康、疾病的关系；熟悉危害健康的行为。

七、教学难点

1. 社会因素影响健康的基本规律及特点。
2. 行为心理因素影响健康的机制。
3. 了解行为改变干预方法的类型和内容。

八、教学策略

为实现教学目标，坚持教师为主导、学生为主体的原则，结合本章内容和研究进展及前沿动态进行讲解，改变常规讲授方式，应用 TBL 教学法，从影响健康的社会因素等大量数据引入，或从所收集的流行病学资料导入，通过教师的主导作用逐步实现向学生主动学习的转变。

九、教学方法

（一）案例讨论

社会因素与健康的内容繁多，有四个章节，有很多需要学生掌握、熟悉和了解的知识点，对这些知识点的学习是反映社会医学教学效果的关键。针对繁多、复杂和多样的知识点，我们采用具体案例讨论，将不同的知识点串在一起，帮助学生理解、掌握这些知识点，达到所要的教学效果。这样能使学生轻松记住，而且还能将不同章节的内容联系起来，培养学生的独立思考能力。

（二）直观教学法

采用多媒体课件中的图片、表格等直观再现法，加深学生对教学内容的理解。

（三）多媒体教学法

多媒体教学是目前常用和流行的教学方式，因为多媒体教学有很强的直观性和交互性，加之容量大，信息多，故可开阔中医专业学生的视野，也适合社会医学的特点。采用图片、视频、现场演示能够使学生更直观地加以理解。板书内容是对课程重点内容进行概括，在课程总结时起到重要作用。

（四）趣味教学法

社会医学中许多理论基础需要记忆，很多同学上课一听就明白，但考试就忘记，因此，记忆法也是教学中需要注意的一个环节。谐音记忆法是将需记忆的东西编成一句话，通过谐音掌握需要记忆的内容。比如，社会因素影响健康的基本规律和特点是泛影响性、恒常性、积累性和交互作用，我们取谐音记忆为“交集（积）常影响”。生活工作环境与健康包括营养、食品安全、职业压力、体力活动，谐音记忆为“食养体质（职）”。从四个方面阐述文化影响健康的现象，分别是教育、风俗习惯、宗教、道德和亚文化对健康的影响。为了便于记忆，教研组总结了趣味谐音记忆法：教风崇（宗）德呀（亚）。

十、教学过程

教学过程见表 22–2。

表 22-2 教学过程

<table>
<tr><th>教学步骤</th><th>教学内容</th><th>教学形式和手段</th><th>时间（分钟）</th></tr>
<tr><td colspan="4">社会经济因素与健康</td></tr>
<tr><td>课程导入</td><td>用一个视觉冲击强烈的案例《复旦大学教师于娟的生命日记》视频导入今天的课程</td><td>讲述事例，激发学生的学习兴趣</td><td>5</td></tr>
<tr><td>讲述</td><td>1. 社会因素的内涵和分类
2. 社会因素影响健康的基本规律和特点</td><td rowspan="2">结合提问，使学生加深印象。采用讲解及肢体语言、图片演示，使学生理解示例社会因素交互作用</td><td>10</td></tr>
<tr><td>机制</td><td>社会因素影响健康的机制</td><td>5</td></tr>
<tr><td>关系</td><td>社会经济因素与健康：分析不同经济水平对人群健康的影响，社会经济与人群健康的双向性关系
经济发展水平与健康正面影响及负面影响</td><td>教学难点，请学生据图片归纳经济因素与健康之间的关系
重点：二者的关系，使学生思路清晰明了，容易理解</td><td>15</td></tr>
<tr><td>小结</td><td>课堂总结
提问一：试述社会因素影响健康的特点（随机抽取花名册名单，需学生即时回答，计入平时成绩）</td><td>采用启发式提问，学生共同回答全面回顾所学内容，让学生对本节内容形成整体认识</td><td>5</td></tr>
<tr><td colspan="4">社会环境因素与健康</td></tr>
<tr><td>课程导入</td><td>用 2005 年 11 月吉林化工厂导致松花江污染导入今天的课程——社会环境因素与健康</td><td>使用有较强视觉冲击力的图片进行导入，引发学生的兴趣</td><td>5</td></tr>
<tr><td>讲述</td><td>1. 人口与健康
人口数量与健康；人口结构与健康；人口素质与健康；人口流动与健康
2. 生活工作环境与健康
营养状况与健康；食品安全与健康；职业压力与健康；体力活动与健康
3. 社会制度与健康
4. 社会关系与健康
5. 社会发展与健康
6. 社会综合发展指标 ①社会和人口统计指数体系（SSPS）。②生活质量指数（physical quality of life index，PQLI）。③人类发展指数（human development index，HDI）④国民幸福指数（national happiness index，NHI）</td><td>采用图片、表格等直观演示，结合提问，使学生加深印象</td><td>25</td></tr>
<tr><td>小结</td><td>课堂总结
提问二：家庭的功能及家庭功能失调对健康的影响（微信平台发布，计入平时成绩）</td><td>采用启发式提问，学生共同回答全面回顾所学内容，让学生对本节课内容形成整体认识</td><td>10</td></tr>
</table>

续表

教学步骤	教学内容	教学形式和手段	时间（分钟）
	社会文化因素与健康		
课程导入	用一部纪录片导入今天的课程——社会文化因素与健康。BBC电视台曾拍摄纪录片《7UP》，追踪研究了14个来自不同社会阶层的孩子，从7岁开始，每7年记录1次，一直拍到56岁，整整拍摄了49年	采用纪录片的典型案例导入教学法，激发学生的学习兴趣，紧密联系实际	5
讲述	1. 文化的概念及特征　广义文化与狭义文化，文化所包含的内容，文化的特征，文化对健康影响的特征。文化的基本特征：历史性、现实性、渗透性、继承性、社会性 2. 文化诸现象（教育、风俗习惯与宗教等）对健康的影响　①教育与人的社会化。②教育水平与健康。③风俗习惯对人群健康的影响（有文化中年人比例图表）。④宗教对人群健康的影响。⑤非主流文化对健康的影响：亚文化、反文化等	采用图片演示、举例说明等方式，使学生进一步理解社会文化因素与健康的关系	25
总结	课堂总结 提问三：随着社会的发展，为何文化因素对健康的影响越来越明显（微信平台发布，计入平时成绩）	采用启发式提问，学生共同回答全面回顾所学内容，让学生对本节内容形成整体认识	10
	行为心理因素与健康		
导入	从网络热点新闻——青年白领猝死的事件导入课程——行为心理因素与健康	通过网络热点、时事新闻，激发学生的学习兴趣，又紧密联系实际	5
讲述	1. 行为心理行为因素与健康　心理特征主要内容，不同气质类型与健康的关系，性格的分类，不同性格对健康的影响。情绪与疾病、生活事件的概念，生活事件量表的使用及评分标准；应激与健康 2. 致病机制 3. 行为生活方式与健康　行为生活方式的概念和类型，以及行为生活方式与疾病的关系 4. 行为改变的干预　①行为治疗：厌恶疗法；阳性强化法；自我控制法；模仿法。②认知疗法。③健康信念模式。④跨理论阶段变化模式	采用图片演示、举例说明等方式，使学生进一步理解行为心理因素与健康的关系，行为改变的干预	25
课后反思及总结	教学实施情况小结	通过重温社会因素与健康的相关概念以及重点难点教学并配合学生的共同参与，熟练掌握相关知识，效果良好	10

十一、教学互动环节设计（TBL 教学法的具体实施）

（一）组建 TBL 教学小组

由 5~7 人组成一个小组，由若干这样的小组组成几十人的大团队。教师需指导和参与小组的组建。

1. 指导学生妥善地组建小组

（1）根据技能和能力多样性的原则构建小组，即同一小组成员的能力应有强弱差异，以便在学习过程中以强带弱。

（2）小组的规模适宜（5~7 个成员）。

（3）确保小组成员保持稳定，有利于学生在小组运行的过程中成长。

2. 对小组进行辅导，使每个成员明确自己的责任

（1）充分做好个人的课前准备。

（2）参与小组活动的开展和任务的完成。

（3）参与小组的正常运作。

（二）确定教学要点，准备教案

根据实际情况制定教学计划，将课程内容划分为几个大的单元，部分实施 TBL 教学。在每次 TBL 课堂教学的前 1 周将有关教学资料提供给学生阅读，提出阅读书目，并告知学生课上将进行个人和小组测试。资料可为电子教材、教案、影像学资料等，同时应明确教学目的、要求，如学生须掌握的概念、知识点、要点及其认知级别等，便于学生有效地进行自学。

TBL 教学中是通过以小组为单位的团队模式将学生引导到知识目标上，所以好的教案是完成要求的关键。教研室团队根据教学大纲要求编写了专门的 TBL 教案，包括每单元的个人测试题、小组测试题、应用性的练习题或病案、课前供学生预习的课件、授课的课件、教学评价反馈表等。

（三）应用性练习、教师总结和教学评价

应用性练习用于考查学生应用知识的能力，可以是编写好的案例。问题难度大，备选答案通常没有对错之分，引导学生通过展开小组间的辩论以获得最佳答案。教师总结和教学评价在 10 分钟内完成。

十二、课外自主学习设计

1. 建立班级师生共享微信群，借微信搭建教学辅导答疑平台，了解学生课外自主学习中遇到的困难，并及时引导和解难。

2. 将自主学习的内容发布到微信群里，激发学生的创造性思维。

3. 指导学生登录数字资源平台，利用人机交互式资源，实施自主学习、自我测试，随时掌握自身的学习动态，实时自主评价，以便合理调整自己的学习方法和分配学习时间。

十三、参考书籍

（一）相关专著

1. 连志浩 . 流行病学 .3 版 . 北京：人民卫生出版社，1999.

2. 梁浩材 . 社会医学 .2 版 . 长沙：湖南科学技术出版社，1999.

3. 龚幼龙 . 社会医学 . 北京：人民卫生出版社，2000.

4. 李鲁 . 社会医学 . 北京：人民卫生出版社，2003.

5. 卡尔・L・怀特 . 弥合裂痕：流行病学、医学和公众卫生 . 北京：科学出版社，1995.

6. 卢祖洵，金生国 . 国外社区卫生服务 . 北京：人民卫生出版社，2001.

（二）社会医学领域的外文期刊

1. American Journal of Public Health

2. Social Science & Medicine

3. Journal of Epidemiology & Community Health

（三）学生课外学习资源

1. 知盈医学课堂——哈尔滨医科大学精品课程网（社会医学）https：//v.knowwing.com/TZYX/0ad8981ca2c8286f.html

2. 中国社会医学杂志（Chinese Journal of Social Medicine），曾用刊名：国外医学 . 社会医学分册

3. 医学与社会杂志（Medicine and Society），曾用刊名：同济医科大学学报（社会科学版）

十四、教学测量与评价

社会医学教研室建立了完善的教学评估体系，长期聘请教学经验丰富的教授为教学监查组成员，一方面不定期抽查社会医学教学情况，听理论授课，并详尽记录，给老师提意见和评分。另一方面，要求青年教师坚持旁听老教授讲课制度，要求教学人员相互听课，共同提高教学质量。坚持青年教师试讲、预讲制度；坚持集体备课制度，鼓励参加教学竞赛，不断改进教学效果。教学质量评价涉及教学态度、教学内容、教学方法和教学效果 4 个一级指标，并进一步细分为 15 个二级指标。

1. 教学态度（10 分） ①备课认真，治学严谨，4 分。②教态庄重，从容，严格要求学生，3 分。③重视课堂管理，严格课堂纪律，3 分。

2. 教学内容（40 分） ①明确教学目的，讲授符合大纲要求，15 分。②概念、原理、规律阐述正确，11 分。③内容组织科学，材料确凿，论证有力，6 分。④能贯彻理论联系实际的原则，反映现代科学成就，8 分。

3. 教学方法（30 分） ①讲授系统连贯，重点突出，难点讲清，9 分。②层次分明，条理清楚，9 分。③语言规范、生动，讲授有感染力，板书工整，板图正确，6 分。④能按大纲要求，围绕教学目的，正确使用现代教学技术，6 分。

4. 教学效果（20 分） ①能达到讲授预定的目的要求，8 分。②绝大多数学生能学习掌握教学内容，4 分。③有利于培养和提高学生的智能，4 分。④为培养临床思维打下坚实基础，4 分。

不定期发放《社会医学目标实施学生评估表》，通过对学生填写意见的总结，不断改进教学模式（表 22–2）。

表 22–2　社会医学目标实施学生评估表

调查内容	满意	基本满意	不满意
是否能反映本课程的基本内容			
是否能突出教学内容的重点			
是否能帮助你更快地掌握教学内容			
是否能激发你的学习兴趣和热情			
是否能引起你的深度思考			
是否节奏适中，让你有时间理解和消化			
是否能帮助你提高学习效率			

通过随堂提问并给予口头表扬、体态语言等方式对学生进行赞赏和认可，给他们以成就感和愉悦感，同时把握学生对知识点的掌握程度，调节讲解速度。

通过网络习题库布置课后作业，进一步加深学生对知识点的理解与把握。

十五、教学反思

1. 以典型案例视频导入，增加趣味性，引起学生的注意力，激发学生学习的积极性。结合多媒体课件中的图片、表格等直观的再现方法，加深学生对教学内容的理解，增强对健康影响因素的直接认识。

2. 直观教学法将许多抽象、难以描述和理解的教学内容通过多媒体等教学方式形象化、直观化，激发学生的学习积极性，以利于教师突破重点和难点，大大提高教学质量和效果。

3. 注重培养学生树立整体医学和大卫生观念。

4. 在课堂教学时，请学生分组讨论，激发学生的兴趣与参与感。

5. 课堂互动环节还需要进一步加强。后期教学会让学生更多地了解当前医疗改革相关政策，课堂上请学生分组讨论，激发学生的兴趣和参与感。

（第三附属医院　张霞）

第 23 讲　医用物理学

一、教学设计阐述

医用物理学是针对我校医学类专业（临床医学、医学影像、医学检验和口腔专业）本科生开设的一门专业基础必修课，目前开设在大一第二学期，总共 48 学时，先修课程是高等数学。通过本门课的学习，让学生从更科学的角度深入理解各种医学现象，为他们学习医学专业课程以及将来从事医疗卫生工作和科学实验准备必要的物理基础。

本次课的内容选自《医用物理学》第四章振动与波第四节多普勒效应。多普勒效应是机械振动的延伸和拓展，同时也是医学学生理解超声诊断技术的理论基础，是本章的重点。学生在掌握前三节振动与波的知识的基础上进一步建立多普勒效应的科学概念。通过对多普勒效应的初步研究，巩固、深化和提高学生对波动理论的认识，同时理解超声诊断技术的物理原理。

授课对象是大一新生，其知识基础是高中时学习的机械波最基本的概念，多普勒效应虽然在身边，但大多不曾留意，感性认识不足。多普勒效应现象展示出来后，学生会感到熟悉，因此很容易产生兴趣，那么在设计教学过程时可由典型的生活现象导入课程，引导学生观察发现、得出结论，以充分调动学生的学习热情。

对于医学类专业的学生，数学基础欠缺、计算能力薄弱，纯物理理论的学习对他们有一定的难度，学习中容易产生畏难情绪。在教学中将公式的推导与物理过程的多媒体动画巧妙结合，既能让枯燥的公式变得有趣，又形象地展示了公式的物理意义，加深了对公式的理解。

另外，大一新生学习热情较高，尤其对临床中实际用到的物理知识感兴趣，因此在设计教学内容的拓展环节时，可多列举多普勒效应的临床应用实例，引导学生结合所学、课后查阅资料，分组讨论，分析物理原理。让学习由被动接受变为主动探索，从而更加深刻透彻地掌握教学内容，同时也培养了学生分析问题和解决问题的能力。

为了获取学生的反馈评价，在教学过程中会适时设置互动提问和三个小测试，以检验学生对重点、难点内容的学习效果。

二、教学基本情况

教学基本情况见表 23–1。

表 23–1　教学基本情况

课程名称	医用物理学	授课题目（章、节）	第四章 振动与波 第四节 多普勒效应
课程教材	何跃 . 大学物理简明教程 .2 版 . 北京：中国原子能出版社，2016.		
参考资料	1. 王磊 . 医学物理学 .8 版 . 北京：人民卫生出版社，2013. 2. 赵近芳 . 大学物理学 .5 版 . 北京：北京邮电大学出版社，2018.		
授课方式	大班授课	授课对象（专业）	临床医学、医学影像、医学检验和口腔专业
学时	1 学时（40 分钟）	现场授课	15 分钟

三、教学目标与大纲要求

（一）知识目标

1. 掌握多普勒效应的概念及产生的原因。
2. 理解多普勒效应在生活应用的实例，尤其是临床应用实例。
3. 了解多普勒效应在医学诊断上的应用。
4. 能运用多普勒效应公式进行计算。

（二）能力目标

1. 观察发现　教师通过课堂引导，让学生善于观察，捕捉生活中的不寻常现象，培养学生发现问题的能力。

2. 实践探索　教师通过对具体问题的分析、猜想、验证，培养学生初步探索科学的能力。

3. 逻辑推理　教师通过对多普勒效应成因的分析和公式的推导展示，培养学生的逻辑推理的能力。

4. 科学思维　教师通过监视器、彩超的应用实例，培养学生从科学的角度理解医学现象的能力。

（三）情感态度目标

1. 感受多普勒效应的奇妙现象，联系常见的应用实例，引导学生做生活中的有心人。

2. 体会问题解决的过程，遇到问题多留心，多问为什么，以培养学生良好的学习习惯。

四、教学背景与学情分析

（一）知识基础

学生在掌握前两节波动学和声波知识的基础上进一步建立多普勒效应的科学概念。多普勒效应虽然在身边，但大多不曾留意，感性认识不足；理论基础虽有，但不透彻，有认识障碍，高中物理对多普勒效应产生的根本原因没有涉及，而这是本节的重点所在。

（二）认知特点

多普勒效应现象讲出后，学生会感到很熟悉，因此很容易产生兴趣，尤其对临床中实际用到的物理知识感兴趣。同时大一学生已经完全摆脱了单纯的形象思维，建立起抽象思维的思维模式，因此教学中需以一些感性认识作依托，引导学生应用已有知识，通过理论分析获得新知识。

（三）学习风格

大一新生学习热情较高，但自学能力不强；加之中医药院校医学类专业的本科生数学基础欠缺，计算能力薄弱，逻辑思维能力也不占优势，因此，对于纯物理理论的学习有一定困难。

五、教学重点、难点分析与解决方法

（一）重点

1. 解释多普勒效应产生的原因。
2. 理解多普勒效应在生活与临床中的应用实例。

（二）难点

运用多普勒效应公式进行相应计算。

（三）解决办法

1. 讲授重点、难点知识前，用提问的方式回忆和复习波动的知识。

2. 通过联系生活中的实例，引导学生细致观察，从感性认识上升到理性认识，把复杂的问题形象化、简单化。

3. 将公式的推导与物理过程的多媒体动画巧妙结合，让枯燥的公式变得有趣，形象展示公式的物理意义，帮助学生加深对公式的理解和记忆。

六、教学策略与方法选择

（一）教学手段

1. 图片及视频 展示生活情景，将学生带入主题；播放视频、音频资料，引导学生探究问题。

2. 提问及课堂讨论 采用启发式、互动式、提问式的方法加强师生互动，引导学生思维递进，探究现象本质，提高学生主动性。

3. PPT 动画演示 将公式推导与物理过程的多媒体动画融合，既让枯燥的公式变得有趣，又形象地展示公式的物理意义。

4. 板书 对教学的重点内容进行提炼，简洁，清晰，醒目，便于学生掌握本堂课的内容脉络，有效配合课堂讲授。

（二）教学设计

利用生活情景再现和视频资料，引导学生发现问题 ⇨ 通过提问及课堂讨论，与学生一起探究现象形成的原因 ⇨

讲述科学家的故事，进行人文教育，引出多普勒效应的定义 ⇨ 结合物理过程的多媒体动画，展示多普勒效应公式的由来 ⇨

应用多普勒效应公式分析临床案例 ⇨ 列举更多生活实例和临床案例，启发学生课后分析总结

七、教学过程

教学过程见表 23–2。

表 23–2　教学过程

教学环节	教学内容	教学方式	时间（分钟）
课程导入	以大家熟悉的几组生活场景引导学生回忆，捕捉生活中的不寻常现象 提出问题：当火车、汽车从身边驶过并鸣笛，你听到的笛声有怎样的变化（图 23–1、图 23–2） 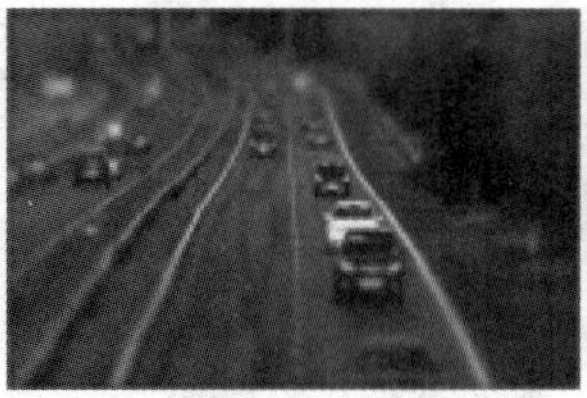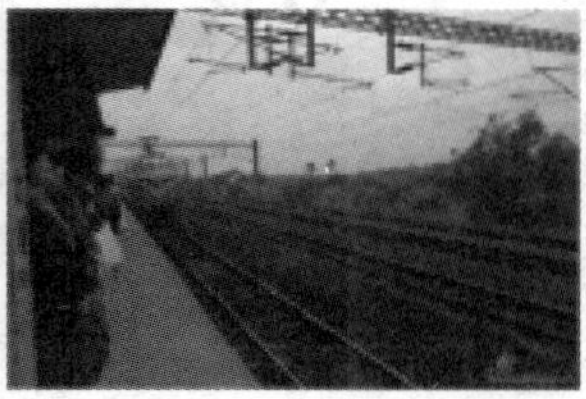 图 23–1　汽车驶过场景　　图 23–2　火车驶过场景	图片、设疑	2
问题探究	播放汽车驶过、火车飞驰鸣笛的音频资料，让学生带着疑问仔细聆听，找出答案 互动：请学生描述听到的声音怎么变化的，教师点评 讨论：是什么原因导致这种变化	视频、互动、讨论	5
人文教育 + 概念讲解	讲述科学家的故事及其科学贡献（图 23–3），提高学生热爱科学、弘扬真理的人文主义精神，在提升学生的学习热情之时总结多普勒现象，引出多普勒效应的定义 测试 1：多普勒现象中实际频率有没有变化 **现象**（1842年发现）：当火车向你驶来时，感觉音调变高；当火车离你远去时，感觉音调变低 **多普勒效应**：由于波源和观察者之间有相对运动，使观察者接收到的波的频率变化的现象 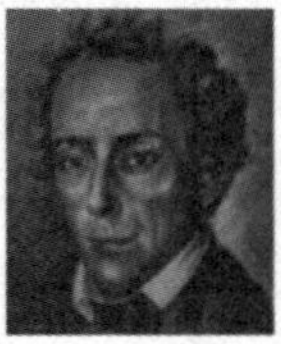 奥地利物理学家（J.C.Doppler） 注意：频率由声源决定，实际频率并没有变化 图 23–3　多普勒效应的概念 板书：多普勒效应 一、定义 相对运动→接受频率发生变化	讲授、PPT、板书	6
知识回顾	复习波速、频率和波长的概念及其之间的关系。准备好充分的感性认识后，要进一步从本质上理解产生现象的原因。引导学生回顾已学知识，为下面多普勒效应公示的推导做好铺垫	PPT、讲授	2

续表

教学环节	教学内容	教学方式	时间（分钟）
公式推导	创设情境，以多媒体动画模拟物理过程和波动过程，同时推导递进。 情景一：观察者静止，波源以 V_S 相对于介质运动 利用多媒体以动画递进、配合公式推导，得出结论： $f'=\frac{u}{u-v_s}f$ 情景二：观察者以 V_0、波源以 V_S 相对于介质运动 利用多媒体以动画递进、配合公式推导，得出结论： $f'=\frac{u+v_0}{u-v_s}f$ 动画演示 1（图 23-4） 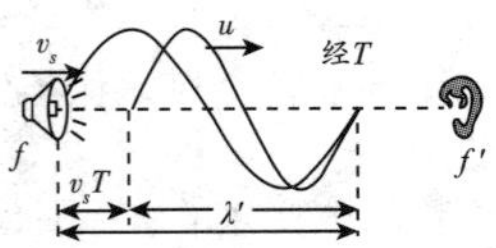 图 23-4　多普勒效应情景动画 波动物理过程情景 动画演示 2（图 23-5、图 23-6） 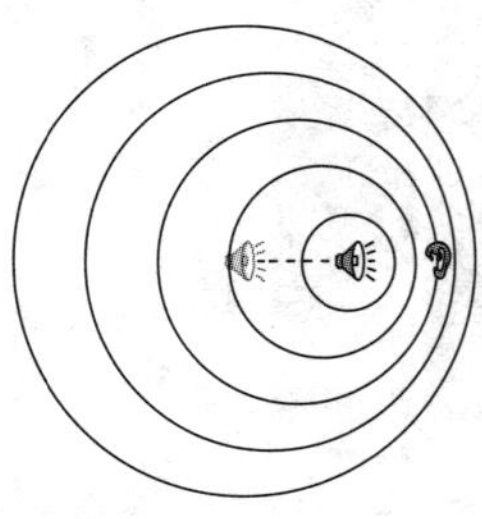 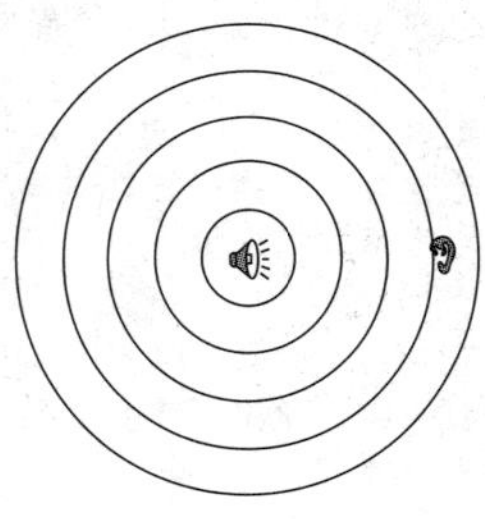 图 23-5　波源不动的波面　图 24-6　波源运动的波面 总结：当波源和观察者靠近，频率升高；当波源和观察者远离，频率降低 测试 2：多普勒效应公式中的三个速度的参考系是什么？ 板书： 二、计算 $f'=\frac{u+v_0}{u-v_S}f$	讲解、动画、板书	12
	分析超声多普勒测血流原理，创建物理模型，引导学生运用所学公式推导测血流速度原理公式： $v=-\frac{u}{2f\cos\theta}\Delta f$		

续表

教学环节	教学内容	教学方式	时间（分钟）
医学应用	测试3：多普勒测血流过程中发生了几次多普勒效应？每次的波源和观察者分别是谁动画演示3（图23–7） 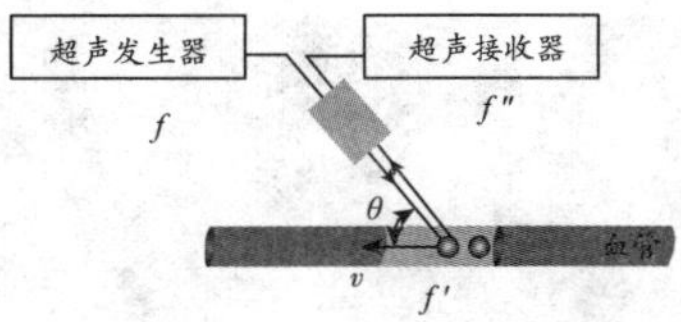 图23–7　多普勒原理测血流速度动画模型 板书： 三、应用 测$v_{血}=\frac{u}{2f\cos\theta}\Delta f$	动画、板书	6
临床案例分析	应用所推导的多普勒效应测血流速度原理公式解释多普勒彩超成像原理：此法是在B超二维显像的基础上叠加彩色实时血流显像。每一个彩色点的深浅表示小区域内血液流速平均值的大小；不同的颜色代表不同的血流速度方向（图23–8） 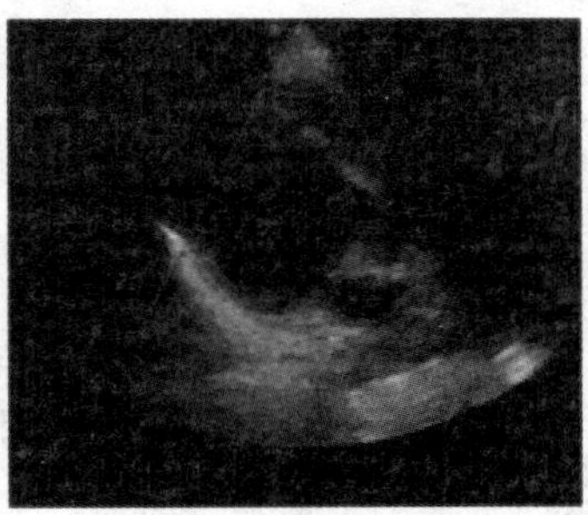 图23–8　多普勒血流速度显像实例	图片、讲授	2
课堂小结	课堂小结 讨论对象：声波 一条物理规律：多普勒效应 $f'=\frac{u+v_o}{u-v_s}f$ 两个关键判断：判断波源、观测者 判断波源、观测者运动情况 交流： 通过本节课的学习你学到了什么 还有哪些不清楚的地方 应用多普勒效应公式需要注意什么	讲授、互动	5

八、课后作业

<table>
<tr><td>思考题</td><td>1. 超声多普勒胎儿心率仪测心率的原理是什么
2. 你知道军事应用中的多普勒导航仪（E-3“望楼”预警机）吗（图 23-9）
课后请查阅相关资料了解
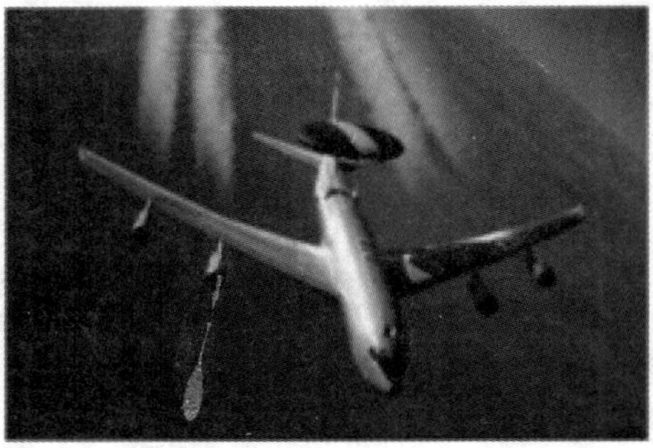
图 23-9 E-3“望楼”预警机</td></tr>
<tr><td>参考资料</td><td>1. 刘延玲 . 临床超声心动图学 .3 版 . 北京：科学出版社，2014.
2. 郑连泽，马建毅 . 预警机的关键技术分析及发展趋势预测 . 舰船电子工程，2014，23（6）1–5.</td></tr>
</table>

九、教学反思

本次课最大的成功之处在于将枯燥沉闷的公式推导配合形象生动的物理情境动画呈现给学生，让学生能很自然地由感性认识上升到理性认识，很好地理解公式，并加以运用。本次教学实践表明，与以灌输、记诵、被动接受为特征的传统课堂教学相比，学生对物理的学习热情明显提高，对学科的认识也从之前的惧怕变为主动探究，并时常向我寻求资料帮助，找我讨论问题，学习兴趣极大提升，直接反映到每年学生的教学评价上，从之前的 95 分上升到 99 分。

关于本门课程的教学，从学生的反馈看，他们更关心临床案例的应用拓展。作为物理学专业出身的教师，深感医学知识缺乏，难以较好地引导学生进行更深层次的研究，满足学生的需求。为此，在今后的教学中，教师应将扩充医学知识、提高自身素质作为一项重要任务，让物理学专业出身的教师通过后期的学习、培训掌握专业教学所需的基本医学知识，以便在实践教学中能够更好地服务于学生。

（信息科学与工程学院 张洁）

第 24 讲　音乐鉴赏

一、教学阐述

（一）课程定位、目标

音乐鉴赏课是一门全校性的公共选修课，加强中医药院校艺术教育是全面贯彻教育方针、实施素质教育的根本需求，也是高等学校实施美育的重要手段。本门课程以让学生认识音乐、了解音乐为知识目标，以培养学生鉴赏音乐和表现音乐的能力为技能目标，以构建学生审美能力和“一专多能”的复合型能力为素质目标。

（二）课程设计与教学内容选取

1. 课程设计　我校以中医为办学特色，因此没有音乐专业的学生，所以选修该门课程的学生艺术修养水平参差不齐。迫于升学压力，大多数学生在高中阶段没有接受过良好的音乐教育，另一方面我校学生又非常喜欢音乐，所以每学期选课的名额都是供不应求。因此，如何选择最合适的教学内容，做到既有通识性、全面性又兼具深度性、创新性、多元性和时代性是课程设计的重要理念。我以“问题、兴趣、信心”作为教育和指导学生的三大要素，以“课程、教师、学生”作为课程设计的三大主体，将本课程分为三大环节：第一明确“课程教的是什么”，第二确定“教师该怎么教”，第三知道“学生学得怎么样”。

2. 教学内容的选取　根据这三大环节，我将 11 周的教学内容分为围绕学生能力培养构建的四大教学模块。

（1）第一个模块——认识音乐。这是音乐审美的前提和基础。第一节课通过对音乐基本元素的讲授让学生认识音乐中的音高、节奏、速度、节拍等，同时明确音乐审美的不同阶段。

（2）第二个模块——了解音乐。这是音乐审美的直觉阶段，根据 11 周的课程教学周期，我把教学内容细化为中外民歌、中外艺术歌曲、中外流行音乐、合唱与指挥、中外乐器、影视音乐、歌剧与音乐剧10个专题，同时将每班学生平均分成10组，每组研究一个专题，课后深入展开分工与合作，以PPT形式上台展示分享主题成果，并让学生自评和互评，计入课程考核评价体系。这个模块的设计重点一是培养学生自主学习和团队合作能力；二是培养学生理解并尊重民族音乐和多元文化的理念，达到全面性、多元性了解音乐的知识目标。

（3）第三个模块——鉴赏音乐。这是音乐审美的体验阶段。以学生鉴赏为主，教师讲授为辅，同时采取半开放式的课堂教学方式，学生可以充分发挥自己的想象力，阐述自己对音乐的理解。同时在讲授中我会有意识地将某些专题与中医结合。如将古琴曲中的宫商角徵羽与心肝脾肺肾、金木水火土以及中医养生和音乐治疗结合起来，体现学科的交叉性和创新性。

（4）第四个模块——表现音乐。这是音乐审美的升华阶段。在10个不同专题的教学中，我会融入相对应的音乐技能实践教学，如正确的歌唱与发声、指挥的基本姿势、音乐剧的舞蹈片段教学等，在师生互动、生生互动的过程中实现课程的技能目标。

音乐鉴赏课程的考核方式是让学生以文艺会演的形式呈现出一台晚会，在这个过程中既照顾到学生的不同音乐背景及专长，又鼓励了不同能力的学生，让每一位学生都有表现自己的机会，从而达到素质教育目标。

“走进指挥艺术”的教学文案设计为音乐鉴赏课程11周教学内容中重要的一个板块。

二、教学基本情况

教学基本情况见表24–1。

表24–1 教学基本情况

课程名称	音乐鉴赏	课程类型	公选课
使用教材	王伟任，王顺通．音乐欣赏教程．北京：人民音乐出版社，2016.		
授课章节	走进指挥艺术	课时	3学时
教学对象	全校本科学生	授课形式	课堂讲授

三、教学目标

（一）知识目标

1. 掌握 指挥的基本姿势及要点；不同拍子的指挥图式及原理。

2. 熟悉　指挥法的基本原则；指挥法口诀。

3. 了解　指挥的作用；指挥需具备的能力；世界及我国著名的指挥家。

4. 区分　打拍子与指挥的区别。

（二）能力目标

1. 能够正确区分指挥基本姿势的规范与否并能独立展示。

2. 能运用不同指挥图式指挥合唱团演唱歌曲。

（三）情感态度目标

1. 让学生意识到指挥不仅仅是打拍子这么简单，使其从新的高度去认识、理解和尊重指挥这个职业。

2. 从指挥的职业属性引申到医师的职业属性，寻找二者的共同点，引导学生树立崇高的职业理想。

四、教学背景与学情分析

（一）学生知识基础

1. 授课对象是来自全校各个学院且非音乐专业的本科生，思维活跃，正处于人生记忆力强、创造力旺盛的黄金时期，易于接受新事物，且大部分学生对音乐有着很大的兴趣。

2. 学生艺术修养水平参差不齐，虽然高中阶段都开设过音乐课，但迫于升学压力，多流于形式。大部分学生音乐基础知识匮乏，仅极少数学生受过良好的音乐教育或有音乐特长。

3. 学生对指挥的概念模糊，大部分学生没有在音乐厅欣赏过合唱或交响音乐会，极少数学生参加过合唱团或担任过指挥的角色。

（二）学生认知特点

大部分学生对音乐的认知层面仅停留在流行音乐领域或当下热点，音乐视角较窄，对于指挥领域更是陌生。

（三）学生情感态度

我校学生专业学习压力较大，大部分学生希望在音乐鉴赏的课堂上缓解学业压力，开拓音乐视野。同时随着学校艺术实践活动的不断增多，对合唱指挥的了解和技能的学习，可使学生在学校的艺术实践活动看到立竿见影的实用性效果，因此学生的学习兴趣高，有学习的主观能动性。

（四）学生学习风格

学生乐于在生动活泼、平等开放、充满时代气息的课堂环境中学习，但音乐鉴赏课程作为一门选修课的性质决定了学生对该课程的重视程度不够，课堂上学生注意力难以贯穿教学全过程。所以课堂上可通过研究性学习 + 合作式学习 + 实践式学习相结合的方式吸引学生的注意力，激发其自主学习的兴趣，并邀请学生上台展示，呈现出多元且活跃的课堂教学。因为现在学生的信息技术技能较强，因此可以鼓励学生多利用网络进行欣赏和拓展学习。

（五）可能出现的问题与解决预案

1. 可能出现的问题 在学习"走进指挥艺术"这章内容时，教学设计以实践居多，因为班级人数较多（150 人），故讲授指挥基本姿势和指挥图式时，可能会出现坐在后排的学生无法清楚看到和领会老师示范手势的问题。

2. 解决预案 采用分组教学的形式，将学生分成不同小组，教师融入学生中近距离进行指导。同时邀请学生上台，以案例形式进行展示，让所有学生在观察、对比、思考中自主分析找出问题，给出合理建议，台上和台下的学生进行合唱者与指挥者两种身份的转换，从而保证每一位学生都能理解和掌握指挥的基本技法。

五、教学重点、难点分析与解决方法

（一）教学内容

1. 指挥的基本作用。
2. 介绍著名指挥家，讲授其背后的故事。
3. 指挥法的基本原则。
4. 指挥的基本姿势。
5. 指挥法口诀。
6. 三种拍子的不同指挥图式。

（二）重点

1. 指挥的基本作用。

2. 指挥的基本姿势。

3. 三种拍子的不同指挥图式。

（三）难点

1. 如何区分打拍子与指挥的区别。

2. 指挥基本姿势中“手”的姿势与要点。

3. 二拍子、三拍子、四拍子的不同指挥图式。

（四）解决方法与措施

1. 课前布置预习内容，要求学生搜集相关资料和视频。

2. 课堂上教师采用启发引导式教学法，注重知识的推导，结合案例分析，融入实践，使学生深入理解教学内容、掌握重点，解释难点。

3. 课后布置思考题及实践项目，指导学生阅读相关参考书或欣赏相关网站上的视频，达到理解提升的目的。

六、教学策略与方法选择

1. 课堂上以视频欣赏开始，激发学生的兴趣，以提问互动导入本单元教学内容。

第一，以问题为线索贯穿整个教学过程，以学生为主体、以教师为引导，形成师生间良好互动的班级授课。

第二，“以学生为中心、以鉴赏为基础、以能力为重点”。教学设计着眼于激发学生兴趣，培养学生能力，不仅使学生掌握理论知识，更着力于学以致用的实践能力，重视培养学生用指挥需具备的综合能力和全局观去思考问题、分析问题、解决问题的能力。

2. 教学综合运用提问互动式、情景结合式、讲授式、引导式、讨论式、探究式、体验式等方法。以问题为主导，激发学生思考及解决问题的欲望，从实践体验中获得成就感和自信心，通过师生互动达到良好的教学效果。

3. 本单元设计在鉴赏的前提下以课堂讲授和学生体验为主，采用多媒体、视频、图片、文字与板书相结合的形式组织教学。

4. 课后利用网络进行在线学习和交流，充分利用互联网知识传播的优势，实现知识资源的共享。每个班级组建微信群，老师在微信群里发送在线学习资料，点评学生的表演或回答学生的提问，打破时空界限，为学生进行“自主学习”创造更有利的条件。

七、时间分配

时间分配见表 24–2。

表 24–2 时间分配

内容	时间（分钟）	备注
第一节 指挥的作用	45	
1. 新课导入：汽车广告	3	播放视频
2. 指挥的作用		
（1）宏观上分析	3	
（2）微观上分析	3	
（3）指挥应具备的能力	6	
（4）打拍子与指挥的区别	12	播放视频
3. 著名指挥家介绍	8	
4. 指挥法的基本原则	10	
第二节 指挥的基本姿势	45	
1. 指挥的部位要求		
（1）身体、双腿、面部	5	
（2）双手的姿势要求		
教师示范“指挥操”	5	
手臂、手腕、手指、手掌、手位的要求	15	
（3）全体学生实践及上台展示	15	
2. 指挥法口诀	5	
第三节 指挥的基本图式	45	
1. 二拍子图式讲解、示范	8	播放视频
2. 三拍子图式讲解、示范、	8	播放视频
3. 四拍子图式讲解、示范	8	播放视频
4. 全体学生实践并合唱	16	
5. 答疑、章节回顾、布置作业	5	

八、教学过程

教学过程见表 24–3。

表 24–3　教学过程

教学内容	设计思路
一、新课导入 欣赏《汽车创意广告》 该汽车广告采用合唱与指挥的形式，用纯人声模拟了汽车在行驶过程中所发出的一系列声音，极具创意让人感觉耳目一新（图 24–1） 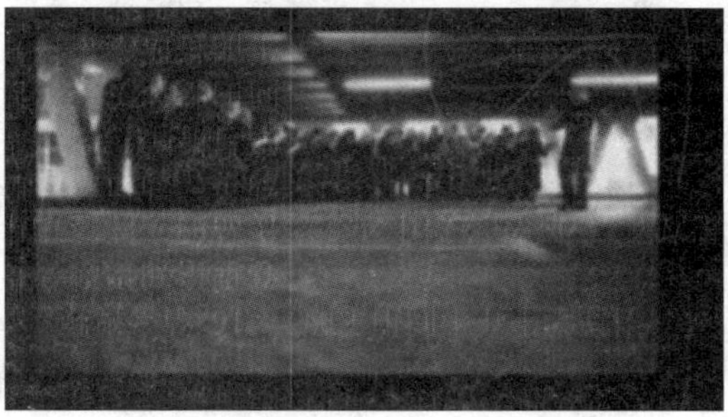 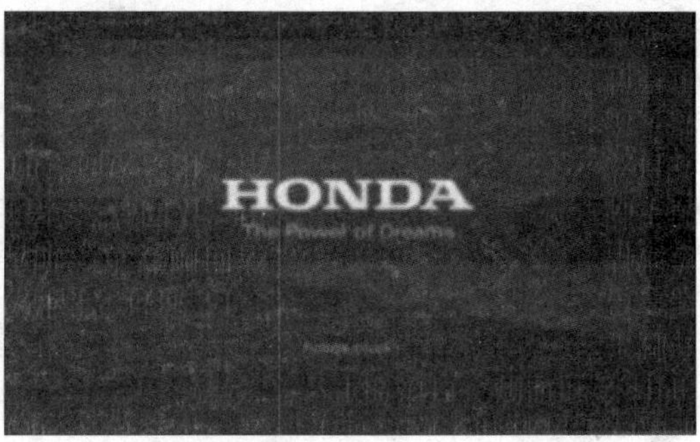 图 24–1　合唱形式的汽车创意广告	1. 通过国外“汽车广告”视频吸引学生的注意力，激发学生对于本课程学习内容——指挥艺术的兴趣和求知欲，也通过视频中呈现出的有趣画面和声音，让学生体会到合唱指挥的创意无处不在
二、启发式提问 汽车广告中站在合唱团最前面的人担任了什么样的角色？起到了什么样的作用？他是可有可无还是必不可少 三、指挥的作用 1. 宏观上：既是“导演”又是“演员” 2. 微观上：①是合唱团和乐队的指导者。②是合唱团和乐队的灵魂 指挥负有对合唱团和乐队进行训练、选定曲目、指挥排练等重要责任，一个指挥最大的成就不在于他在舞台上的表演过程，而在于他能带出什么样水平的乐团。他能够给这个乐团带来多大的提升，他创造了多少场重要的演出，以及录制了多少张高质量的唱片 启发式提问：你觉得一名指挥应该具备什么样的能力才能发挥其作用	2. 启发式教学。引导学生思考，结合切身体会，了解学生对指挥的认知程度，从而开始讲解

续表

教学内容	设计思路
四、指挥应具备的能力 熟练的指挥技法、超强的读谱能力、好的音乐记忆能力、敏锐的听辨能力、扎实而全面的理论知识（如和声、复调、曲式、配器、声乐）、个人的组织能力和强大的人格魅力等（图 24–2） 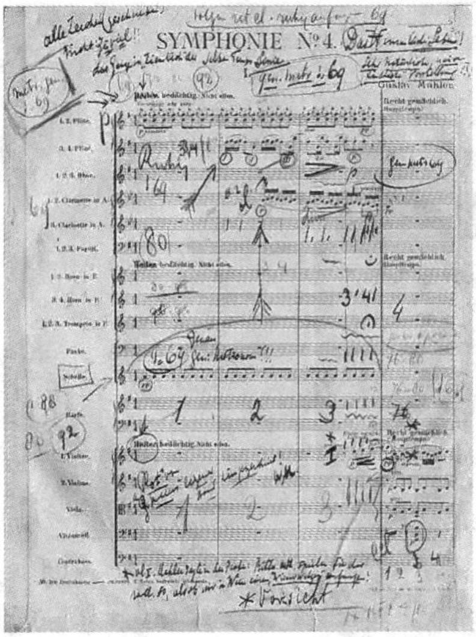 图 24–2　指挥的总谱及案头工作 总结：指挥绝不仅仅是打拍子那么简单，而是音乐在指挥身上的全部体现，指挥是音乐界里最难、最需要耗费脑力、最需要全方位专业水准的职业 五、打拍子与指挥的区别 1. 欣赏舟舟指挥视频（图 24–3）《保卫黄河》 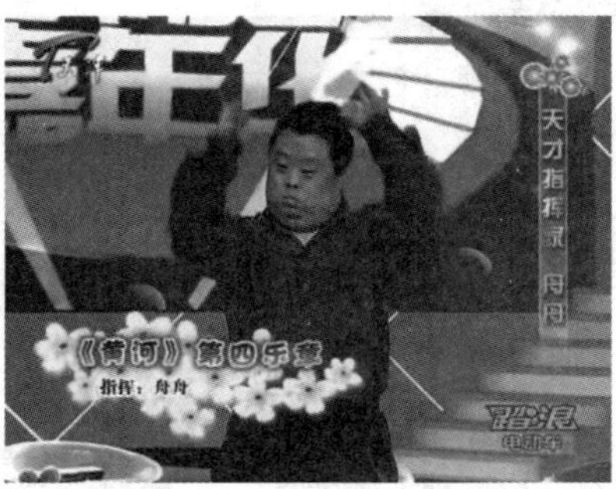 图 24–3　舟舟指挥视频截图 前提：舟舟是一位智力残障者，无法与人正常交流，也没有系统学习过音乐，但他却能跟着伴奏带“指挥”音乐，因此人们称他为“天才指挥家”	3. 采用对比教学法，从宏观上将“指挥”的角色身份与电影“导演”“演员”联系起来，降低学生的理解难度，帮助学生厘清思路 4. 由大及小、由面及点，从微观上具体阐述指挥的作用，帮助学生加深理解 5. 启发学生从指挥的角色及作用反向思考和推导作为一名指挥应该具备什么样的能力 6. 采用图片的直观展示，让学生了解指挥工作的难度及能力要求 7. 采用“提出问题→思考问题→分析问题→解决问题”的模式，将“指挥的作用”的知识点运用到实际问题的分析中，论证两位指挥之间的区别，明确打拍子与指挥的区别，培养学生的辩证思维

续表

教学内容	设计思路
分组讨论：你是否赞同舟舟被称为“天才指挥家”的观点 2. 欣赏小泽征尔指挥视频（图 24-4）《快速波尔卡》 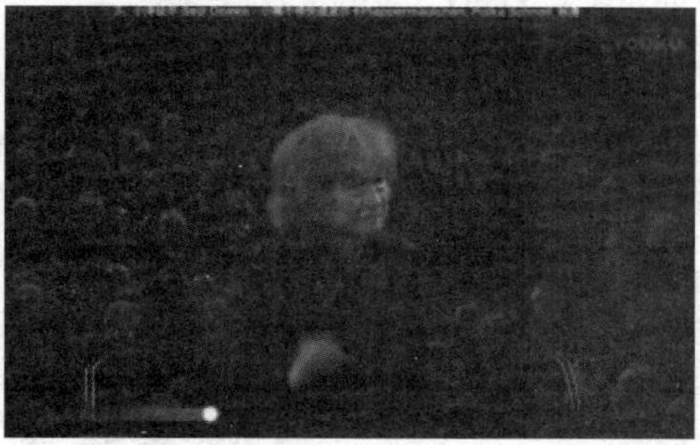 图 24-4　小泽征尔指挥视频截图	8. 以小组讨论的形式让学生展开思考，充分调动学生的积极性。教师分别让学生举手表明立场，同时请两方立场的同学代表阐明自己的观点，此时教师不给予评价与答案，为学生的进一步思考做铺垫
小泽征尔是一位世界级的指挥大师，该视频是其与交响乐队在音乐厅的演出呈现 启发式提问：大家觉得这两位指挥有什么区别 此时教师开始进行引导和对比教学：从二者在音乐的呈现方式、指挥与音乐的关系、指挥的角色三方面进行对比阐述，得出结论：舟舟是打拍子阶段、小泽征尔是指挥阶段 总结：舟舟不能称为“指挥”，更不能称为“天才指挥家”，因为他不具备作为一名指挥应该具备的能力，我们只能称他在“跟着音乐打拍子”	9. 采用引导式和对比式教学法，让学生从不同的角度阐述欣赏完两个视频后的直观感受，深刻理解老师提出的问题，从而推理出问题的结论
启发式提问：打拍子与指挥之间是否存在相应关系呢 打拍子是学习指挥必经的一个阶段，就像我们小时候要学会跑步得先学会走路一样，二者虽层次不同但密不可分 六、介绍世界及中国著名指挥家	10. 思维拓展：引导学生用辩证法和一分为二的角度看问题，理解打拍子与指挥之间的内在联系
1. 小泽征尔（日）　讲述其与中国的渊源及情结，分享其参加国际赛事时所展现出的高水准的专业能力和敢于挑战权威、敢于质疑的精神，启发学生将指挥家的精神上升到自身所学的专业层面	11. 知识拓展。从上述视频中介绍指挥家小泽征尔的人生经历与背后故事
2. 祖宾·梅塔（印）“世界三大东方指挥家”之一，介绍其与长沙的音乐故事 3. 郑小瑛　新中国第一位交响乐女指挥家，分享其学医的经历及如何走上指挥道路的过程，阐述岁月更迭不改初心 4. 介绍中国三位合唱指挥专家：马革顺、严良堃、杨鸿年，引导学生树立崇高的职业理想	12. 举例教学。以中外著名指挥家及交响与合唱指挥家为线索，重点突出指挥家的贡献，使学生从纵向了解名人名家背后的故事
七、指挥法的基本原则 1. 省　省略即指挥动作要简洁明了、主次分明、干净适度 2. 准　准确即指挥动作要规范准确、预示动作、提示到位 3. 美　美观即指指挥服饰、指挥动作、表演能力 八、指挥的基本姿势 部位要求：身体、双脚、面部、双手 1. 介绍不同部位的基本要求	13. 通过解析生活中常见的业余指挥通病，让学生了解指挥法的“三字原则”，为接下来的知识点做好铺垫

续表

教学内容	设计思路
2. 以指挥的“四步操”引导学生实践并快速掌握“双手”姿势基本要求 3. 教师重点阐述手臂、手腕、手指、手掌的要求，并进行分组指导 4. 请两位学生上台展示，其余学生转换身份对其提出指导和修改意见，加深全体学生对指挥基本要点的理解并获得自信心和成就感 九、指挥法口诀 教师将指挥法口诀所包含要点基本涵盖在以上讲解和实践过程中，此时让学生来朗读加深记忆，便会有更深的体会和理解。口诀如下：	14. 采用对比、探究式教学法，教师示范不同部位的指挥基本姿势，并从原理上解析，让学生在思考和对比中得出正确结论，通过体验式教学法让学生做到不仅“学会”“会学”，并且“教会”“会教”
双手勿过顶，落点齐腰平 双足似稍息，切忌摇弯弓 两眼递神灵，面部传激情 五指微然弯，点发源于腕 腕肘臂一体，松弛方自然 双手有分工，勿把噱头添 表情必达意，仪表重稳健 句速力为本，成功之要点	15. 通过“指挥法口诀”总结回顾要点，加深学生的知识“认同感”，培养其归纳总结“化繁为简”的能力
指挥的基本图式 启发式提问：为什么不同拍子的指挥图式运动方向不一样？有何原理 1. 运用物理学原理阐述力学与强弱的关系，引导学生在不同拍子的强弱关系下理解指挥图式的内涵 二拍子：示范曲目《保卫黄河》《团结就是力量》《小星星》（图 24–5） 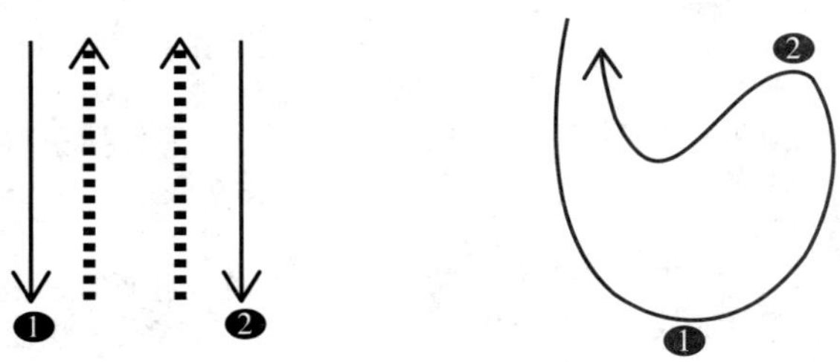 图 24–5　二拍子简单图示与实际运用图示 三拍子：示范曲目《我和我的祖国》《栀子花开》《匆匆那年》（图 24–6） 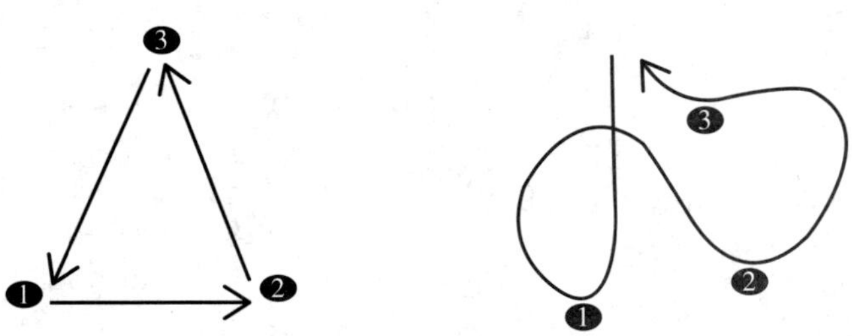 图 24–6　三拍子简单图示与实际运用图示	16. 结合视频、音频，将所有理论知识融会贯通到合唱作品的实际运用中，让学生动手、动口、动脑体验“合唱与指挥”“指挥与合唱”之间的整体关系，使每一位学生能将所学指挥知识运用到艺术实践之中，受益终身

续表

教学内容	设计思路
四拍子：示范曲目《茉莉花》《青春舞曲》《月亮代表我的心》（图 24-7） 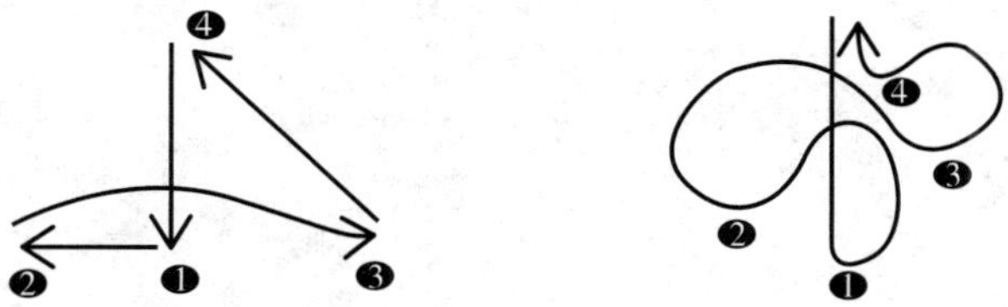 图 24-7　四拍子简单图示与实际运用图示 2. 请学生上台展示，台下学生作为合唱团员，台上学生体会指挥作为“导演”的角色 3. 全体学生边唱边指挥，感受音乐与指挥之间的关系 十一、回顾总结本章内容重点难点 复习思考题 1. 指挥担任了什么样的角色 2. 一名优秀的指挥需要具备什么能力 3. 阐述打拍子与指挥之间的关系 课后作业： 1. 在网上或音乐厅欣赏一场交响乐或合唱音乐会 2. 搜集至少 5 位著名指挥家的名字，了解其指挥风格 3. 选择一首自己最喜欢的歌曲，判断其拍子，根据所学指挥图式进行指挥。 知识拓展： 思考合唱与指挥之间的关系	17. 以问答形式总结回顾重点难点，布置课后作业，分享推荐相关学习资源

九、板书设计

第六章　合唱指挥

（一）指挥的作用

导演、演员、灵魂。

1. 指挥应具备的能力：全方面的音乐综合能力和人格魅力。

2. 打拍子与指挥的区别。

舟舟	小泽征尔
伴奏带	现场交响乐团
机械式、被动	控制式、主动
演员	导演、演员
打拍子	指挥

（二）世界及中国著名指挥家

祖宾·梅塔、小泽征尔、郑小瑛。
马革顺、严良堃、杨鸿年。

（三）指挥法的基本原则

省、准、美。

（四）指挥的基本姿势

1. 身体、双脚、面部。
2. 双手：核心部位，相当于指挥的“嘴巴”。

（五）指挥法口诀

（六）指挥的基本图式

1. 二拍子：强、弱。
2. 三拍子：强、弱、弱。
3. 四拍子：强、弱、次强、弱。

十、自主学习资源

（一）参考书籍

1. 张子鹏，乔绪吉 . 音乐欣赏 . 苏州：苏州大学出版社，2016.
2. 王伟任，王顺通 . 音乐欣赏教程 . 北京：人民音乐出版社，2016.
3. 周跃峰 . 合唱与合唱指挥普修教程 . 上海：上海音乐学院出版社，2014.
4. 马革顺 . 合唱学新编 . 上海：上海音乐出版社，2002.

（二）网络资源

1. 国家大剧院古典音乐频道：https：//www.ncpa-classic.com
2. 国家精品课程资源网 https：//www.jingpinke.com
3. 中国知网：https：//www.cnki.net
4. 超星数字图书馆：https：//book.chaoxing.com

十一、教学反思与自我评价

1. 注重多种教学方式相结合，提高学生学习积极性　教师应打破传统的讲授式教学模式，采用体验式教学，激发学生的热情和探索精神，采用引导式、启发式教学等注重知识的推导，突出学生的主体地位。教学不再是“教给学生什么”，而是“学生学会了什么”。教学过程也不再是只教“是什么”，而是教会学生思考“为什么”“怎么用”，突出学生学习能力的培养。同时在开放平等的课堂环境中进行师生互动，使学习过程成为学生心灵愉悦的主动认知过程，从而提高学习效率。

2. 加强课堂互动与课堂管理，确保学生高效参与　随着智能手机的普及及信息化社会的到来，学生在课堂教学中的参与率明显降低，具体表现在发言不积极、思考不主动、纪律不遵守等方面，自学内容和课后作业完成情况不尽人意。

解决方法：课堂上保证每个学生都高效参与，一方面要建立课堂约束机制，严格管理课堂纪律，对迟到、逃课、上课玩手机等现象不能采取放任自流的态度；课后作业必须按时、按质保量上交，完成情况不好的要反思学习过程。另一方面，应加强课堂互动，让学生反客为主地融入学习中，如设立学习小组、运用启发式提问或建立奖励机制，对积极参与课堂的同学给予鼓励，确保学生在愉悦的状态下收获知识。

3. 充实教学内容，提升音乐鉴赏课程深度，设计高质量的教学文案　音乐鉴赏课程往往给人的直觉印象是看视频、听音乐。作为课程主体对象——高校大学生，授课教师不能让课程仅仅停留在“欣赏”的初级层面，而应该将其上升到“鉴赏与实践”“理解与提升”的更深高度，把“问题、兴趣、信心”作为教育和指导学生的三要素，努力实现“把艺术还给教育、把艺术还给学生”的教学境界。

4. 注重学生的学习体验，提高自身形象气质　作为教师应注重给人形象、礼仪和气质的提升，上课时应衣着得体、行为端正、可适当化淡妆，提高普通话水平和语言表达能力。艺术教师应致力于带给学生内在美和外在美的双重享受。

（体育艺术学院　李媛）

第25讲 思想道德修养与法律基础

一、教学设计阐述

思想道德修养与法律基础是一门思想政治理论课的必修课，使用的教材是高等教育出版社出版的《思想道德修养与法律基础》(2018年版)。这门课针对大学生成长过程中面临的现实问题，开展马克思主义世界观、人生观、价值观、道德观、法治观的教育，课程目标是要培养担当民族复兴大任的时代新人。这门课具有思想性、政治性、理论性，同时具有实践性。也就是说，学生在课堂上获得的知识、能力、情感态度应当转化为他们的实际行动。这就要求我们在教学中一定要贴近现实、贴近生活、贴近学生，既要做传授者，更要做引导者。

基于以上理念，我在教学中尊重教材的逻辑顺序，将课程内容按照人生观、理想信念、中国精神、社会主义核心价值观、道德、法治等模块，综合运用主题讲授法、案例法、图示法、问题法、活动法等方式开展教学。其中，主题讲授是最主要的环节，注重从现象级的话题入手激发学生的兴趣点，进而上升到理论层面，增强他们对理论的认同感；充分利用多媒体，用生动、直观的影像资料，对教学内容进行拓展；以问题为线索，帮助学生理清问题的来龙去脉；每次课根据课程主题设置关键词，以“飞花令”的方式开展经典话语分享，并专门安排十分钟左右的时间在小组探究、时事点评、辩论比赛、你问我答等中选择性开展活动，引导他们“自主、合作、探究”，让学生的参与意识得到充分发挥。最后根据本课内容合理安排拓展，精心布置若干个小研究课题，留下疑问供学生思考，并争取在下一次课帮助学生解疑释惑。

此外，在实践教学环节开展红色经典读书活动、朗读或演讲比赛、医学生誓词、中医生誓词、护士誓词等教育，以及“传递爱心·温暖你我”的道德实践活动、“普法宣传有你有我”的法治教育活动、集体活动策划与记录等。

本门课的考核标准是以能力为本位、以实践为重点、以素质为核心。每两周上交一份作业。采取学生自评、学生互评、教师评价相结合的方式进行成果审核。

通过以上努力，我在教学中不断增强理论的解释力和穿透力，敏锐关注学生的疑问并积极回应。同时注重回归经典，向经典要理论、要自信、要灵感，努力打造有知、有味、有感的思政课堂。

二、教学基本情况

教学基本情况见表 25–1。

表 25–1　教学基本情况

课程名称	思想道德修养与法律基础		
教学对象	本科各专业	授课时间	3 学时
使用教材	本书编写组 . 思想道德修养与法律基础 . 北京：高等教育出版社，2018.		
教学内容	做改革创新生力军（第三章第三节）		

三、教学目的与要求

1. 知识　把握改革创新的基本要求。

2. 能力　夯实创新基础，培养创新思维，投身创新实践。

3. 情感态度　树立改革创新的自觉意识，自觉增强改革创新的责任感，树立敢于突破陈规的意识，树立大胆探索未知领域的信心。

四、教学内容提要

做改革创新生力军。

（一）树立改革创新的自觉意识

1. 自觉增强改革创新的责任感。
2. 树立敢于突破陈规的意识。
3. 树立大胆探索未知领域的信心。

（二）增强改革创新的能力本领

1. 夯实创新基础。

2. 培养创新思维。
3. 投身创新实践。

五、学生特点

（一）知识基础

1. 本课程面对的是大一新生，中学的思想政治课为本课内容的学习打下了一定的理论基础。
2. 思想上有强烈认同，认识上有部分模糊，实践中有一定困惑。
3. 理性思考、自主学习的能力尚需提升，重在将正确理念化为积极行动。

（二）认知特点

主体性、参与感、体验感强烈，感性认知偏多，理性思维不够。

（三）学习风格

信息需求强烈，改革创新有意识，有激情，但是一定程度上依赖互联网，未形成深度阅读和理论探究习惯。

六、教学重点、难点

（一）重点

1. 自觉增强改革创新的责任感。
2. 投身创新实践。

（二）难点

1. 如何树立敢于突破陈规的意识。
2. 新时期，如何培养大学生的改革创新精神。

七、教学策略

（一）教学方法

预设学生需求，注重从学生广泛关注、关心的现象级话题入手，激发学生思考的兴奋点，综合运用讲授法、问题链法、案例法、讨论法、参与式教学法引导学生，注意启发与点拨。

（二）教学组织形式

焦点、疑难问题组织小型开放式讨论、辩论活动。

（三）教学媒体应用

以多媒体技术为辅助手段，化深刻理论为生动直观影像，使教学内容更加贴近学生，贴近生活。

八、教学过程

教学过程见表 25–2。

表 25–2　教学过程

教学内容	教学方式	教学时间（分钟）	教学意图
导入：在 2018 年 5 月 28 日召开的第十九次两院院士大会上，习近平总书记发表了重要讲话，他强调："实现建成社会主义现代化强国的伟大目标，实现中华民族伟大复兴的中国梦，我们必须具有强大的科技实力和创新能力。""我们坚持走中国特色自主创新道路，坚持创新是第一动力，坚持抓创新就是抓发展、谋创新就是谋未来，明确我国科技创新主攻方向和突破口，努力实现优势领域、关键技术重大突破，主要创新指标进入世界前列。" 总而言之，这次讲话的主题词就是：创新	图片展示	3	关注习近平重要论述。在深层次上推动习近平新时代中国特色社会主义思想进课堂
创新是引领发展的第一动力。抓创新就是抓发展，谋创新就是谋未来。以日本和西德为例，二次大战后，他们都能在短短的时间内从废墟中站起来，一位日本学者说她们成功的关键在于"创新"。再看看美国，据研究报道，从 1929~1969 年的 40 年间，美国经济增长的 45% 归功于技术创新。在中国，改革开放 40 多年来，改革创新已成为当代中国最突出、最鲜明的特点。生活从不眷顾因循守旧、满足现状者，从不等待不思进取、坐享其成者，而是将更多机遇留给善于和勇于创新的人们。青年是社会上最富活力、最具创造性的群体，理应走在创新创造前列。我们青年大学生应当把握时代脉搏，迎接时代挑战，做改革创新生力军	理论讲授	3	分享鲜活案例，进行点评，增强思想性、理论性和亲和力、针对性，打造有知、有感、有味的课堂
我们应该如何改革创新	问题思考		
我们要树立改革创新的自觉意识	要点强调		

续表

教学内容	教学方式	教学时间（分钟）	教学意图
我们正处在一个大发展、大变革、大调整的时代，一个迫切需要创新的时代。面对复杂多变的国际国内形势和艰巨繁重的改革发展任务，创新不仅是方法，而且是精神；不仅是要求，而且是责任 当今世界正在发生深刻变化，经济全球化、世界多极化深入发展，科技进步日新月异，思想文化交流交融交锋更加频繁，综合国力竞争日趋激烈，同时全球性问题明显增多，人类社会发展面临新的机遇和挑战。在深刻变化的世界形势面前，推动人类社会发展需要创新，各国都在大力推进创新。特别是2008年国际金融危机爆发以来，各国进一步认识到创新在提高本国综合国力与国际竞争力中的重要意义，纷纷把提高自主创新能力作为重要发展战略。可以说，在日趋激烈的国际竞争中，哪个国家在创新问题上能够先行一步、高出一筹，哪个国家就能赢得发展主动权 习总书记指出，创新从来都是九死一生，但我们必须有“亦余心之所善兮，虽九死其犹未悔”的豪情。青蒿素的发现就是屠呦呦团队通过对200多种中草药中的380多种提取物进行筛查而取得成功的。青蒿素花去了屠呦呦大半生的时间，她甚至曾经以身试毒而患上中毒性肝炎。没有强烈的使命感不可能做到这些	实例论证	3	将“事理、道理、学理”融为一体，以情感人的同时，以理服人
中共中央、国务院2016年印发了《国家创新驱动发展战略纲要》，提出到2020年我们要进入创新型国家行列、到2030年跻身创新型国家前列、到2050年建成创新型强国的“三步走”目标。这既是国家战略，也是我们青年一代的光荣使命	政策解读	1	体现政治意识与政治高度，力求“讲清、讲准、讲透、讲活、讲信”
我们要树立敢于突破陈规的意识。创新之基，在于改革。有一年石家庄流行乙脑，师仲景法用白虎汤，制止了流行。第二年，唐山、北京又流行乙脑，用白虎汤则无效。中医学家蒲辅周，根据五运六气推测，当年气候偏湿，于是加了一味燥湿药——苍术，又解决了乙脑问题。这是什么？这就是突破陈规，这就是创新！不唯书、不唯上，只唯实，才能真正做到创新	实例论证	1	结合真实案例，加大对思想政治理论课内容供给力度和层次
我们还要树立大胆探索未知领域的信心。创新就是要走前人没有走过的路。要创新，就要有强烈的创新自信。未知领域可能是人类认识的盲区，也可能是人类实践的处女地。未知常常令人心生怯意而停下探索和求新的脚步，但未知领域也往往蕴含着发现的沃土和创新的机遇。珠穆朗玛峰在8000米处是最险的，不等待、不观望、不懈怠，才能成功登顶，领略绝美风景			

续表

教学内容	教学方式	教学时间（分钟）	教学意图
正如彼得·德鲁克所言："有些创新的确来自天才的灵光一现，但大多数创新都源自对创新机遇的苦心寻求。"被公认是"现代创新之父"的熊彼德，把"创新"分成三个层次：第一个层次是对原有事物的"再次发现"能力，第二个层次是对原有事物的"重新组合"能力，最高层次是创造"前所未有"事物的能力。当代青年学习创新，并不要求一下子就有创造"前所未有"事物的能力，但我们可以从较低层的"再次发现"和"重新组合"入手。世界上绝大多数的创造发明都是对原有事物的"再次发现"和"重新组合"，产生质变后才表现为"前所未有"的。如在社会科学领域，马克思和恩格斯经过继承和扬弃，将英国古典政治经济学、德国古典哲学和法国空想社会主义的合理部分"重新组合"，从而创造了"前所未有"的马克思主义	要点阐释	4	注重从观点到立场到原理。帮助学生提升理论素养
一个没有创造品质和创新精神的年轻人，只能成为一个谁都可以替代的"人手"，而成不了一个不可替代的"人才"，更成不了令人尊敬的"人物"。一个没有创造力和创新力的国家，也永远进入不了世界强国的俱乐部，即使能够富起来，也不会被人瞧得起，在世界的分工体系中也只能永远扮演一种苦力和打工者的角色。只有中国制造早日变成中国创造，中国创新品牌成为中国名片时，中国才会散发出发自内心的自信光芒！因而，仅有改革创新的意识是不够的，我们更要增强改革创新的能力本领	观点强调	3	巧用"四史"中的丰富资源，增强理论的解释力和穿透力
我们首先要夯实创新基础。基础不牢，地动山摇。推行任何一项改革，做出任何一项创新，都是站在前人积累的专业知识基础之上的。习总书记在两院院士大会上指出：基础研究是整个科学体系的源头。要求我们要瞄准世界科技前沿，抓住大趋势，下好"先手棋"，打好基础、储备长远，甘于坐冷板凳，勇于做栽树人、挖井人，实现前瞻性基础研究、引领性原创成果重大突破，夯实世界科技强国建设的根基。大学生如果无视或轻视专业知识学习，就不可能担负改革创新的重任	引入习近平新时代中国特色社会主义思想进行阐释	3	实现"教材体系向教学体系、知识体系，向信仰体系"的转变
我们还要培养创新思维。一粒种子可以改变世界，一项创新可以创造一个奇迹。我国正在大力实施创新驱动发展战略，推动以科技创新为核心的全面创新。创新需要树立创新思维。我们要认识到，创新思维与守旧思维不同。守旧思维往往求同、模仿，创新思维则注重求异、批判而不甘落入窠臼和俗套；守旧思维被动回答问题，创新思维善于发现问题；守旧思维往往机械、线性、封闭，创新思维则灵活而开放，发散而多维。当然，守旧思维提出的观点人们往往因熟悉而易于接受，创新思维则常常因"异想天开"而被怀疑甚至嘲讽。			

续表

教学内容	教学方式	教学时间（分钟）	教学意图
创新思维是以新颖独创的方法解决问题的思维过程，通过这种思维能突破常规思维的界限，以超常规甚至反常规的方法、视角去思考问题，提出与众不同的解决方案，从而产生新颖的、独到的、有社会意义的思维成果 分享一个案例：避免霍布森选择。避免霍布森选择是什么意思呢？300多年前，英国伦敦的郊区有一个人叫霍布森。他养了很多马，高马、矮马、花马、斑马、肥马、瘦马都有。他对来看马的人说，你们挑我的马吧，可以选大的、小的、肥的，可以租马、可以买马。你们什么马都可以选！大家非常高兴地去选马了，但是整个马圈只有一个很小的门，就是挑选出大马也出不来。后来一个获得诺贝尔奖的人——西蒙把这种现象叫作霍布森选择。就是说，你的思维、你的境界只有这么大，没有打开，没有创新，思维封闭	比较分析	4	结合重大理论问题、重大现实问题、重大实践问题，不断加大对思想政治理论课内容供给力度和层次
前段时间，备受关注的中兴事件一波三折，虽然目前出现了重大转机，但是带给国人的震撼是深远的 我国虽然已是全球第二大经济体，但“大个头”也有“阿喀琉斯之踵”。我们的科技发展水平总体不高，科技对经济社会发展的支撑能力不足，科技对经济增长的贡献率远低于发达国家水平……我们必须警钟长鸣！实践反复告诉我们，关键核心技术是要不来、买不来、讨不来的。要增强“四个自信”，以关键共性技术、前沿引领技术、现代工程技术、颠覆性技术创新为突破口，敢于走前人没走过的路，努力实现关键核心技术自主可控，掌握创新主动权、发展主动权。核心技术是国之重器，只有把核心技术掌握在自己手中，才能真正掌握竞争和发展的主动权，才能从根本上保障国家经济安全、国防安全和其他安全。那么核心技术靠什么？能不能靠守旧思维呢？答案是不言自明的	结合时事探讨	3	巧用“四史”中的丰富资源，增强理论的解释力和穿透力
最后，我们一定要投身创新实践。为者常成，行者常至。坐而论道，不如起而行之。没有下过河，没有呛过水，很难学会游泳。我国古代商汤王在洗澡盆上刻了一句箴言：“苟日新，日日新，又日新。”意思是说，如果能够一天新，就应保持天天新，新了还要更新。这个“新”，不仅是思想，更需要行动。20世纪初，经济学家约瑟夫·熊彼特提出，创新就是建立一种新的“生产函数”，以实现生产要素或生产条件的“新组合”。这个“建立”也要靠实践	观点阐释	3	引导学生学会用历史的长镜头关照现实，汲取智慧

续表

教学内容	教学方式	教学时间（分钟）	教学意图
马克思主义认识论告诉我们，实践与认识、实践创新与理论创新之间是辩证统一、互存互动的关系。习近平总书记强调指出，要“坚持实践第一的观点，不断推进实践基础上的理论创新”“只有聆听时代的声音，回应时代的呼唤，认真研究解决重大而紧迫的问题，才能真正把握住历史脉络、找到发展规律，推动理论创新”，“实现理论创新和实践创新良性互动”，真正做到创新	观点阐释	3	
改革创新是当代中国最突出、最鲜明的特点。大学生富有想象力和创造力，是改革创新的生力军，要在改革创新的实践中奉献祖国、服务人民、实现价值，让改革创新成为青春远航的强大动力 青年时期是创新创造的宝贵时期。纵观世界历史，许多重要创造都是产生于创造者风华正茂、思维最敏捷的青年时期。例如，牛顿 22 岁就奠定了微积分的理论基础，钱学森 28 岁时就已经是世界知名的空气动力学家，爱因斯坦提出相对论时仅 28 岁。就在 5 月中旬，第二十一届北京科技博览会上展出了国内首颗由高校学生自主设计、研发和管控的纳卫星——紫丁香二号。这项成果出自哈尔滨工业大学学生团队之手，这正是新时代青年大学生勇于改革、大胆创新的鲜活体现	结合大学生实际阐述	3	巧用“四史”中的丰富资源，史论结合，增强理论的解释力和穿透力
亨利·福特说：“不创新，就灭亡。”托马斯·彼得斯说：“要么创新，要么死亡。”周海中说：“没有思想自由，就不可能有学术创新” 当前，我们既置身于全球新一轮科技革命和产业变革兴起的历史机遇期，又置身于我国迈向现代化强国的历史新征程。黄金时代，就在眼前。希望大家珍惜人生中最具创新创造活力的宝贵时期，有敢为人先、开拓进取的锐气，有逢山开路、遇河架桥的意志，快马加鞭，登高望远，在创新创造中不断积累经验、取得成果，演绎精彩		3	引导学生提高自身的政治站位，强化新时代大学生的价值自觉，主动改革创新
总结：改革创新是我国赢得未来的必然要求。抓创新就是抓发展，谋创新就是谋未来。青年时期正是创新创造的宝贵时期，处在全球新一轮科技革命和产业变革兴起的历史机遇期，同时又置身于我国迈向现代化强国的历史新征程。应当以时代使命为己任，把握时代脉搏，迎接时代挑战，增强创新创造的能力和本领，勇做改革创新的实践者，将弘扬改革创新精神贯穿于实践中、体现在行动上 发问并留下思考：2016 年，中共中央、国务院印发《国家创新驱动发展战略纲要》，提出到 2020 年进入创新型国家行列、2030 年跻身创新型国家前列、到 2050 年建成世界科技创新强国“三步走”目标。我们能否如期达成这些目标呢？答案在我们身上	理论与现实践相结合	3	锻炼学生逻辑思维，激活学生头脑风暴

九、备注

此次课要特别注重理论联系实际，引导大学生将改革创新的思想认同以及精神力量转化为努力学习、不断践行的实际行动，引导他们在不断修炼学理涵养的同时提高改革创新能力，真正提升课程获得感。

十、参考资料

1. 大力弘扬伟大爱国主义精神为实现中国梦提供精神支柱 . 人民日报，2015-12-31.

2. 中共中央文献研究室 . 习近平关于科技创新论述摘编 . 北京：中央文献出版社，2016.

3. 习近平 . 要有高度的文化自信 / 习近平谈治国理政（第 2 卷）. 北京：外文出版社，2017.

十一、板书设计

第三章　弘扬中国精神

第一节　中国精神是兴国强国之魂

1. 重精神是中华民族的优秀传统
2. 中国精神是民族精神与时代精神的统一
3. 实现中国梦必须弘扬中国精神

第二节　爱国主义及其时代要求

1. 爱国主义的基本内涵
2. 新时代的爱国主义
3. 做忠诚的爱国者

第三节　让改革创新成为青春远航的动力

1. 创新创造是中华民族最深沉的民族禀赋
2. 改革创新是时代要求
3. 做改革创新的生力军

十二、教学反思

在教学过程中采用问题链方式，激发学生关注思考问题的兴奋点。由于问题有开放性的和封闭性的，并不是所有问题都能在课堂上给出很好的回答。部分内容的拓展和挖掘还不够，在破解难点方面还要不断精准发力。在传统加现代、课内加课外的结合方面还需不断探索新方法。

解决路径：继续保持对思政课的热情，毫不懈怠，不断提升自己的治学能力，打造有知、有味、有感的思政课堂。

（马克思主义学院　肖卜文）

第26讲 日语入门及日本文化

一、教学设计阐述

（一）教学目标设计

1. 知识目标

（1）掌握五十音图、浊音、拗音等发音与写法。

（2）掌握20个左右的重点句型及基本语法知识。

（3）掌握50个左右的日常用语。

（4）了解日语基础知识、语言特征等。

（5）了解代表性的日本传统、现代、流行以及医药文化。

2. 能力目标

（1）通过日语入门知识、简单句型、日常用语的学习，具有初步的日语听、说、读、写能力。

（2）通过场景对话练习，具备一定的语言实际运用能力。

（3）通过了解典型的日本传统、现代、流行文化，培养学生的跨文化交际能力。

（4）通过了解日本的医学特别是汉方医药文化，培养学生的对比思考能力。

3. 情感态度目标

（1）通过各种互动对话、游戏，让学生在活跃的课堂氛围中学习日语的语言知识和日常用语，对接下来的日语学习充满期待和兴趣。

（2）在语言教学的过程中，穿插相关的文化知识，采用视频、图片等进行直观形象的展现，提高学生学习的兴趣。

4. 价值观目标

（1）在日本语言文化的学习中了解中日语言文化的渊源，提高学生对本国文化的认同感和自豪感。

（2）通过对目前医药文化特别是汉方医药文化的了解，引发学生对本专业的思考，借鉴汉方医药发展过程中的优势，吸取教训，更好地为我国的中医药事业服务。

（3）培养学生学好日语，为中日友好做好沟通、架设桥梁的意识。

（二）根据学生发展水平确定教学起点

本课程的教学对象为全校各个专业、各个年级中选修日语课的学生，以大一、大二的医药类专业学生为主。这些学生绝大多数没有日语基础，但又对日本文化十分感兴趣，故对日语学习充满期待，是典型的兴趣驱动型。因此，首先在教学内容上要将学习起点设定为零基础，授课中加入大量学生感兴趣的日本典型的传统文化、现代文化及医药文化介绍，引起学生的学习兴趣，引发他们对中日对比文化的思考。其次，本课程为选修课，有别于专业课。尽管一开始学生很感兴趣，但因为是选修课，学生没有将更多的时间花在日语学习上，在选择教学方法上需考虑这一点。此外还需考虑这个年龄段的学生大多对新鲜事物感兴趣，喜欢活跃的课堂气氛和教师风趣幽默的教学风格，授课时教师应多关注他们感兴趣的话题，与他们进行互动，这样不仅能活跃课堂气氛，还能提高其学习兴趣。

（三）教学内容设计

根据课程名称——日语入门及日本文化，教学内容包括两个方面，即语言方面和文化方面。

语言方面主要包括：①日语的基础知识（日语的特征等）。②五十音图。③浊音、拗音、促音等。④名词句、存在句等 20 个左右重点句型和知识点。⑤ 50 个左右日常寒暄用语。

文化方面主要包括：①日本典型的传统文化。②学生感兴趣的现代、流行文化。③与学生专业相关的医药文化。

另外，通过教师的调查问卷了解到，80% 的学生来自医药类专业，93% 的学生希望教师课堂上介绍一些日本医药文化，因此针对学生的这一需求加入了一些特色内容。具体是这样体现的：例如在语言学习方面，在五十音图拼读练习的时候使用一些中医药词汇；对话场景设定在医院。在文化方面，介绍日本的医药相关制度，以及汉方医药在日本的发展现状等内容。

（四）教学时间

本课程共32课时，每周1次，每次3节课。每次课的前两节以讲授语言内容为主，其中穿插介绍一些相关的文化；第三节课以专题形式对某一种文化进行介绍。例如日本的服饰、日本的医院等，或进行学生分组演示（表26–1）。

表26–1　教学内容与课时安排

周次	课时（分钟）	教学内容	
		语言文化	文化专题
1	3	课程安排介绍、课堂要求说明、日语概说	日本传统文化
2	3	第1课 五十音图1	日本传统文化
3	3	第2课 五十音图2	日本传统文化
4	3	第3课 浊音和半浊音	日本传统文化
5	3	第4课 拨音、长音和促音	日本现代流行文化
6	3	第5课 拗音和拗长音	日本现代流行文化
7	3	第6课 どうぞよろしく	日本现代流行文化
8	3	第6课 どうぞよろしく	日本现代流行文化
9	3	第7课 図書館はどこにありますか	日本医药文化
10	3	第7课 図書館はどこにありますか	日本医药文化
11	2	复习	日本医药文化

（五）教学方法设计

课前让学生通过网络微课等进行预习，带着问题或任务来课堂。课上坚持以学生为中心，面授为主，多媒体为辅，将语音讲授与图像、动画、板书等教学方法有机结合，将枯燥抽象的内容转变为生动性、直观性、易懂性和趣味性。课上始终采用启发式教学，激发学生的求知欲和兴趣。并采用交际教学法、任务型教学法活跃课堂气氛，使学生在互动任务中灵活应用所学知识，达到语言学习的教学目的。此外，采用CDIO项目教学法（是一种以项目为中心的学习模式。具体说来，不再是传统的教师选择内容和讲授的形式，而是让学生自主选择感兴趣的主题，自己收集资料完成项目，并在课堂上展示完成成果，从而达到提高学习兴趣，了解日本文化，增强资料收集能力、团队协作能力、促进语言学习和运用能力等目的），分组让学生课后自主学习，查找收集资料，整理后在课堂上进行展示和讨论。课后教师利用学习群分享课件，扩展资料，及时了解学生的学习情况，进行解答疑惑。

课堂上采用的具体手段有 PPT、板书、多媒体展示图片及视频、提问与互动、现场实物演示、分角色朗读与场景会话表演、卡片、互动游戏等。

（六）教学评价设计

1. 随堂提问、朗读、表演贯穿教学全过程　采取随堂提问，教师根据回答问题情况，相应点评与讲解。该方法可直接、快速检测课堂整体学习效果，完成教学反馈，高效省时。

2. 随堂点名回答思考题或进行对话练习　对于重点难点的学习，课堂上选择后排同学或学习积极性不高的同学点名回答或参与对话。该方法以思考题和互动对话为载体，强调教学重点、难点，巩固所学知识。

3. 学习小组集体完成学习任务　课堂采用 CDIO 项目教学法，设置开放性学习任务，要求学生以小组为单位自行查阅书籍、网络完成任务，并在课堂上展示成果。该方法可检测学生分析问题、解决问题的能力，培养学生团队合作能力、口头表达能力，根据学生完成情况教师给予评价。

4. 分组对话练习及表演　采用分组对话练习和表演的形式熟悉课文，加强学生对所学语言的实际运用能力，通过课堂抽查，对各组的完成情况进行评价。

5. 教学评价　分为同行评价和学生评价。同行评价包括校内督导和院内督导评价（表 26–2），学生评价包括学生网络评价和学生座谈会（表 26–3、表 26–4）。通过教学评价，发现本课程教学过程中的优点与不足，了解学生对本课程教学的意见，为改进教学与检验教师授课水平提供依据。

表 26–2　教师考核表

项目	考核标准	百分比（%）
为人师表	穿着整洁，不穿拖鞋、短裤进课堂	10
	文明用语，不讲脏话	
遵守师则	不迟到、早退，不无故离开课堂	10
治学严谨	能完整、清晰、准确讲述课程内容	50
	能正确回答学生问题	

续表

项目	考核标准	百分比（%）
亦师亦友	课上、课后主动与学生沟通	20
	关心同学，与人友善	
创新思维	能引导学生思考、发现新思路	10

表 26–3　学生学习情况自测表

学习内容	掌握情况		
	未掌握	一般（基本掌握）	很好（完全掌握）

表 26–4　学生考核表

项目		百分比（%）
期末		60
平时	考勤、课堂表现	10
	五十音图默写	10
	小组任务展示	10
	背诵课文	10

二、教学基本情况

教学基本情况见表 26–5。

表 26–5　教学基本情况

课程名称	日语入门及日本文化	课程类型	公共选修课
选用教材	李妲莉 . 体验日语 . 北京：高等教育出版社，2011.		
教学对象	全校选修日语课的学生	授课时间	2018 年
授课内容	日语的文字（选自入门单元：一、日语概说）	教学学时	1 学时

三、教学目标

（一）知识目标

1. 掌握　4 种书写方式的使用场合；日语汉字的音读与训读的区别；日语汉字与中文汉字的区别。

2. 熟悉　日语中 4 种书写方式的特征，能在文中区别 4 种书写方式。

3. 了解　日语文字的 4 种书写方式：汉字、平假名、片假名、罗马字及历史来源。

（二）能力目标

1. 通过对日语文字的 4 种书写方式的学习，培养学生观察例句、思考区别、归纳特征、总结结论的能力。

2. 通过掌握对日语汉字中音读与训读、日文汉字与中文汉字的区别，引导学生将日语汉字与中文汉字进行对比，培养学生的对比性思维。

3. 通过对日语文字 4 种书写方式的历史来源进行了解，引导学生关注中日文化的联系，培养学生的跨文化思维。

（三）情感态度与价值观目标

1. 通过本课的学习，让学生了解中日文化的渊源，了解中国文化曾对邻国的影响，提高学生对本国文化的认同感和自豪感。

2. 通过本课中的趣味性例子等，让刚接触日语的学生对日语感觉新奇有趣，对接下来的日语学习充满期待和兴趣。

3. 培养学生学好日语，为中日友好做好沟通、架设桥梁的意识。

四、教学内容与知识点等级

教学内容与知识点等级见表 26–6。

表 26–6　教学内容与知识点等级

教学内容	教学目标	知识点等级
1. 日语的 4 种书写方式（汉、平、片、罗）	了解	★
日语 4 种书写方式的特征	熟悉	★★
2. 日文汉字：①汉字的来源	了解	★

续表

教学内容	教学目标	知识点等级
②汉字的使用场合	掌握	★★★
③汉字的读音：音读与训读	理解、掌握	★★★★
④汉字的字形：4类	理解、掌握	★★★★
3. 平假名：①平假名的来源	了解	★
②平假名的使用场合	掌握	★★★
4. 片假名：①片假名的来源	了解	★
②片假名的使用场合	掌握	★★★
5. 罗马字：①罗马字的来源	了解	★
②罗马字的使用场合	掌握	★★★
6. 练习与小结		

五、教学重点、难点与对策

（一）教学重点

1. 日语中 4 种书写方式的使用场合。
2. 日语汉字的读音。
3. 日语汉字的字形。

（二）教学难点

1. 难点一：日语汉字音读与训读的区别

（1）难点分析：仅仅从音读和训读的概念上进行讲解，学生很容易产生疑惑。既然是按中国的读音认读，为什么日语中的音读单词中国人还是听不懂？汉字不是从中国传入的吗？怎么会有日本固有的读音？等等。消除学生的这些疑惑是教学的难点。

（2）教学对策：采用趣味视频、板书、画图举例等方式进行讲授，让抽象的概念直观形象地展现在学生面前，使学生理解并掌握音读和训读的区别，为以后的日语学习打好基础。

2. 难点二：日语汉字中与中文同形异义的词

（1）难点分析：刚接触日语的学生大多会提出“日文中出现的汉字是否都跟中文

汉字的意思一样”这样的问题。在日语汉字的字形与中文对比的四个分类中，与中文同形异义的词是学生最容易出错的一类，因为中国学生在学习日语时对这一类词容易先入为主地按中文的意思进行理解，从而发生理解错误。因此，这类词是今后学生学习日语的一个难点，也是教学的难点。

（2）教学对策：收集与中文意思不同的单词，在课上让学生猜单词的日文意思，或者收集一些中国人看着忍俊不禁的标识牌、地名等，提高学生学习的趣味性，让学生在游戏中理解并掌握这些与中文同形异义的词，解除心中的疑惑。

六、教学背景与学情分析

（一）教学背景

本课程的教学对象是全校公选日语课的学生，大多数学生没有日语基础，但通过动漫、影视剧等途径，很多学生对日本的文化充满着浓厚兴趣。

（二）内容分析

本课的内容为入门单元日语概说（两课时）中的第二课时，第一课时中已向学生介绍了日语的语言属性、日语的语音语调特征、日语的词汇特征和日语的语句结构特征等，本课接着为学生讲解日语的文字特征。这一部分内容多以概述、概念性内容为主，需要教师在教学过程中将抽象的概念具体形象化，以便于学生理解。

（三）教材分析

本教材为“十一五”国家级规划教材，是针对第二外语学习的教材，也是一套利用多媒体技术，融文字、声音、图片、影像于一体，基于电脑和网络编制而成的多媒体日语教材。本教材入门单元的内容较其他教材详细，但由于课时有限，教师需挑选最重要的部分，将其进行整理归纳，在课堂上进行详细讲解，其他部分让学生课后自主学习。

（四）学生分析

1. 知识基础　本课程的教学对象是全校选修日语课的学生，绝大部分学生没有日语基础。本课又为第一章节，尚未进入五十音图的学习，故讲授时，在举例说明等方面需考虑这一特点。

2. 认知特点　本课程的教学对象为公选课的学生，大多为大一、大二的学生，他们没有日语基础，但有一定的英语基础。外语本身具有一定的互通性，有多年英语学习经验的学生，在学习日语的过程中可将部分英语学习的方法用于日语学习中。另外，因为中文与日文同处汉字文化圈，有很多相通的地方，故可采用联想记忆、对比记忆等方法。教师在教学过程中要充分利用这些优势，采用对两种甚至3种语言进行比较等方法，促使学生加深理解。

3. 学习风格 选修日语的同学大多对日本文化非常感兴趣，属兴趣驱动型。这有别于专业课程，学生尽管很感兴趣，但作为选修课，学生没有把过多的时间花在日语语言的学习上。因此，授课时要充分考虑这一点，将语言与文化相结合，让学生在轻松的氛围中学习日语知识，并从中了解学生感兴趣的日本文化，使学生掌握一定的自学日语的方法，为继续深入学习打好基础。这个年龄段的学生大多对新鲜事物感兴趣，课堂上也非常愿意配合老师。他们喜欢活跃的课堂气氛和教师风趣幽默的教学风格。在入门单元的课程里，教师可以多关注他们感兴趣的话题，与他们进行互动，这样不仅能活跃课堂气氛，还能通过他们熟悉的事情解除其疑惑，使他们保持学习兴趣，从而取得较好的教学效果。

七、教学策略与方法

（一）教学策略

课前让学生通过网络微课、微信学习群分享的资料等进行预习，带着问题或任务上课。课上坚持以学生为中心，面授为主，多媒体为辅，将语音讲授与图像、动画、板书等教学方法进行有机结合，将枯燥、抽象的内容转变为生动性、直观性、易懂性和趣味性。教授方式始终采用启发式教学，激发学生的求知欲和兴趣。并采用交际教学法、任务型教学法，使课堂气氛更加活跃，学生能够在互动任务中灵活运用所学知识，达到语言学习的目的。课后让学生自主学习，在微信学习群分享扩展阅读和分组查找收集的资料，整理后在课堂上进行展示和讨论。

（二）教学方法

1. PPT 列举重要概念和知识，节省课堂板书时间，增加信息量等。

2. 板书 用于课堂画图、举例讲授音读与训读的区别；带领学生对例句进行观察归纳，总结日语书写的4种方式；教学重点内容的提炼，便于学生形成知识网络。

3. 图片及视频 选择带有趣味性的视频动画，让学生生动地了解音读与训读；选择趣味性强的图片，让学生直观感受日语中的汉字，以活跃课堂气氛，提高学生的学习兴趣。

4. 提问与互动　采用启发式提问导入本课主题；通过看图片和听单词、猜词义的游戏等与学生互动，加深学生印象，活跃课堂气氛，提高学生的学习兴趣。

八、板书

板书见图 26-1。

日语的文字

（一）日语文字的构成

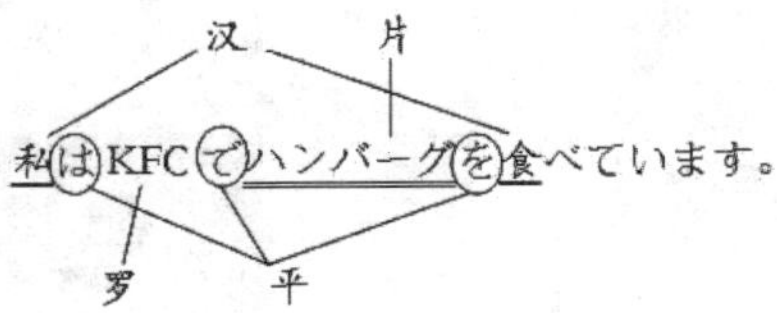

（二）文字特征

1. 日文汉字

　a. 日文汉字的起源

　b. 日语汉字的使用

　b. 日文汉字的发音：音读　训练

　c. 日文汉字的字形：4 类

2. 平假名

3. 片假名

4. 罗马字

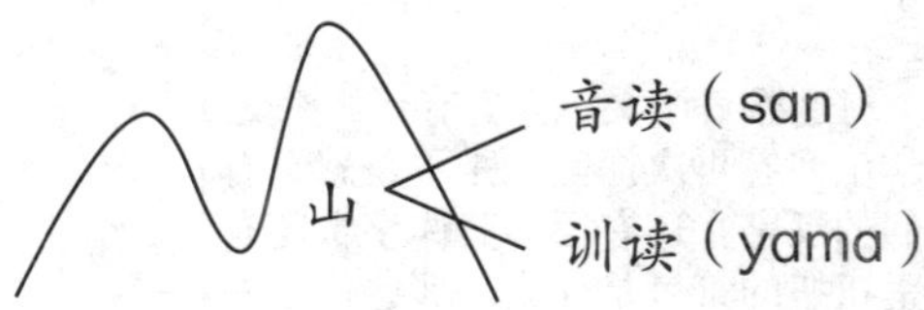

图 26-1　板书

九、教学安排

教学安排见表 26-7。

表 26-7　教学安排

教学内容	教学设计意图	时间（分钟）
	PPT 图片展示（图 26-2~ 图 26-5） 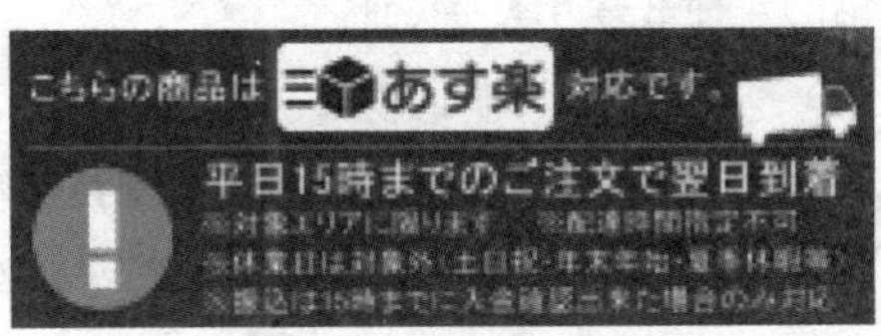 图 26-2　提示牌示例 1	

续表

教学内容	教学设计意图	时间（分钟）
★导入： 提问：对这些日语文字你们有什么感受 根据学生回答再次提问：是不是感觉有很多我们的汉字？还有很多繁体字？还有那些歪歪扭扭的符号是什么？那些像偏旁部首的符号又是什么？这些都是日语吗	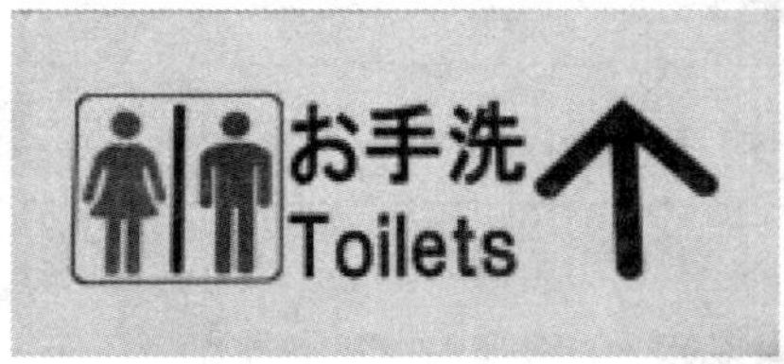 图 26-3　提示牌示例 2 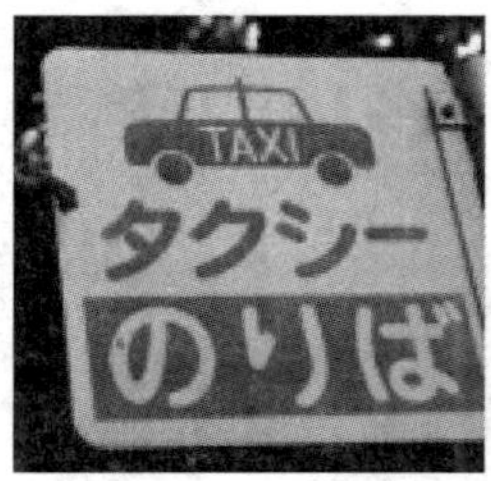 图 26-4　提示牌示例 3  图 26-5　提示牌示例 4 刚接触日语的学生对日语充满着好奇，通过展示包含汉字、平假名、片假名的日本街头标识牌、广告牌等图片，引起学生兴趣；通过提问，引发学生思考，说出心中疑惑，导入本课主题（学生活动：观察，思考，参与互动）	3
★一、日语的 4 种书写方式与特征 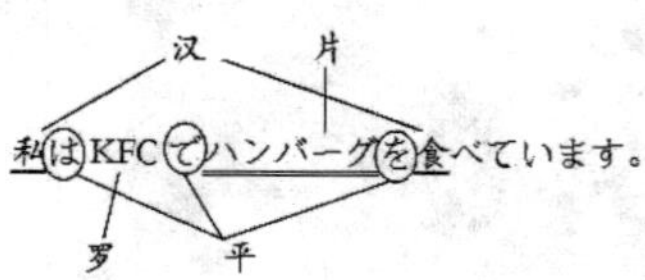	板书讲解： 书写含有日语 4 种书写方式的例句，让学生观察并回答问题（学生活动：思考，参与互动，听讲解，了解 4 种书写方式，掌握特征）	5

续表

教学内容	教学设计意图	时间（分钟）
提问：例句中你们认为有几种书写方式？它们有什么特点 ⇩ 4 种书写方式：汉字、平假名、片假名、罗马字 特征： 汉字：与中文简体字、繁体字一样或类似 平假名：类似草书，由平滑曲线构成 片假名：类似偏旁部首，由简单笔画构成 罗马字：英文字母		
★ 1. 汉字 提问：去日本旅游的时候中国人能看懂很多标识牌，那么日文中汉字的意思跟中文一样吗	PPT 图片（图 26-6、图 26-7） 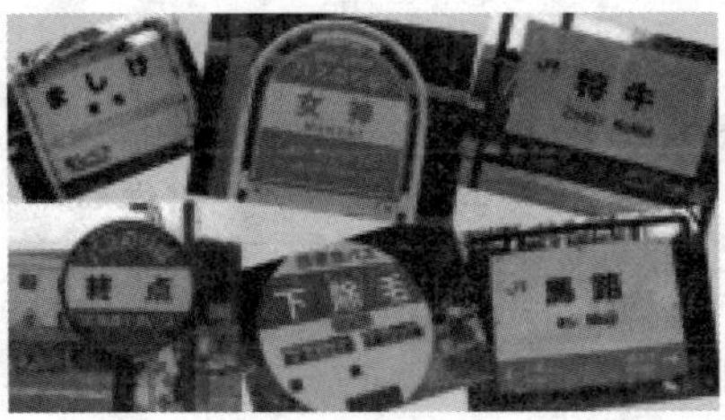 图 26-6　日本趣味路牌 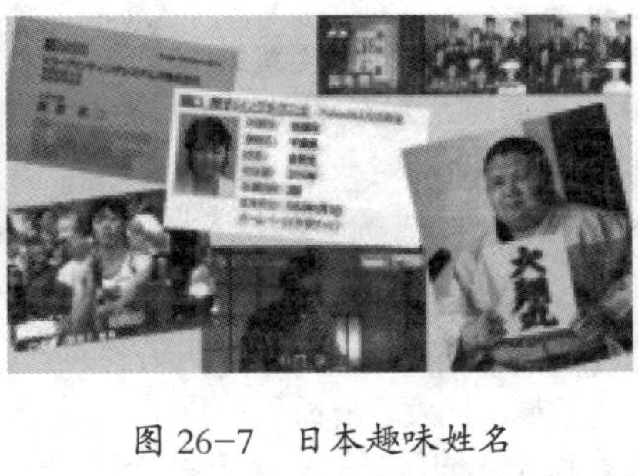 图 26-7　日本趣味姓名 通过展示一些使用了汉字但却意义与中文不同的有趣的日本地名标识牌以及人名活跃课堂气氛，引起学生的学习兴趣，让学生更想了解日语的汉字与中国汉字有何不同。同时也通过此方式让学生解除误会，了解日语中的汉字与中文汉字的使用不是完全对应的	2

续表

教学内容	教学设计意图	时间（分钟）
①汉字的起源： 提问：很多日文的写法为什么跟汉字的写法差不多？有些发音我们竟然也能听懂？日文与汉字之间到底有什么学缘关系？它们为什么这么相似呢 在汉字传入日本以前，日本并没有文字，最早出现在日本的文字就是我们的方块字。据日本最早的《古事纪》记载，大约在公元286年，百济的王仁携带《论语》《千字文》等中国古典书籍从朝鲜半岛到达日本，以此作为朝见天皇的礼物。这些文字就是日本文字的基本原形。因此，我们认为，汉字传入日本的时间 最早传入：3世纪开始 正式传入：4世纪末至5世纪初 大量传入：隋唐时期 刚传入时被称为“真名”“男手”，用来作为标注读音的符号，只有男人可以使用	多媒体视频播放（图26–8） 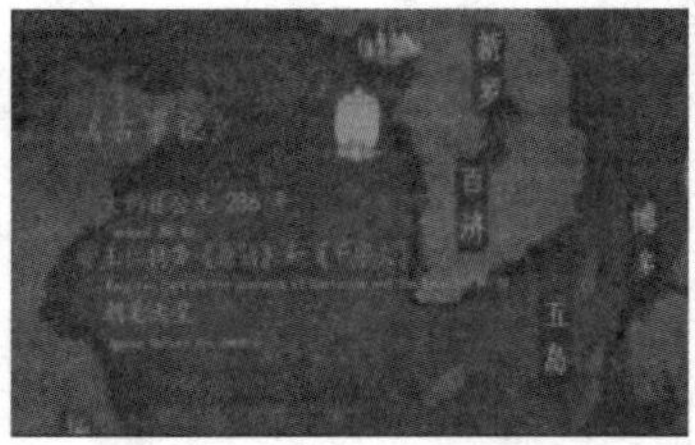 图26–8　汉字的传入视频截图 有关历史的内容本来是很枯燥的，采用小视频播放，在很短的时间内，让学生通过生动形象的方式了解日本汉字传入的过程，不但清晰易懂，还能避免教师口述历史节点的乏味，增强了趣味性和接受度，也让学生在了解中日文字渊源的过程中，确立跨文化思维，增强对祖国文化的自豪感（学生活动：看视频，思考，参与互动，听讲解，了解历史节点）	2
②汉字的使用场合：用于表示实物的名称或动作	学生活动：听讲解，掌握汉字的使用场合	
③汉字的发音 音读（おんよみ）：对汉字，按汉语，主要是按我国六朝时期的吴国音和唐朝时代的发音认读的 互动游戏：听音读单词，猜中文意思 電話（でんわ）　乾杯（かんぱい） 先生（せんせい）　恋愛（れんあい） 新鮮（しんせん）　新刊（しんかん） 好意（こうい）　高齢（こうれい） 音读单词尽管按中国的读音来读，发音类似，却与现代汉语不完全一样的原因： 1. 传入时间与地域不同发音有差异 2. 经过历史变迁传入的汉字以及在中国的汉字读音都发生了变化 训读（くんよみ）：是日语本身对汉字特有的读音 同一个汉字的音读和训读往往不止一个 人　ジン（漢音）　人体（じんたい） 　　ニン（呉音）　人間（にんかん） 　　ヒト（訓読み）	多媒体视频播放（图26–9） 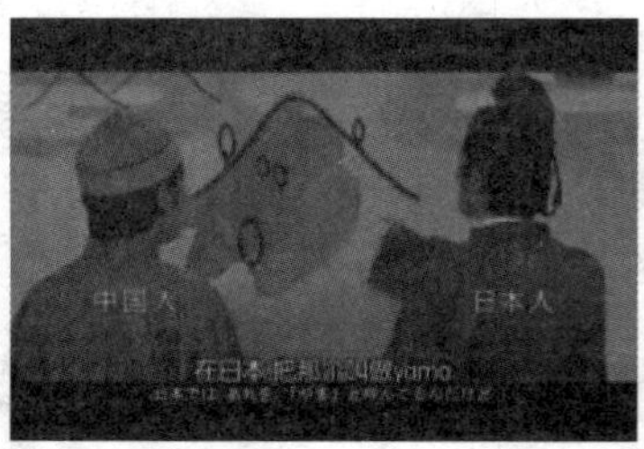 图26–9　音读与训读视频截图 板书讲解：结合视频中的解释，利用板书一边画图一边讲授 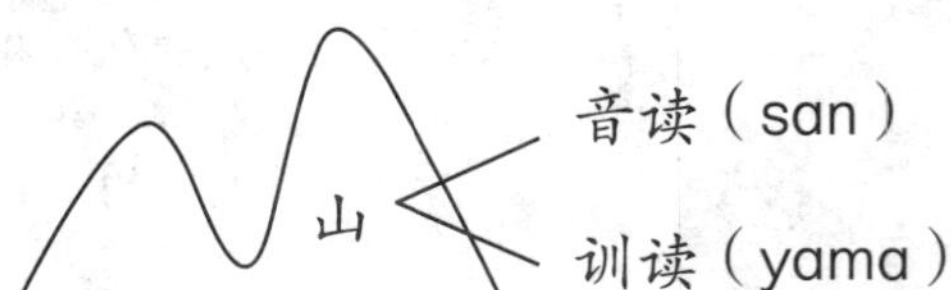 	4

续表

教学内容	教学设计意图	时间（分钟）
例： 外（そと）　山（やま）　恋（こい） 食べる（たべる）　読む（よむ） 好き（すき）	从字面上理解音读和训读的概念比较抽象，不好理解，采用视频与板书结合的形式对其进行讲授，可使抽象的概念形象化，让学生更容易理解和接受 互动猜词义游戏 采用猜词义游戏的方式，让学生参与进来，在趣味中感觉日语与中文的相似之处，对日语学习产生兴趣（学生活动：看视频，听讲解，理解，参与互动游戏，掌握日语的音读与训读）	
④汉字的字形 a. 与中文完全相同 例：安易　原因　椅子　新生 b. 与中文繁体字相同 例：動作　進步　難しい　図書館 c. 日语中独有的汉字 例：畑　辻　凪ぐ　峠	多媒体视频播放（图 26–10） 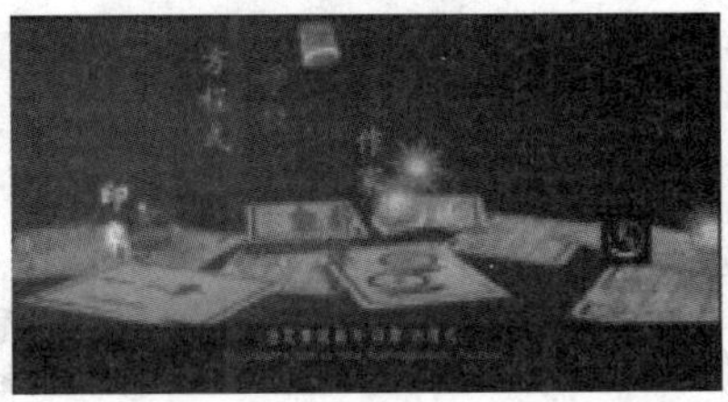 图 26–10　同形同义的词示例 由于此类词是中国学生学习日语中最容易掌握的一类词，采用动画播放可加深印象（学生活动：看视频，听讲解，掌握） PPT 图片展示（图 26–11、图 26–12） 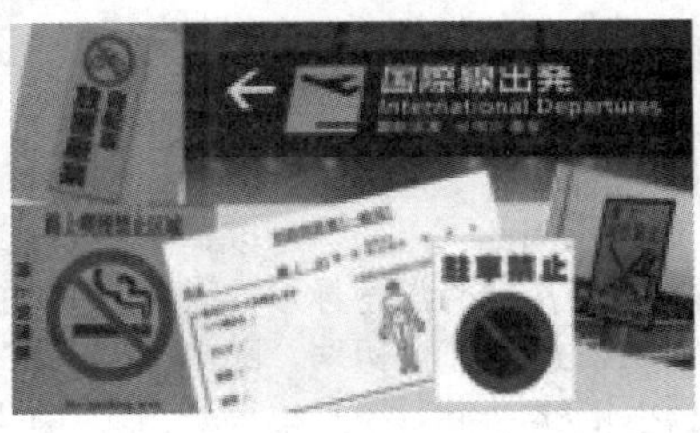 图 26–11　与繁体字相同的标识牌示例 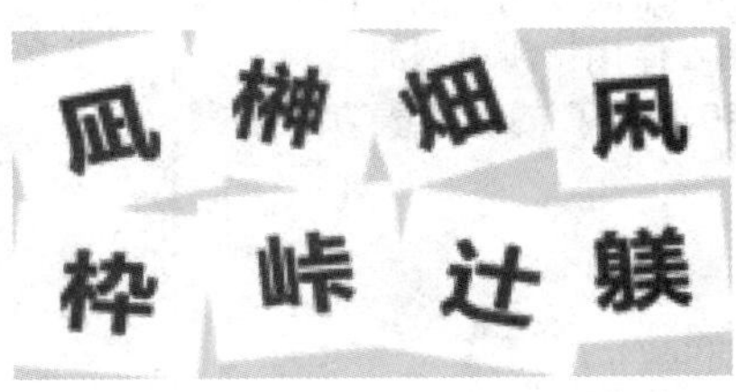 图 26–12　和制汉字示例	5

续表

教学内容	教学设计意图	时间（分钟）
d. 同形异义的字 例：娘　愛人　暗算　出世　怪我 互动游戏：看日语单词猜词义 8个代表性的同形异义词：娘、先生、愛人、切手、手紙、勉強、老婆、油断は怪我の基	展示一些在日本机场、路边常见的标识牌等，让学生通过PPT图片直观感受这几类汉字的区别，以加深印象（学生活动：看视频，听讲解，掌握） 互动猜词义游戏（图26-13） 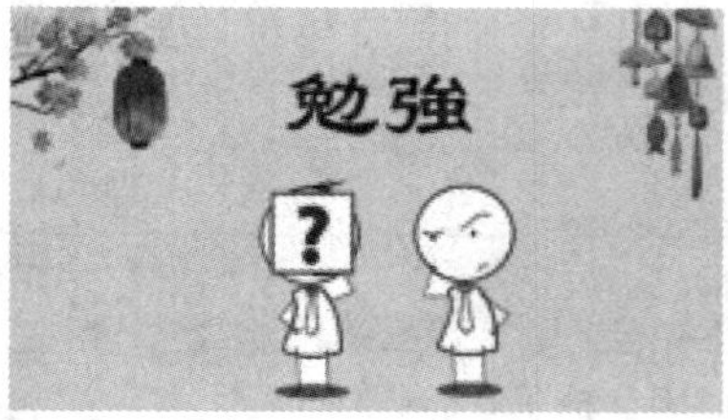 图26-13　猜词游戏PPT示例 通过8张左右PPT，让学生猜词义。这一类词是以后日语学习的重点，学生在参与游戏的过程中能够加深印象并记住词义，同时能够活跃课堂气氛，提高学生的学习兴趣（学生活动：猜词义，参与互动，掌握）	5
★ 2. 平假名 ①平假名的来源：“平”在日文中有“普通”“平凡”等意思，“假名”是针对前述“真名”而言，因此，平假名可以理解为“一般情况下使用的与汉字异形的表音的文字”。它是在日本平安初期，随着汉文化在日本影响的衰落和日本自己民族文化的复苏，由一部分日本贵族妇女在创作和歌等文学作品的活动中将汉字的草书字形简写并进一步演变而成的。由于平假名最初多为妇女使用，所以当时又称之为“女手”。第10页表C的对照表方便大家记忆	PPT图片展示（图26-14） 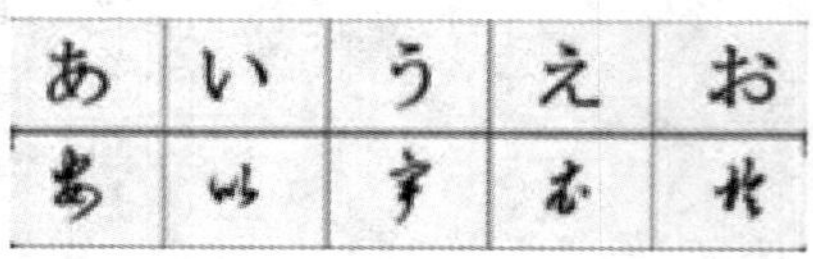 图26-14　平假名的来源示例 通过图片展示五个元音平假名的由来，让学生直观了解平假名与汉字草书的关系 视频：播放汉字书写如何演变到平假名的过程（图26-15） 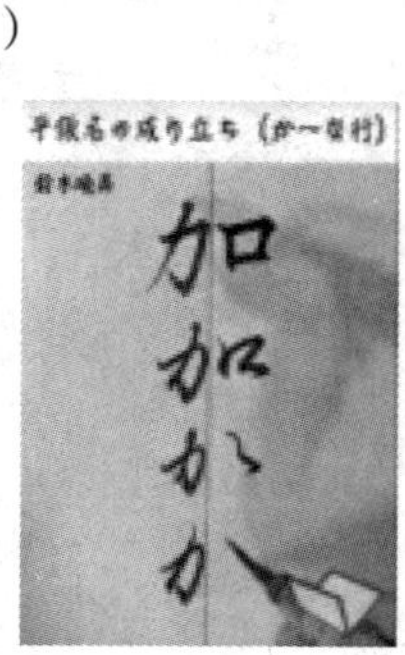 图26-15　平假名的演变	8

续表

教学内容	教学设计意图	时间（分钟）
②平假名的使用场合：可以书写所有的日语发音，主要用于表现具有语法功能的词	通过图片和视频展示，让学生更直观地感受日语中平假名是如何从汉字草书演变成现在的平假名的（学生活动：观看视频、图片，听讲解，了解平假名来源，掌握使用场合）	
★ 3. 片假名 ①片假名的来源："片"在日语中有"一部分""不完全"的意思，因此，片假名可以理解为是根据中文汉字的一部分偏旁、部首创造出来的表音文字。第 10 页表 D 对照表方便大家记忆 ②片假名的使用场合：用于书写外来语、拟声拟态词和一部分动植物的名称 互动游戏：听外来语单词，猜词义 1.ノート　2. アメリカ 3.コーヒー　4.パンダ 5.レストラン　6.ウイスキー 7.パーティー　8.タクシー 9.クリスマス　10.テニス	PPT：展示 5 个元音片假名的由来（图 26-16） 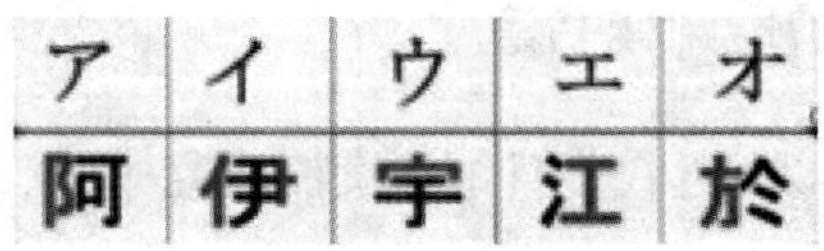 图 26-16　片假名的来源示例 互动猜词义游戏 由于片假名多用于表示外来语，而教学对象都是英语专业的学生，英语基础较好，可选择部分来自英语单词的片假名外来语单词（学生活动：参与互动游戏，听讲解，了解片假名来源，掌握使用场合）	7
★ 4. 罗马字 日文罗马字主要用于车站、机场等场合的地名拼写、一些场合的人名拼写，以及供初学日文，不会认读汉字和假名的欧美人学习或阅读的读物。日文输入的时候常用到罗马字母，例如か（kɑ）	学生活动：听讲解，了解罗马字的来源，掌握使用场合	2
★小结与课后作业 1. 请大家在教材第一课课文中找出文中所出现的汉字，并思考此汉字的字形属于 4 类中的哪一类 2. 完成微信学习群分享的扩展阅读，以小组为单位，收集有关日文汉字与中文汉字异同的资料，整理总结要点，下节课进行 5~8 分钟的演示	学生活动：复习总结，记忆，完成作业，扩展阅读	2

十、知识延伸

中国与日本同属于汉字圈，历史文化方面有很深的渊源，相互交流十分密切。课堂上对日文汉字的起源和传入进行了简单的介绍，引发学生想进一步深挖的兴趣。近年来，网络上经常可见韩国学者称日本汉字来源于韩国等言论，课后可引导学生查找相关历史资料，培养学生的探究性思维，并且更深入地了解中日汉字之间的区别，培养学生的跨文化意识和对比思维。

（一）阅读论文

1. 张尚弘 . 中日文同形异义词的成因及对策 . 教育理论与实践，2013，11（33）：60–61.

2. 李蕊 . 汉日同形词对比研究 . 学术探索，2012（11）：134–137.

（二）扩展阅读书籍

1. 沈国威 . 近代中日词汇交流研究——汉字新词的创制、容受与共享 . 北京：中华书局，2010.

2. 于冬梅 . 中日同形异义汉字词研究 . 厦门：厦门大学出版社，2013.

十一、教学反思

本课的教学对象是全校各专业选修日语的学生，绝大部分学生没有日语基础，因此，正式授课之前先要让学生整体了解日语是一门什么样的语言。本课的教学内容“日语的文字”就是第一部分“日语概说”中的内容。此类概述性的内容相比日语学习中的对话及文化介绍等是比较枯燥的。如果教师只是单纯地直接讲授知识点，有可能让本来对本课程充满期待和兴趣的学生一上课就失去兴趣，因此，采用何种方式讲解枯燥的知识点，如何开展互动活动，让学生不但对本课的学习内容充满兴趣，更为接下来的日语学习充满期待，便成为本课的核心问题。

课上先通过图片和提问互动的形式导入新课，引起学生的思考和兴趣，然后采用趣味图片和视频等形象地讲授知识点，并穿插互动游戏，选择具有代表性又让人忍俊不禁的词例进行说明，让学生的注意力始终被吸引，课堂气氛始终保持活跃状态，在轻松的氛围中给学生留下深刻印象，从而掌握本课的知识点。

总体来说，本次课的教学较好地达到了预期目标，教学效果满意，但在教学方法和教学环节上有两方面需要进一步改进。

1. 由于选修课课时有限，互动时间不够会直接影响教学效果，但互动时间过长，知识点讲授又有可能完不成教学计划，如何解决这一矛盾，部分知识点能否采用翻转课堂形式，充分利用网络等资源进行课外自主学习，以节省课内教学时间，提高教学效率，这有待进一步探讨。

2. 由于选修课人数较多，最多时可达到一个班 160 人。人数较多时采用 CDIO 项目教学法不太现实，分组演示加教师讲解需占用大量课堂时间，对人数较多的班级应采用其他方法代替。

经过反思，我对“日语入门及文化介绍”一课的教学有了更多设想，我将努力使这门课成为一门有趣、实用、受学生欢迎的课程。

（人文与管理学院　柏莹）

第27讲 汉语国际教育

一、教学设计阐述

（一）课程基本情况

根据湖南省教育厅湘教通〔2015〕389号文件的规定，临床医学（汉语授课）的国际学生进入本科学习之前，需要通过汉语水平三级考试。我校汉语词汇课是针对本校临床医学（汉语授课）的外国语言预科生设立的汉语课程之一，与对外汉语语法课、中国概况课程共同构成外国语言预科生汉语学习阶段的汉语学习体系，是学生进入本科学习之前的必修课。

（二）教学目标

本门课程的直接目标是教师教授汉语词汇，辅导学生通过汉语水平考试，教学大纲具体包括600多汉语词汇量的教学任务。间接目标是教师在教授汉语词汇的同时，让学生进一步了解中国文化和当代生活。

1. 知识目标 学习相关汉语词汇的汉字、读音和用法。

2. 能力目标 通过教学，使学生了解相关汉语词汇的音、形、意，达到能够认读、运用并书写相关汉语词汇。

（1）认读：看到词语后能联想起读音及其意思，读词语时能达到声调、语调基本准确。

（2）运用：能够正确使用所学生词输出相关短语和句子。

（3）书写：能够学会书写重点词。

3. 学习态度目标 通过专业的教学，使学生掌握学习汉语词汇的方法，逐渐体会到学习汉字和汉语词汇的乐趣，让学生在课堂教学中形成积极主动思考的学习态度。

4. 价值观目标　通过生动形象的课堂举例，让学生了解中国文化的方方面面，运用正确的跨文化交际方式，逐步引起学生对中国文化的兴趣，帮助学生树立正确的价值观。

（三）教学阶段

本门课程的教学过程，根据学生的学习发展水平为四个阶段。

第一，汉语入门阶段。学生处于汉语零基础水平，此阶段的教学内容为汉语基础知识和汉字入门。

第二，汉语水平一级考试词汇教学。学生处于汉语入门阶段，此阶段的教学内容为汉语水平一级考试，共 150 个汉语词汇的教学和汉语水平一级考试应试技巧。

第三，汉语水平二级考试词汇教学。学生处于汉语初级阶段，此阶段的教学内容为汉语水平二级考试，共 300 个汉语词汇的教学和汉语水平二级考试应试技巧。

第四，汉语水平三级考试词汇教学。学生处于汉语初级阶段，此阶段的教学内容为汉语水平三级考试，共 600 个汉语词汇的教学和汉语水平三级考试应试技巧。

（四）教学内容

本门课程的教学共计 20 课时，具体教学内容是将每课所有的生词逐个进行讲解并练习，适当加入相关的中国文化元素。

（五）教学时间

本门课程的教学时间安排如下。

第一，复习旧课，占课堂时间的 15% 左右。

第二，新课的导入和内容展示，占课堂时间的 10% 左右。

第三，新词的讲解，占课堂时间的 50%~60%。

第四，新词的复习，占课堂时间的 10% 左右。

第五，词汇的练习，占课堂时间的 15%~20%。

第六，布置课外作业及课外拓展，占课堂时间的 5% 左右。

（六）教学方法

本课程使用的主要教学方法有以下几种。

1. 直接法　一些直观的名词和动词用图片直接展示，无法用图片展示的，尽量使用学生能听懂的汉语进行解释，例如本课的“周末”。

2. 翻译法　不便于用直接法讲解的词语采用英语进行翻译，简单快捷。例如本课中的“打算”“一直”。

3. 语素义法　利用汉字构词法的特点，用语素义解释词义。因为汉语中绝大多数词为复合词，这样的方法教学中经常用到，且便于学生理解、联想和归类。例如本课中的“周末”“着急”。

4. 搭配法　教授名词的时候，需教授名词与量词的搭配；教授动词的时候，需教授动词与宾语的搭配；教授介词的时候，需教授介词使用的格式。例如本课中的重点介词“跟”，教师可给学生总结一个格式“A 跟 B do sth.”，利用简单明了的公式，让学生易于理解和实际运用。

（七）教学评价

1. 教师评价　见表 27–1。

表 27–1　教师评价

方面	具体内容	等级
专业基础知识	1. 系统掌握现代汉语语音、词汇、汉字和语法知识	
	2. 注意学习研究汉语教学理论和经验	
	3. 熟悉中国概况及文化习俗	
	4. 了解学生所在国家的简单情况	
备课情况	1. 总是持“必须备好课”的态度	
	2. 能驾驭教材的全部内容，掌握前后的内在联系，设计合理的教学方案	
	3. 备课时掌握重点、难点，多次操练备课材料	
	4. 常编写补充材料和练习	
课堂教学情况	1. 所传授的知识正确，示范明显	
	2. 根据不同的教学内容，运用不同的教学方法，激发各层次的学生积极参加教学活动	
	3. 严格控制师生语言比例，精讲多练	
	4. 精心设计 PPT 和板书	
	5. 严格把控时间，按时上下课，不迟到，不拖堂	
批改作业	1. 及时批改作业	
	2. 根据作业反馈情况，做好小结	

续表

方面	具体内容	等级
仪表仪态	1. 随时注意自身仪表和举止对学生的影响	
	2. 有自己专属的口语或手势语，与学生达成默契一致	
	3. 教学语言干练，口头语少	
	4. 精神状态积极饱满	
	5. 有耐心，有亲切感；利用幽默感活跃课堂气氛	

2. 学生评价　见表 27–2。

表 27–2　学生评价

方面	具体内容	等级
发散思维	1. 能理解老师上课所讲内容	
	2. 能理解并回答老师上课的提问	
	3. 能按时完成作业	
	4. 及时订正作业	
知识梳理和整合	1. 上课前能预习新课	
	2. 能理解新学的词语及用法	
	3. 课后能及时复习新学的词语	
提问、质疑	1. 上课认真听课	
	2. 课上积极回答问题	
	3. 没听明白的地方，课后主动问老师	
	4. 老师出错的地方，能予以纠正	

二、教学基本情况

教学基本情况见表 27–3。

表 27–3　教学基本情况

课程名称	对外汉语词汇课
教学对象	临床医学专业（中文授课）语言预科的国际学生，国籍多为巴基斯坦和非洲的一些国家，年龄多在 18 周岁左右，绝大多数为男生
课程类型	理论课（必修）

续表

选用教材	姜丽萍 .HSK 标准教程 3 级 . 北京：北京语言大学出版社，2014.
授课内容	《第一课 周末你有什么打算》节选，共计 5 个汉语生词的讲练：周末、打算、着急、一直、跟
授课时间	1 学时（40 分钟）

三、教学目标与大纲要求

（一）语言技能

1. 能听懂和参与相关简单对话，并能表达个人的意向。
2. 能看懂相关句子和语篇。
3. 能用相关词语进行简单的书面交流。

（二）语言知识

1. 语音　能听懂并拼读本课的词语和汉字，做到语音、语调基本正确。

2. 汉字　能辨识本课词语中相关汉字字音、字形、字义，并能了解相关汉字的造字法及部件。

3. 词语　能基本正确理解话语中的词汇意义，能得体地运用词语进行表达。

（三）策略

1. 情感策略　明确学习动机，了解语言学习是为了沟通和表达；努力克服困难，愿意主动向老师求教；对汉语词语学习产生积极的情感。

2. 学习策略　能掌握汉字和词语学习的方法；能将独立的字词组成较为复杂的句子；养成课前预习、课上做笔记、课后复习的学习习惯。

3. 交际策略　在教师的指导下，能利用相关词汇与教师和同学交流；能初步意识并注意汉语中的交际礼仪和自己国家的异同。

4. 资源策略　在教师的指导下，利用互联网等多种资源，查找所需信息和材料；开始自己掌握和运用相关汉语学习资源。

（四）文化能力

初步了解中国的相关文化和具备跨文化交际的能力，了解中国文化和自己国家文化的异同。

1. 了解中国和其他国家一周时间顺序的不同，中国人一个星期的第一天是周一，最后两天是周末。

2. 了解汉语中空间词延伸为时间词的用法，如“一直”“前”“后”等。

四、教学背景与学情分析

（一）教学背景

1. 本次课程位于总体教学过程中的第四阶段，即汉语水平三级考试词汇教学阶段。

2. 本次课程为此阶段教材的第一课，没有复习旧课环节。

（二）学情分析

1. 知识基础　学生的起点水平为汉语零基础，通过 4 个月的学习，已经通过汉语水平二级模拟考试，现处于汉语初级水平，掌握 300 个左右的汉语词汇量。

2. 认知特征

（1）在认知思辨能力方面，此阶段的外国留学生虽然绝大多数已经成年，处于心智相对成熟的阶段，但是仍处于刚来中国的适应期，仍在适应中国截然不同的学习和生活环境，心理上可能会出现一些波动。

（2）在学习动机方面，学生的学习目的是通过国家汉办的汉语水平三级考试，应试的需求大于对语言实际运用的需求，大部分学生对此阶段的汉语学习比较重视。

（3）在知识储备方面，我校的外国留学生来校学习前绝大多数没有汉语基础，来到中国后第一次接触并学习汉语，能够熟练运用听懂的中介语，大多数为英语。

（4）在思维方式方面，学生来自不同国家，课堂教学的过程也是跨文化交际的过程，学生在课堂中会出现与教师思维方式不同的情况。

3. 情感态度与学习风格

（1）在感知信息纬度上，此阶段的外国留学生更倾向于通过具体的经验感知信息，学习时比较感性，受“兴趣”和“爱好”影响较大，喜欢学他们觉得重要或者感兴趣的课程。

（2）在信息加工维度上，此阶段的外国留学生倾向通过反思观察加工信息，学生擅长观察老师和同学的所作所为，倾向于通过个人的主观经验获得信息。

（3）在分析信息方面，此阶段的外国留学生对信息较为敏感，感知信息能力较好，容易接受新事物，但对信息的分析、选择和加工整合的能力较弱。

（4）在学习方式方面，因为学习动机是通过国家汉办的汉语水平三级考试，故学生能在教师的带领下进行有序、固定模式的课堂学习，应试的动机多于主动学习新鲜语言的动机。学习以“被动接受性学习”为主要方式，大多数学生以在课堂上听课、回答老师问题和课下完成作业三种方式学习，绝大部分学习时间在课堂完成，对课堂的依赖性大。

（5）在学生性别方面，此阶段的外国留学生中大多数女生比男生的学习态度好很多，男生中学习态度也处于极不平衡状态，学生之间水平差异较大。

五、教学重点、难点分析与解决办法

（一）教学重点

1.“打算”的两种词性的用法。

2.“跟”作为介词的用法范式和“跟”与英语“with”、汉语“和”的区别。

3.“着急”的汉语意思与英语单词“anxious”“impatient”意思的区分。

4.“一直”作为副词在空间和时间上的意思。

（二）教学难点

1.“打算”的两种词性的用法。

2.“跟”作为介词的用法范式和“跟”与英语“with”、汉语“和”的区别。

（三）解决办法

1. 举例法 采用多个汉语例句，让学生以汉语思维方式思考汉语词汇“打算”的用法。

2. 对比法 采用中英双语比较，让学生理解相同或相似意思汉语词汇“跟”与英语词汇“with”在意思和运用习惯上的不同；利用相近汉语词汇“跟”与“和”的比较，让学生理解汉语里近义词使用的不同。

六、教学策略与方法选择

（一）教学策略

1. 采用“启发式”教学法，以学生为中心，让学生在提问中思考，在思考中学习汉语。

2. 采用“精讲多练”教学法，让学生在讲解中理解，在练习中应用。

（1）讲授部分：用中英双语及多种教学方法向学生讲授汉语词汇，并用启发式思维让学生主动说出汉语短语或句子。

（2）练习部分：采用练习题目、汉语对话和听唱歌曲等多种形式，让学生巩固学过的汉字和词语。

（二）教学组织形式

采用班级授课形式。

（三）教学媒体应用

教学以多媒体 PPT 为主，板书为辅；呈现生动多样的图片和视频，让学生在特定的情境中学习汉语。

七、教学过程

教学过程见表 27–4。

表 27–4　教学过程

教学环节	教师部分	学生部分
（一）导入 （3 分钟）	1. 组织教学及引出本课标题（1 分钟） 教师向学生问好。 教师提问：大家上个星期六、星期天做了什么？这个星期六和星期天想做什么？星期六和星期天在汉语里也可以用哪个词来说 教师解释：汉语里“星期六和星期天”也可以说“周末”，“以后想做什么事情”可以说“打算” 教师在 PPT 上展示本课标题“周末你有什么打算”及拼音和英文翻译，并带读 2. 展示本课所有的生词（2 分钟） 教师利用 PPT 将生词及其拼音进行逐个展示，带领学生读生词，并联想之前学过的相同和相似读音的汉字或词语	学生回答 学生回答 学生回答 学生跟读 学生跟读 学生回答
	1.［周末］（名 /n.）weekend （1）教师提问：这个词怎么读？ zhōu mò （2）分析汉字及词义 教师提问：这个词有几个汉字？这些汉字分别读什么、结构及意思是什么，进而让学生推测词的意思 教师解释：第一个字是“周”，zhōu，半包围结构，意思是“week”，和“星期”意思相同。第二个字是“末”，mò，独体字，意思是“end”。本词的意思是“the end of the week → weekend，a noun indicates time” （3）课堂举例 ①教师提问：How to say this weekend in Chinese	学生回答

续表

教学环节	教师部分	学生部分
（二）新词的讲解（25分钟）	引出周末的量词是“个”：这个周末、上个周末、下个周末 ②教师提问：你们星期六、星期天上课吗 引出例句：我们周末不上课 ③教师提问：大家知道长沙有个很有名的山吗 教师展示岳麓山的图片，教师提问：大家去过这儿吗 引出例句：我们上个周末去岳麓山玩儿了 2.［打算］（名/n.）（动/v.）plan; intend （1）分析读音：dǎ suàn （2）分析汉字及词义 教师提问：这个词有几个汉字？分别是什么读音、结构及意思，进而让学生推测词的意思 教师解释：第一个字是“打”，也出现在“打电话”“打篮球”中，意思和手部动作有关。第二个汉字是“算”，suàn，汉字结构为上下结构，意思是“plan”。本词的意思为“plan，intend/intention” （3）课堂举例 （名/n.） 展示“朋友聊天”的图片，教师提问：你和朋友在聊天，你想知道他这个周末想做什么，你可以怎么问 引出例句：这个周末你有什么打算 教师提问：如果他还不知道自己要做什么，应该怎么说 引出例句：我没有打算 （动/v.） ②教师讲解：“这个周末你打算（v.）做什么？”也可以说“这个周末你有什么打算（n.）” 教师展示“人在唱歌”的图片，教师提问：我们看一下他们打算做什么 ③我和朋友打算一起去唱歌 展示“湖南省博物馆”的图片，教师提问：大家知道这是哪儿吗（教师简要介绍湖南省博物馆） 教师提问：老师跟大家说这个地方很不错，有的同学就想去看看，我们可以怎么说 引出例句：我周末打算去这儿看看 3.［着急］（形/adj.）worried，anxious，impatient （1）分析读音：zháo jí （2）分析汉字及词义 教师提问：这个词有几个汉字？分别是什么读音、结构以及意思，进而让学生推测词的意思 教师解释：第一个字是“着”，为已学过汉字，该字有两个读音，第一个为“zhe”，意思为“the continuation of statement”。第二个为“zháo”，意思和动作状态开始有关。第二个字为“急”，为新学汉字，汉字结构为上下结构，意思是“anxious”。本词的意思为“anxious，impatient”	学生回答 学生回答 学生跟读 学生跟读 学生回答 学生回答 学生回答 学生回答 学生回答 学生跟读

续表

教学环节	教师部分	学生部分
	（3）课堂举例	
	①教师展示“一个人表情着急”的图片，教师提问：他现在怎么了	
	引出例句：他现在很着急	
	②教师提问：如果他是你的朋友，他找不到手机了，所以很着急，你可以对他说什么呢	学生回答
	引出例句：别着急，你慢慢找	
	4.［一直］（副 /adv.）all the time，always	学生跟读
	（1）分析读音：yì　zhí	
	（2）分析汉字及词义	
	教师提问：这个词有几个汉字？分别是什么读音、结构以及意思，进而让学生推测词的意思	
	教师解释：本词为已学过词，有两个意思：① straight，it indicates the direction：一直走。② all the time，from the beginning to now，it indicates the time.	
	（3）课堂举例	
	①教师提问：我们班有很多学生，从开始学汉语就很努力，我们可以怎么说	
	引出例句：他们学习一直很努力	学生回答
	②教师展示“吃鸡游戏”（中文名又叫“绝地求生”）的图片，教师提问：这是什么	学生回答
	教师展示“男孩儿在玩儿电脑游戏”的图片，教师提问：他在做什么	学生回答
	教师提问：他这个星期六和星期天都在玩儿游戏，我们也可以怎么说	
	引出例句：他这个周末一直在玩儿电脑游戏	
	③教师提问：大家喜欢长沙吗	学生回答
	教师提问：我们从到了长沙第一天到现在都很喜欢长沙，可以怎么说	
	引出例句：我们一直很喜欢长沙	
	5.［跟］（介 /prep.）with	
	（1）分析读音：gēn	学生跟读
	（2）分析汉字及词义	
	教师提问：这个词有几个汉字？分别是什么读音、结构以及意思，进而让学生推测词的意思	
	教师解释：本词为单音节词，只有一个汉字，汉字“跟”，gēn，为左右结构，左边为形旁，意思是“脚”，与脚部动作有关；右边为声旁，也出现在“很”中。本词的意思为 original meaning is “follow” → with	学生回答
	（3）课堂举例	学生跟读
	①教师提问：我们上课的时候，老师经常说“Read with me/ Follow me”。我们可以怎么说	
	引出例句：跟我读	学生回答
	引出“跟”的用法：Pattern：A 跟 B do sth.	
	②教师展示张家界的图片，教师提问：这是哪儿（教师简要介绍张家界）	学生回答
	教师提问：你的中国朋友要去张家界旅游，你也想一起去，可以怎么说	学生回答

续表

教学环节	教师部分	学生部分
	引出例句：我想跟朋友去张家界旅游 ③教师展示“学生复习”的图片，教师提问：他们在做什么 教师提问：你的同学每天都复习，明天开始你想和他一起复习，你可以怎么说 引出例句：我打算跟同学一起复习	学生回答 学生回答 学生跟读
（三）新词的复习（两分钟）	教师将词语的汉字版本展示在 PPT 上，请学生一起说出读音和意思，并带领学生复习每个词语的重点用法和例句 教师提问：这个词怎么读？是什么意思？怎么用	学生回答 学生跟读
（四）新词的练习（8 分钟）	1. 完成“选词填空”的练习（6 分钟） 具体步骤：第一，请学生在 3 分钟内完成 PPT 上的练习，具体要求是将 5 个本课学过的词语填入句子中，不允许学生查找资料或者互相讨论；第二，每道题请一位学生回答后，教师进行讲解 2. 完成 PPT“区分形近字”的练习（2 分钟） 具体步骤：教师在 PPT 上展示 5 对形近字，请学生思考 10~20 秒后，说出两个字的读音和意思，并分别说出包含该字的词语或者例句	学生思考并回答 学生思考并回答
（五）布置课后作业和课外拓展（两分钟）	1. 布置课后作业 2. 课外拓展 （1）引导学生思考汉语中方位词引申为时间词的用法及例子 （2）让学生了解长沙的旅游景点，例如橘子洲、岳麓山和湖南省博物馆	

八、课后作业

1. 本课课上的词语练习句子在田字格作业本抄写一遍。

2. 完成配套练习册上本课的练习。

九、教学反思

（一）教学对象

本次课程的教学对象为汉语水平初级阶段的外国留学生，学生的特点是：第一，学生喜欢轻松活泼的课堂气氛，因此本人在教学过程中较多地利用有趣的事物举例，有效地吸引了学生的注意力。第二，学生喜欢参与到课堂教学中完成师生互动或生生练习，但是在实际教学过程中，因为学生人数过多，教学时间有限，互动练习难度较大，所以本人在本堂课中并没有选择更能调动学生积极性的练习方式。

（二）教学方法

在教学方法方面，第一，坚持词语重现原则，多次使用前一课和刚学过的词语，符合学生水平和记忆规律。第二，充分采用多种教学方法，尤其是启发式的提问教学，让学生注意力集中。第三，课堂语言绝大部分为英语，优点是有利于学生理解，能顾及绝大多数学生的水平。但是缺点也很明显，就是目的语的输入明显不够，因此，教师只能在授课过程中循序渐进地增加目的语（汉语）的比重，逐步较少英语的比重。

（三）教学内容

在教学内容方面，第一，以词性为线索讲解词汇，优点是有较强的逻辑性，且后面难点词的例句可以使用前面的词，重现率高，有利于学生记忆；缺点是重点、难点词可能会堆积在教学的后半部分，学生的理解难度增大。第二，将文化教学融入词汇教学，在讲解名词“周末”时，向学生说明中国人一个星期内七天的顺序；讲解“跟”时，介绍湖南省张家界，让学生了解湖湘文化。

（四）教学环节

在教学环节方面，对外汉语词汇课应始终坚持“精讲多练”原则，但是本次课程中新词的讲解时间远长于新词的练习时间，导致学生练习的时间不够充分，而且练习的方式不够丰富。

（五）教学效果

在教学效果方面，第一，从学生完成的作业看，教师的教学效果是合格的，学生听写和练习题的表现都能合格，说明学生在课程后可以达到应试的要求。第二，从教学评价方面来看，本课的教学效果还有很多不足，例如没有充分监督学生养成良好的学习习惯、没能充分调动学生上课回答问题的积极性等。

（国际教育学院　王明月）

附录

附录一　青年教师教学基本功竞赛专家现场点评

一、大学竞赛组

（一）校教学督导团伍参荣教授对竞赛中教学内容点评

1. 选手们在教学内容方面都能做到教学目标明确、教学概念准确、教学重点突出、教学符合教学对象特点等要求，都能根据教学对象进行由浅入深的教学，比如，汉语教学、外语教学、音乐教学，等等。尤其音乐教学《走进指挥艺术》，听了这堂课，评委们都感觉我们扫盲了，学生也能当场吸收老师的所讲内容；授课能联系实际，通过案例、病历、自然现象进行教学，例如有的老师将胆固醇的来龙去脉讲得非常清楚，坏的胆固醇的用途讲得非常完整。

2. 承上启下地授课，老师既教知识也教技能。例如，有老师将叩诊的原理和技能讲解结合得非常好。

3. 能够结合各学科前沿进行教学。例如，HPV 疫苗与防癌的关系、胰岛素的研究进展讲得活灵活现。

4. 能将枯燥难懂的课程联系医学和生活实际，做到讲“活”课堂。例如，将数学的连续方程运用到心脑血液的循环讲解中，将数学公式的方程建立三个条件，解释心脑血流怎么计算、毛细血管数怎么计数。

5. 教学过程充分体现了教师们的教学素养功底。教师们在授课中既教知识又教人文关怀。

教学内容评比过程中存在的不足：第一，有些课程理论联系实际还有待加强。第二，要明确教学对象的特殊性，即学生，这就要求教师们对课程概念和文字的准确性表述必须进一步提高。

（二）校教学督导团袁振仪教授对竞赛中教学设计阐述点评

教学设计阐述部分，教师们能根据自己的课堂特点做到教学目标明确，培养目标切合课程特点，阐述的教育理念、思路、层次非常清晰，完整性特别突出，给人过目不忘的感觉，更有老师的教学设计阐述能涉及教书育人、人文关怀、医德教育等，这是值得我们在今后的教学中学习和发扬的地方。

教学设计阐述需要注意的方面：教学设计阐述是为了考核教师对该课程的熟悉程度而对整个课程的阐述。阐述课程的总体课时是多少，教学对象是什么，在整个医学教育教学中该课程所占的地位是什么，此次竞赛部分讲授的内容在整个课程中的比重是什么、分量是什么。但是个别教师没有弄清楚教学设计阐述是什么，将教学设计阐述变成了竞赛中授课部分内容阐述，而且全部用理想化的语言进行阐述，听上去每句话都有道理，放在哪个地方都可以，但是跟所授课程的教学阐述契合度不高，这需要在今后的教学中加以改进。

（三）校教学督导团卢芳国教授对竞赛中教学组织部分点评

此次竞赛的教学组织特点主要表现在四个方面。第一，教学过程安排的合理性。选手们在内容的切入，重点、难点内容的讲解，知识的运用，案例的分析等方面都做了精心安排。第二，教学素材的多样化。在竞赛中教学素材有动态的、静态的、有立体的图片、有视频、有表格，在重难点的讲解过程中做到了图文并茂。第三，教学方法和教学手段的灵活性，以及调动学生思维和主动学习的有效性。有的老师在讲胆固醇的转化途径时，将复杂的内容以动态图解的形式进行简化，使内容明了。教学切入的方式，大部分选手以日常生活中比较常见的事件或者学科发展为切入点，例如有的老师以老人迷路，无法回家引出所教学内容；启发教学与互动教学灵活应用，教学中我们的老师提问得当，引导学生思考，引导学生互动，例如有的老师讲到针灸推拿的动作要领时，引导学生自我推拿，体会动作要领。第四，PPT 设计美观工整，内容归纳完整，有以口诀的形式对内容进行归纳的，也有以一首诗对前面教学内容进行归纳的。

教学组织方面需要注意的两点：一是板书的内容怎样与教学的重点、难点讲解进行有机结合，板书与 PPT 的内容怎样进行正确的处理是我们要思考的。二是内容的凝练。怎样在有效的教学时间或者怎样在竞赛的 15 分钟讲解中把内容的重点、难点提炼出来展示给学生，是我们在今后的教学中要思考和注意的。

（四）校教学督导团副团长常小荣教授对竞赛中教学演示的语言和教态点评

语言是刺激人听觉的，作为教师要认识到语言教态的重要性，确定好教学内容后要怎样表达，就靠语言和教态的外在表现。

首先，语言。拥有一口流利的普通话，表达流畅，发音准确，吐字清楚，语音量适度，悦耳动听，有亲切感，在竞赛中的优势就一目了然。把握教学节奏的快慢，词汇、语法运用要到位，语调和语速恰到好处，平时要加强练习，不管什么字组合，每分钟吐字控制在200~250字之间，不练就没有功底，要练才有功底。教学中教师语速太快会给人一种咄咄逼人的感觉，听课人会感觉很紧张。另外，语调的高低升降要到位，语气用得好也能给教学增色不少，例如：感叹，哎呀！惊讶，真的吗？疑问，是吗？赞许，不错，等等。这些语句运用得当能为整个教学增色不少。

其次，教态。教态包括体态语言、肢体语言和表情语言。体态语言就是衣着、仪表、举止、情感，衣着得体大方，女教师都着裙装、套装，男教师都着衬衫、西裤、皮鞋。例如，在竞赛中，传统保健课的老师着绸缎功法服上课，这既符合课堂性质也具有中医特点。举止落落大方，发型得当。化妆是对人的尊重，着淡妆，讲课过程中举止要恰到好处，不要有演讲或表演的痕迹，表演看起来就不自然。肢体的动作要自然，这需要时间慢慢地积淀，时间到了，积淀多了，则水到渠成。教学的肢体语言和表情语言体现在面部表情一定要微笑，给学生以温和平等的感受。教学有眉头语，有面部语，还有头部语。眉头语是要做到眉目传情，眼睛睁大，眉头抬起来，面带微笑。头部语，如点头“yes”，摇头“no”，表达出来就不一样。有的老师授课时既给人以亲切感，表现得淡定从容，又能激情授课后归于平淡，给人贴心的感觉，做到收放自如。最后，眼神、动作、手势也要注意，特别是手势，要简单自然，适当协调多样。例如“点”，就要点到位，点PPT、点人，手势要点到位，而不是一直点、点、点。“滑”，滑出去就是圆形的。“压”和“抬”，压就同时降低，同时停止；抬就同时唱歌，同时朗读等等。

因为教态是刺激人的感官的，语言和教态是教学的最大技巧，教学督导团下半年将为我校青年教师进行“高校教师教学技能技巧之语言教态的培训”。

（五）校教学督导团团长贺又舜教授对竞赛中教学特色和教学反思点评

教学反思环节普遍存在认识上的差异，是不太成功的。什么是反思，反思是对你这堂课的反思，竞赛这堂课的教学内容并不是陌生的，而是之前有过授课经历，讲过的就有经验、有教训、有总结。这堂课曾经教过的经验是什么、教训是什么、要讲出来。教训和经验是怎么来的，应该是通过教学观察、教学测量得来的，应该有测量的措施、测量的表格、测量的形式等等。通过测量，得出70%认为好，30%认为不好。反思的目的是什么？是为了改进教学，下一次怎么进行教学，对方法、对技巧、对教学设计等等的改进。

目前，教育教学有四大理念，从宏观上来说分别是人文理念、科学理念、技术理念、以学生为中心的理念。从教学具体实施过程中的微观层面则分为设计理念：以前只是备课后讲授，现在PPT怎样设计，教学组织过程要怎么设计，怎样引入，哪里摄入案例，哪里设计提问，提问的有效性、针对性、启发性和学习性，怎样设计要有思考。合作理念：教学过程中教师与教师的合作、教师与学生的合作，以及怎样组织学生之间的相互合作问题；建构理念：教师教授全部知识让学生领会理解知识，当今时代学生接受知识的渠道很多，培养学生怎样把老师讲授的知识和学生通过其他途径获得的知识转化成学生自己的内在知识，然后运用自己的知识和能力分析问题，解决问题，建构自己的知识体系等等；时间理念：教学每个关节怎样安排、时间精准性的把握和掌控等等。每个理念指导下采用什么方法、什么实践、什么途径、什么环节、组织多少学生、怎样安排教学内容来实现这些理念等问题是值得探究和实践的问题。老师们要多进行教学反思，进一步改进教育教学理念，提高教学水平和课堂教学质量，提高我校人才培养质量，传播好中医药文化。

二、附属医院竞赛组

（一）教务处处长李铁浪教授

为提高前期本科生培养质量和后期临床教学水平、教学质量，学校精心组织了这场教学竞赛。在教学中老师们要怎样让学生得益，自己要先做到“四得”。

第一，表达要得当。语速要注意轻重缓急，抑扬顿挫，娓娓道来，语言要严谨，减少口头禅，做到强弱结合，像欣赏音乐一样让人赏心悦目。

第二，形式要得体。教学方法手段要得当，教学准备要充分，竞赛中既要有三维动画，也要有 PPT 制作，更要有漂亮的板书。竞赛中板书不尽如人意，今后的教学要在板书上多下功夫和力气，做到重点、难点清晰，内容过渡无痕迹，做到润物细无声，重视师生互动。

第三，设计得当。教学设计从头到尾娓娓道来，做到了“三因制宜”，即因人制宜，结合学生的知识储备情况分析教学；因课程制宜，不同的课程采用不同特色进行设计，根据课程性质，例如专业课和理论课，采用不同的设计；因背景制宜，结合所授学科的最新研究进展展开讨论和阐述，竞赛中有的老师提到的“四个板块理念”和“四个贴近”就做到了这点。

第四，学生得益。再好的课程都要回归到学生得益，授课时分清主次、分清重难点，课后要给学生留有思考和拓展的空间，很多老师留有课后作业和资料查询网址以及微信公众号等，这些都能很好地拓展学生的知识获取渠道。

（二）校教学督导团团长贺又舜教授

本次竞赛领导们高度重视，各单位领导亲自带队观摩支持，前期各团队积极组织，充分准备，承办医院也尽心筹备，感谢学校和附属医院对竞赛的用心准备和细致服务。整个教学竞赛精彩纷呈，大部分参赛老师都做到了教学与学生的特点相结合。教学竞赛毫无疑问对提高课堂教学效果、提高人才培养质量起到了重要作用。这次的教学基本功竞赛与以往相比层次更高，使学校的人才培养和后期临床教学上了一个台阶，真正达到了“以赛促教、以赛促学”的目的。同时，提几点意见和建议。

1. 教学阐述和教学反思有待进一步加强。这两部分内容参赛选手们大多没能充分运用时间。在教学设计阐述和教学反思中，参赛选手存在对教学对象和教学目标的不明确性，有些课程导致中医特点和特色比较少，反思更少。有的老师在教学反思方面是通过调查研究得到的反思，不是凭空的反思，是通过调查学生的学习情况、课后的信息反馈和教学测量而得到的，这样的方式得到信息反馈和教学反思才是到位的。

2. 教学的导入和内容组织等形式要多样化。整个教学竞赛中案例式导入最多，其他导入很少。课堂导入的方式有很多，例如，温故知新的导入、问题式导入、分析式导入等等，这些技巧可以在今后的教学中多运用。

3. 教学内容的重点、难点要把握清楚。教学中有重点也有难点，教学组织过程中重点、难点的讲授尺度和时间分配要合理。时间安排上要做到主次有差异，教学内容的知识凝练讲授信息要充分，不能出现重点授课时间不足，难点内容没有提供更结合实际的引人深思的方法这类情况。教材上写得明明白白的内容要少讲。要讲什么？要多讲学生看不懂的，讲看得懂想不到的，讲看不到的知识；要研究并引进新思想、新成果、新概念入课堂。

4. 教学方法利用上的恰当性、合理性要加强。例如提问，有些提问是为了设计提问而提问，不是根据内容而提问，导致提问没有启发性和针对性，提问与教学内容的相关性不强；设计的师生互动环节存在为了互动而设计互动，比较牵强，师生的互动应该是根据教学内容而设计的，而且应该紧贴教学内容，围绕拓展知识和能力进行设计。

5. 板书与 PPT 之间的衔接要合理。关于板书，普遍不尽如人意，字体、形式不够满意，对现代化教学依赖太多。例如，板书完全是 PPT 标题或内容的重复，对照着 PPT 讲念，不是讲课而是念课。老师们要清楚教学中 PPT 只是辅助教学，板书与 PPT 要相互结合，恰到好处。教师板书的字体字形所表达的“意”给学生留下的是无形的影响，今后的教学要重视和加强板书练习。

6. 教师的标准普通话，规范的肢体语言，怎样运用语言技巧，如何使用语言艺术使课堂教学更加生动、活泼、具有吸引力，这些方面都要大大提高，这也是今后课堂教学需要思考的问题。

附录二　青年教师教学基本功赛后反馈集锦

一、教学基本功竞赛后选手心得体会

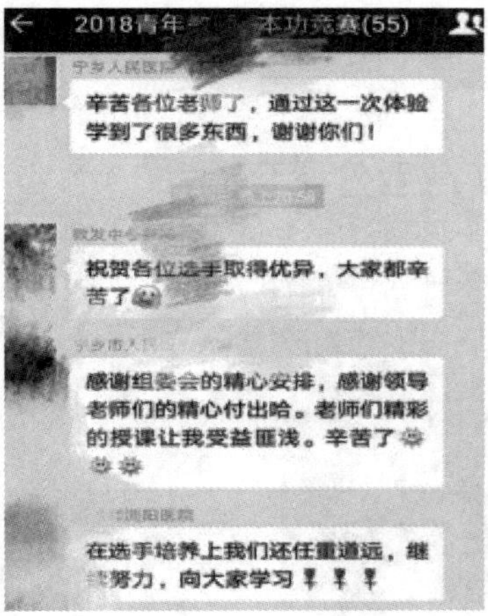

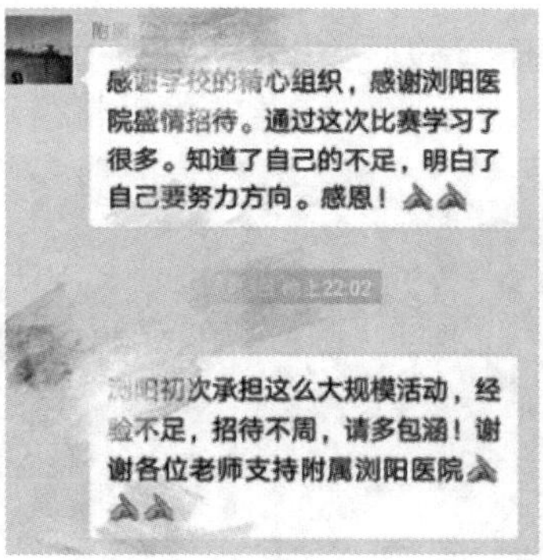

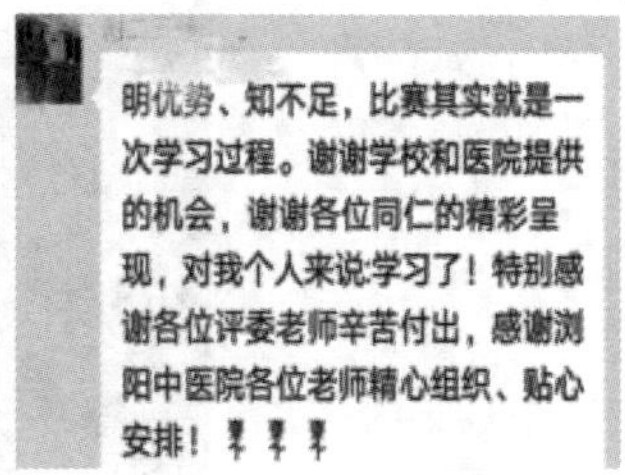

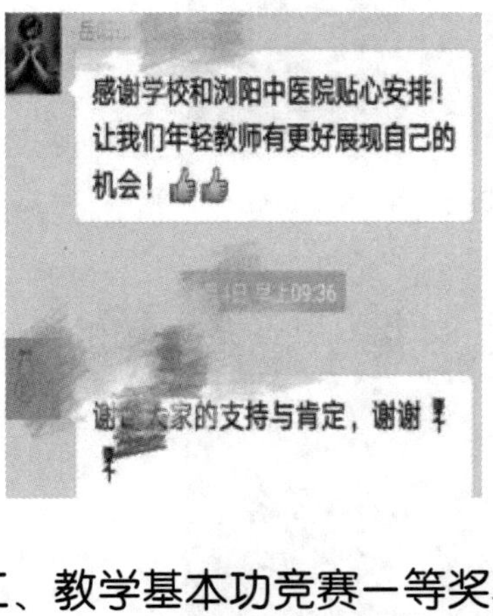

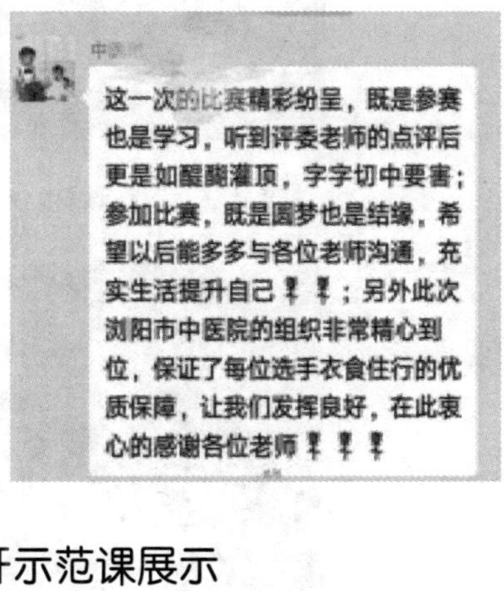

二、教学基本功竞赛一等奖获得者公开示范课展示

附属医院组高级组一等奖获得者：王畅

附属医院组初级组一等奖获得者：曾祥晶

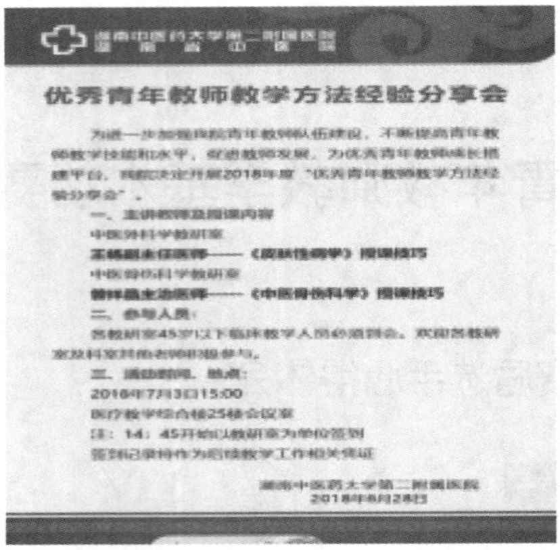
湖南中医药大学第二附属医院
湖南省中医院

优秀青年教师教学方法经验分享会

为进一步加强我院青年教师队伍建设，不断提高青年教师教学技能和水平，促进教师发展，为优秀青年教师成长搭建平台，我院决定开展2018年度“优秀青年教师教学方法经验分享会”。

一、主讲教师及授课内容

中医外科学教研室

[illegible]副主任医师——《皮肤性病学》授课技巧

中医骨伤科学教研室

[illegible]主治医师——《中医骨伤科学》授课技巧

二、参与人员：

各教研室45岁以下临床教学人员必须到会。欢迎各教研室及科室其他老师积极参与。

三、活动时间、地点：

2018年7月3日15:00

医疗教学综合楼25楼会议室

注：14：45开始以教研室为单位签到

签到记录将作为后续教学工作相关凭证

湖南中医药大学第二附属医院
2018年6月28日

三、2017 年湖南省青年教师教学竞赛一等奖获得者分享交流会

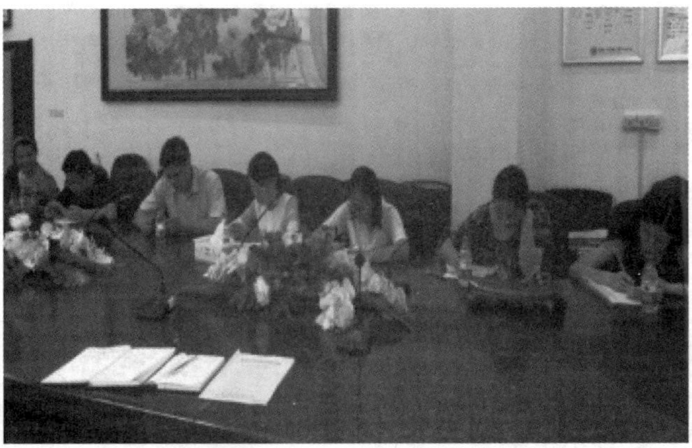

2017 年湖南省教师课堂教学竞赛一等奖获得者竞赛分享会（一）

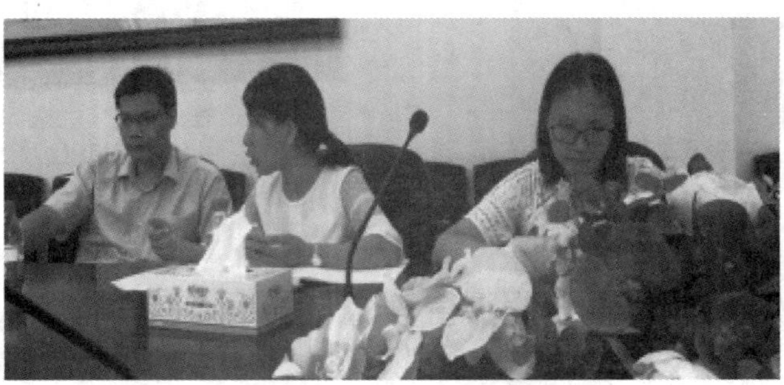

2017 年湖南省教师课堂教学竞赛一等奖获得者竞赛分享会（二）

附录三 《关于开展2018年度湖南中医药大学青年教师教学基本功竞赛的通知》

各学院、部门、附属医院：

为进一步加强我校青年教师队伍建设，不断提高青年教师教学技能和水平，促进教师发展，为优秀青年教师成长搭建平台，根据《湖南中医药大学青年教师教学基本功竞赛实施办法》，决定开展2018年度青年教师教学基本功竞赛活动。现将有关事项通知如下。

一、竞赛组织

本次竞赛分为校本部、附属医院两个组，校本部竞赛由学校教务处、校工会、组织人事部、教师教学发展中心共同主办，附属医院组由附属第二中西医结合医院（浏阳）承办。

二、参赛对象

1. 学校、附属医院教师均可报名参赛（年龄在45岁以下，即1973年1月1日后出生教师）。

2. 申请参赛的教师必须担任本年度课堂教学任务，工作认真负责，教学态度端正，教学效果优良（课堂督导等级在B等以上），近一年来未发生教学事故。

3. 近3年参加校级青年教师教学基本功竞赛的教师不可再次申报参赛。

三、竞赛内容及方式

（一）竞赛内容

本次竞赛包括教学设计文案、教学设计阐述、现场教学演示（含教学反思），主要内容如下。

1. 教学设计文案 为所授课程两章内容，不少于6学时完整的教学设计文案。教学设计文案应包括下面的基本内容。

（1）课程一般信息：教学对象、课程名称、课程类型、教师基本信息。

（2）教学目标（含知识、能力与情感态度三个方面）。

（3）学生特点（指学生的知识基础、认知特点和学习风格）。

（4）教学内容分析（主要内容、教学重点与难点）。

（5）教学策略（教学方法、教学组织形式、教学媒体应用）。

（6）教学过程（导入、展开、总结，含提问、讨论、布置与检查学习任务等）。

（7）参考资料及学生阅读资料。

（8）板书设计或电子演示文档。

2. 教学设计阐述 对本门课程的教学设计思路进行阐述，时间不得超过 5 分钟。

3. 现场教学演示 参赛教师从已准备的两章教学设计文案内容中准备 3 个 15 分钟教学单元进行现场教学准备，通过现场抽签，确定教师现场教学演示的内容。

4. 教学反思 参赛选手课堂教学环节结束后，结合本节段课堂教学实际，从教学理念、教学方法和教学过程三方面着手，在规定的两分钟内现场陈述教学反思。要求思路清晰、观点明确、联系实际，有感而发。

（二）竞赛方式

1. 初赛 2018 年 5 月 21 日前，各二级学院、附属医院进行内部选拔，根据限额人数上报参加学校决赛人员名单及相关材料。

2. 学校决赛 （1）教学设计文案提前进行评审，成绩将计入竞赛总成绩。所有参加决赛教师请于 2018 年 5 月 21 日前将教学设计文案纸质稿（一式三份）及电子稿报送至教师教学发展中心。

（2）现场竞赛：通过课堂教学的现场展示进行评价。

四、参赛名额

大学本部各二级学院、附属医院先组织初赛，再推荐优秀教师参加决赛，各单位推荐人选名额见附件 1，共 48 人，要求高级职称、初中级职称均有报名。

五、竞赛成绩评定

1. 竞赛评审委员会将根据教师教学设计文案、教学设计阐述、现场教学演示（含教学反思）三个环节的成绩，综合评定参赛教师最终获奖等级。成绩评定采用百分制，三者权重分别为 15%、5%、80%。

2. 教学设计文案、教学设计阐述、现场教学演示（含教学反思）的评分标准见附件 2。

六、奖项设置

每组各设一等奖 2 名、二等奖 4 名、三等奖 6 名、优胜奖若干名，优秀文案设计奖 2 名，最佳现场演示奖 2 名。由学校通报表彰并颁发证书和奖金。

七、竞赛时间、地点安排

1. 时间 大学本部组 5 月 31 日。附属医院组 6 月 3 日。

2. 地点 大学本部组，含浦校区三号教学楼。

①高级组：3117 教室，初中级组 3217 教室。

②附属医院组：附属第二中西医结合医院（浏阳）。

八、其他要求

1. 请各二级学院、附属医院于 5 月 21 日前将参赛材料报送至教师教学发展中心。

2. 决赛选手抽签时间为竞赛前一天下午 3：30，同时提交 3 个 15 分钟教学节段 PPT，PPT 命名方式为姓名 + 序号（序号分别为 1~3），地点在三号教学楼 3117 教室。

3. 请二级教学单位组织教师代表按照座次表就座现场观摩。

4. 未承担临床教学任务的附属医院每院至少选派 3 名教师观摩学习。

九、联系方式

大学本部组联系人：黄老师、罗老师　电话：0731–88458135　邮箱：gjyjs2013@126.com

附属医院组联系人：余老师　电话：0731–88458286　邮箱：38315623@qq.com

附属第二中西医结合医院（浏阳）组联系人：周老师。　邮箱：

附件：

1. 湖南中医药大学青年教师教学基本功竞赛各单位推荐名额表

2. 湖南中医药大学青年教师教学基本功竞赛教学设计文案、教学设计阐述、现场教学演示（含教学反思）评分标准

3.《　　　　　》教学设计文案

教务处　校工会　组织人事部　教师教学发展中心

2018 年 4 月 28 日

附件 1

湖南中医药大学青年教师教学竞赛各单位推荐名额表

序号	组别	单位名称	推荐名额（人）	小计
1	学校本部	中医学院	3	24
2		药学院	3	
3		医学院	3	
4		人文与管理学院	3	
5		针灸推拿学院	2	
6		中西医结合学院	2	
7		护理学院	2	
8		马克思主义学院	2	
9		信息科学与工程学院	2	
10		体育艺术学院	2	
1	附属医院	第一中医临床学院	2	24
2		第二中医临床学院	2	
3		附属中西医结合医院	2	
4		临床医学院	2	
5		附属常德医院	2	
6		附属衡阳医院	2	
7		附属第二中西医结合医院	2	
8		附属洛阳正骨医院	2	
9		附属宁乡人民医院	2	
10		附属岳阳医院	2	
11		附属长沙市中医医院	2	
12		第三附属医院	2	
总计			48	

注：要求各单位高级职称、初中级职称均有报名。

附件 2

湖南中医药大学青年教师教学竞赛教学设计文案评分标准

评审指标	评审标准	分值
教学目标	根据教学大纲，能够从知识、技能、学习态度与价值观四个方面设定教学目标。教学目标明确，教学目标与课程目标相一致	8
教学内容	教学重点、难点分析准确恰当，符合学生认知规律。信息量充足，能够正确反映教学内容，具有科学性、前沿性和拓展性	18
学情分析及教学预测	能根据学生的智力因素和非智力因素进行学情分析，提出学生的认知特征、起点水平、情感态度及信息技术技能等，对可能出现的情况进行教学预测并有解决预案	5
教学策略与方法选择	能够发挥教师主导作用和学生主体地位，有利于实现教学目标；根据中医药学的学科特点、教学内容和学生特征选择合适的教学策略；遵照学生的认知规律恰当选择教学方法，注重多种教学方法的优化组合；各知识点的教学活动类型与所选择的教学方法相吻合，教学过程结构自然流畅，组织合理	12
学习资源	学习资源推介面广、针对性强，材料丰富多样，并做出介绍和说明	5
课堂教学与媒体教学的结合	讲授、板书、媒体技术等的运用设计合理	10
教学互动环节设计	能够体现师生互动和生生互动，包括课上和课下互动	10
课外自主学习设计	能够为学生搭建课外学习平台，引导学生进行自主学习和自主评价	10
教学测量与评价	教学效果测量与评价方法得当，体现形成性评价要素	12
教学反思与改进	能够对教学内容和过程进行梳理和反思，并做到适时调整，能够提出改进教学的方法	10
教学设计文案完整性	未提交两个完整章教学设计文案，经评审专家组认定，从该环节平均分中扣除 20 分	

湖南中医药大学青年教师教学竞赛教学设计阐述评分标准

评审指标	评审标准	分值
课程目标	能够正确认识、完整阐述课程目标与专业培养目标的内涵	20
设计理念与思路	能够运用先进的教育思想理念指导教学设计，设计思路清晰，结构完整	40
教学环节与特色	教学环节设计完整，具有可行性，能够体现本门课程特色	40

湖南中医药大学青年教师教学竞赛现场教学演示（含教学反思）评分标准

评审指标	评审标准	分值
教学内容	理论联系实际，符合学生的特点	10
	注重学术性，内容充实，信息量大，渗透专业思想，为教学目标服务	10
	反映或联系学科发展新思想、新概念、新成果	3
	重点突出，条理清楚，内容承前启后、循序渐进	12
教学组织	教学过程安排合理，方法运用灵活、恰当，教学设计方案体现完整	12
	启发性强，能有效调动学生思维和学习积极性	12
	教课时间安排合理，课堂应变能力强	5
	熟练、有效地运用多媒体等现代教学手段，信息技术与数字资源运用合理、有效	6
	板书设计与教学内容紧密联系、结构合理，板书与多媒体相配合，简洁、工整、美观、大小适当	5
语言教态	普通话讲课，语言清晰、流畅、准确、生动，语速节奏恰当	5
	肢体语言运用合理、恰当，教态自然大方	3
	教态仪表自然得体，精神饱满，亲和力强	2
教学特色	教学理念先进，风格突出，感染力强，教学效果好	5
教学反思	从教学理念、教学方法、教学过程三方面着手，做到联系实际，思路清晰，观点明确，文理通顺，有感而发	10
减分项目	选手未按规定时间到达备赛区，从该环节平均分中扣除 10 分	
	未在规定时间内完成讲授内容或授课时间不足 12 分钟，从该环节平均分中扣除 20 分	

湖南中医药大学青年教师教学竞赛现场教学演示学生评分标准

评审指标	评审标准	分值
易于理解	讲述清楚明白，知识容易消化，老师课堂上讲的内容 70% 我都掌握了	20
语言生动	语言有吸引力，我的注意力始终都很集中，教学情景引人入胜，令我难忘	20
节奏有序	老师讲课节奏快慢适中，让我有时间理解和思考	20
演示形象	演示内容直观，激发了我的学习兴趣和热情，让人身临其境，加深了我对知识的理解	20
富有启发	老师的提问引起了我的深度思考，获得了一些重要启示；老师教的学习方法对我很有帮助	20

附件 3

《　　》教学设计文案

一、教学设计阐述
二、教学基本情况
三、教学目标与大纲要求
四、教学背景与学情分析
五、教学重点、难点分析与解决方法
六、教学策略与方法选择
七、教学过程
八、课后作业
九、教学反思（对所授内容整堂课的反思）
十、注：标题字体为华文中宋、二号字，正文字体为仿宋 GB2312 三号字